世界超人氣
減重飲食法究極大全

營養師深入剖析 減重原理 執行方式 適用族群
減重成效 失敗原因 副作用 復胖率 餐食建議

嫚嫚 營養師 著

常常生活文創

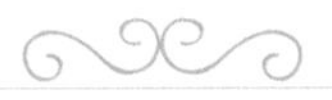

推薦序

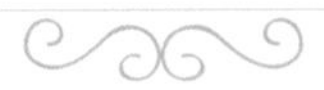

減肥熱潮一直不減，這幾年更流行不同種類的飲食法，從不吃澱粉的生酮飲食到少吃澱粉的減醣飲食，或是以進食時間做區別的間歇性斷食，然而每一種飲食法眞的都適合我們嗎？其實，我們有著不同的體質、飲食習慣，甚至可能有健康上的問題，貿然進行特定的飲食法，除了可能因爲不習慣而導致無法持續，還有可能會帶來健康危害。

嫚嫚營養師，在這本書中整理了許多關於各種流行減重法的學理邏輯與技巧方針，並且列出各種減重法可能的風險爲何、適合哪些族群使用，可以說是一本既專業又方便的工具書！

好食課執行長
林世航

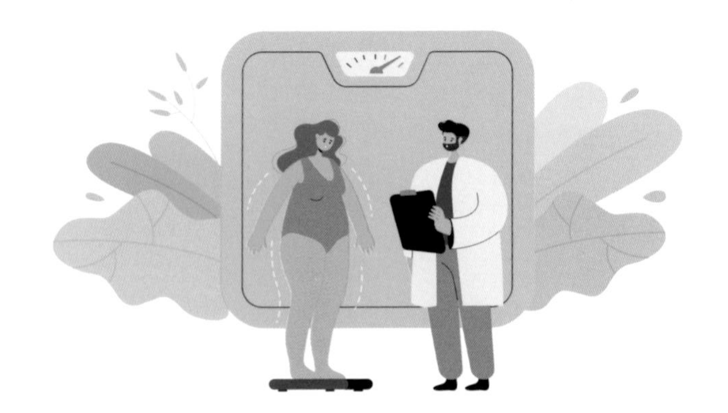

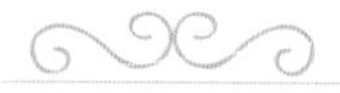

目錄

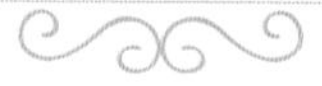

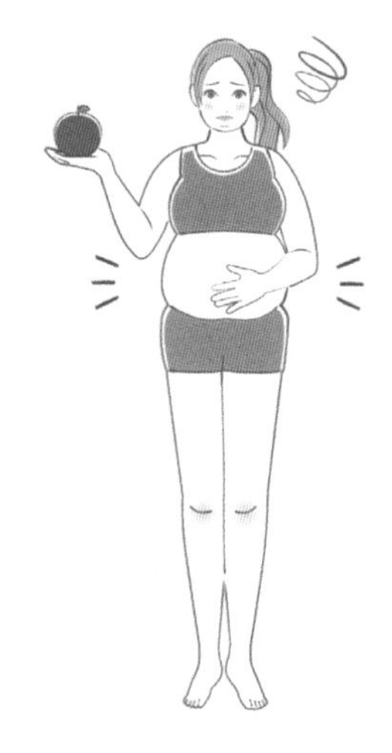

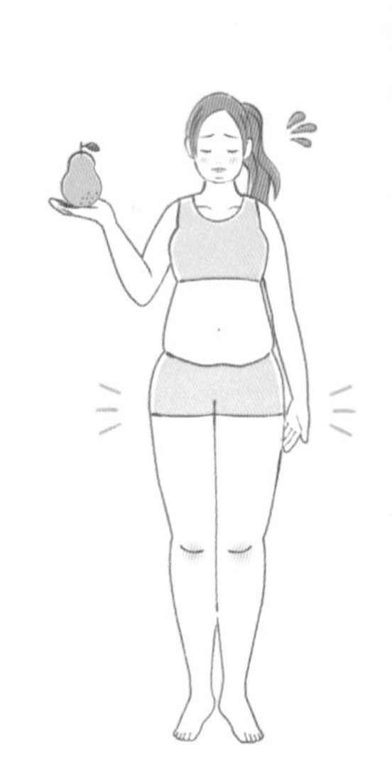

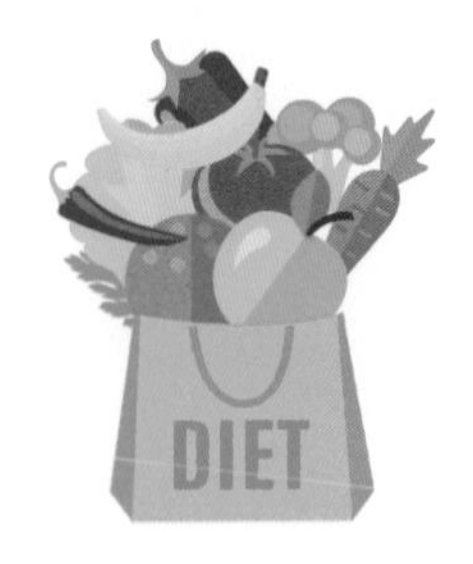

專欄

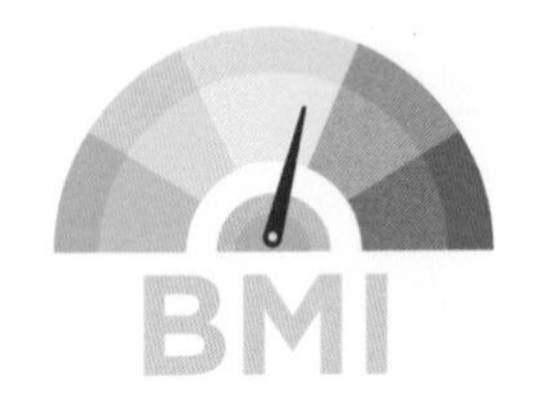

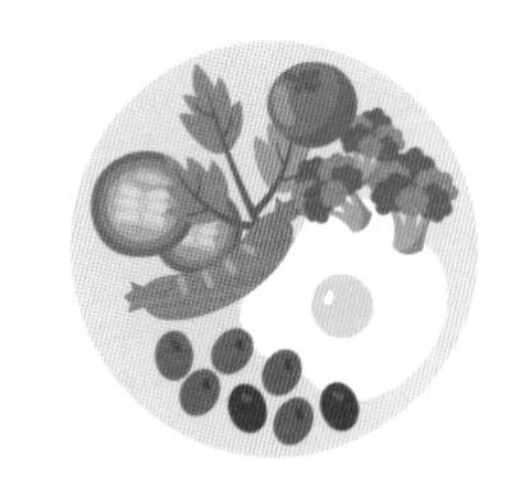

Chapter 2 人氣飲食法與減重應用

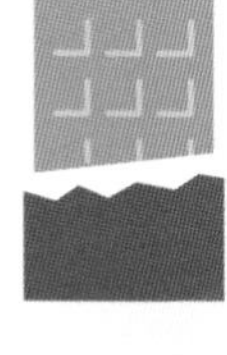

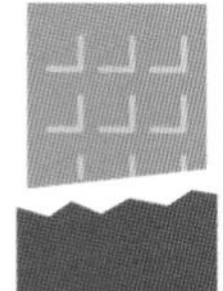

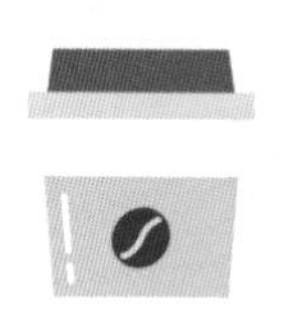

Chapter 3 減重執行與追蹤

Chapter 4 減重輔助產品與應該知道的事

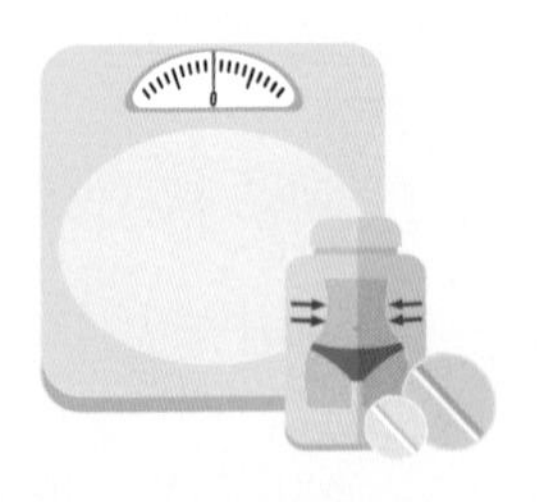

營養師簡單好學的
健康瘦食譜

地中海飲食

低醣飲食

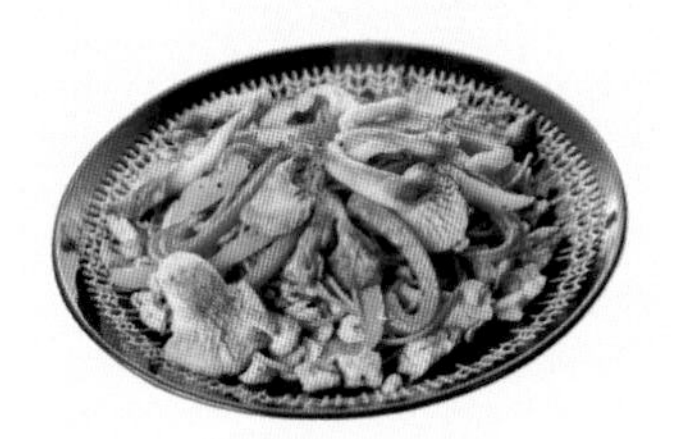

彈性素食

間歇性斷食

生酮飲食

211餐盤減重法

低GI飲食

激瘦食物燃脂飲食

綠茶咖啡減重法

防彈飲食

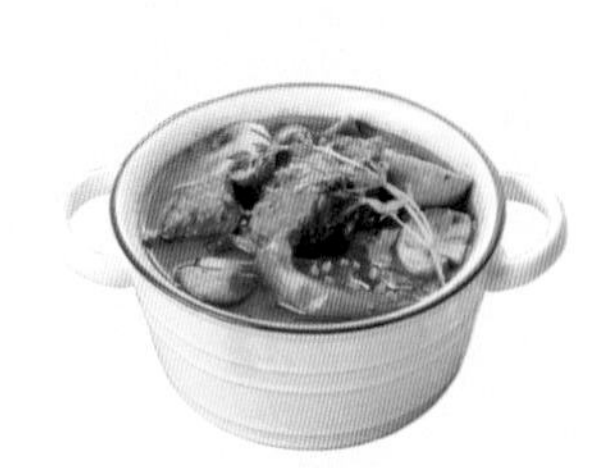

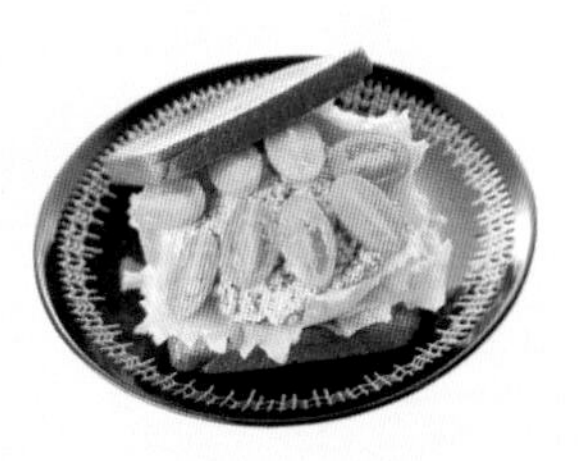

前言

由減重過來人，手把手教你走上正確的道路

身體質量指數（BMI）正常，卻還能再減8公斤，並且減脂不減胸，我只做好一件事！

經歷過減重失敗、復胖與再次減重的循環日子，還要對抗無所不在的食物誘惑，身為一個充滿挫折感、快要自我放棄的人，如何能夠真正地成功擺脫肥肉、維持體重，同時幫助其他人減重？

減重過程會很困難嗎？真的是不容易。

但……也不是真的那麼難。

我是嫚嫚營養師，就讀大學和研究所的期間，我都在念營養學，並且考取了營養師和食品技師執照。總計長達7年的時間，平時吃的東西跟大家相去不遠。大學時期由於在手搖飲店打工，我幾乎每天一杯含糖飲料，有時候還會加珍珠。平時也會跟同學朋友聚餐，大啖鹹酥雞、雞排、麥X勞和下午茶甜點。營養學好像壓根兒與我無關，只有肉肉的體型看起來很營養，算是小胖狀態。

直到進入職場一年後，我才開始想要認真減重。由於當時是菜鳥，工作壓力繁重，經常想要吃高熱量食物紓壓（這是錯的喔！）。加上時常有聚餐場合，當時不用量體重我就知道自己的情況很糟（衣服穿不下就代表大事不好了）。這時，剛好公司宣布要舉辦減重大賽，才讓我站上久違的體重計。唉——竟然出現63公斤，這不是妙齡女子應該有的體重。我的身高165公分、BMI 23.1，雖然以國民健康署的標準而言BMI 介於18.5-24是正常範圍，不過以亞洲人的標準來看，這是「過重體位」！因此，我認真地想辦法要減重。

首先，我做的事情是運動，但經過了一段時間，體重竟然絲毫不減？！這時我才驚覺飲食眞的需要調整。於是，我先戒除含糖飲料，進食前也開始計算熱量，過去研讀6年的營養學知識終於派上用場了！大約經過半年，我緩慢地減去5公斤，並且維持一陣子。接著由於歷經人生重大變故，突如其來的壓力讓我食不下嚥，短時間內瘦了4公斤。不過好景不長，2個月後就復胖了。加上適逢轉職壓力，我的飲食再度失控，體重回到63公斤。

長達4年的時間，我一直與浮動的體重對抗。當時我心想：「天啊——我身爲營養師都這麼不容易，其他人想減重豈不是更辛苦？」況且人在胖的時候眞的很沒自信，更不想要拍照，無論任何角度都是無懈可擊的臃腫，每天都過得很憂鬱。我在頹廢一陣子後，偶然看到《綠茶咖啡減重法》這本書，由於執行方式很簡單，讓我重新燃起瘦身的希望。認眞執行了10個月左右，我減去約5公斤，腰圍從27吋變成25吋。我接著嘗試地中海飲食、211餐盤減重法，並且再度減去3公斤。如今，雖然適逢年節期間體重偶爾會稍微起伏，不過都能夠快速地透過飲食和運動調整恢復，瘦後狀態也維持了2年，對於體重控制更加得心應手。

從開始認眞減重、成功維持體重，一直到現在帶領減重班的學員減重，我不斷在學習所有關於減重的知識，也會親身嘗試各種不同的減重飲食。

「成功減重」是一件不容易的大事。根據統計，減重的失敗率爲99.5%，代表每200人只有1人會成功！看到這裡請先別驚慌，這本書就是來幫助你成爲「減重成功的那個人」。內容涵蓋我的減重心路歷程、親身嘗試過的減重飲食心得、帶領減重班的實戰經驗、拜讀超過50本減重相關著作，以及查閱近百篇研究文獻，竭盡所能地將完整的減重資訊呈現給你。

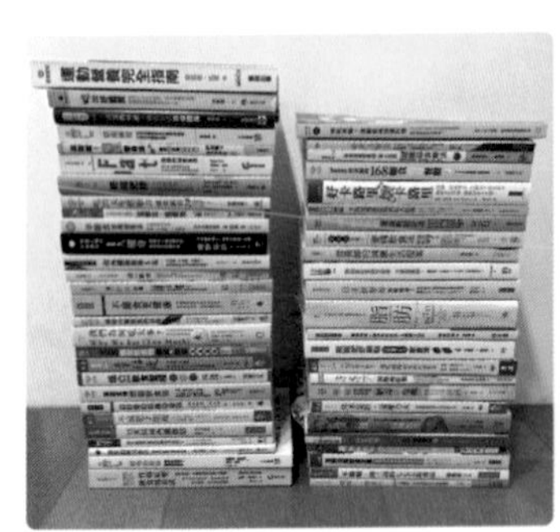
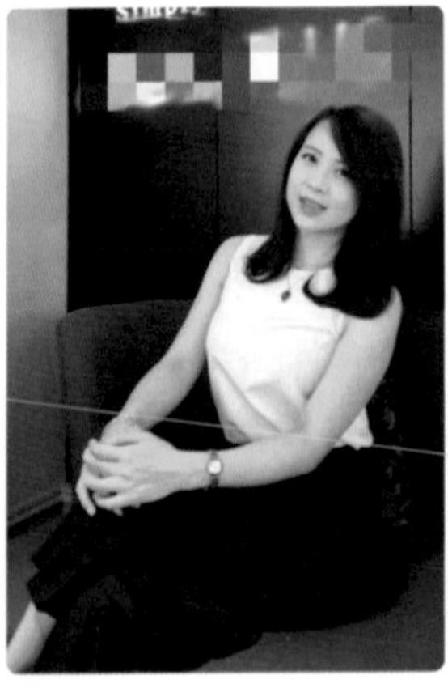
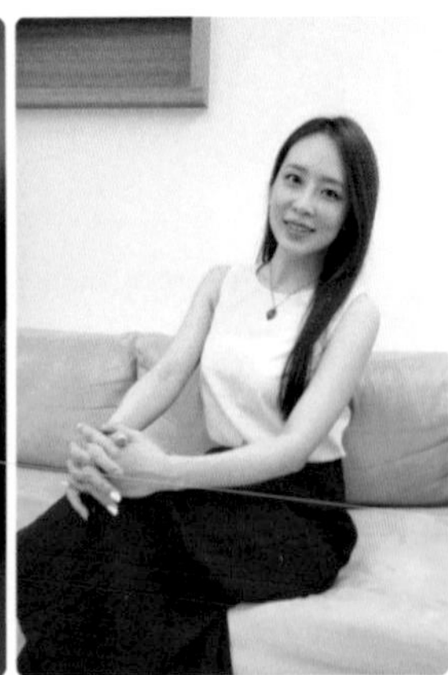

（左）嫚嫚營養師閱讀超過50本減重相關書籍；（右）最胖時期與現在的狀態，對比總是殘酷的。

爲了深入瞭解減重，本書將分成四個章節：

CHAPTER 1 建立健康減重的核心觀念

本章節將幫助你建立「正確的減重觀念」，回到先前所說：「我只做好一件事！」那就是以健康的方式瘦身，同時搭配飲食和運動。更重要的是，務必要有耐心！瘦身速度越快，復胖速度也會越快，還會讓胸部縮水喔！此外，還會告訴你如何判斷自己是否需要減重？可以減到甚麼程度？哪一種減重飲食適合自己？飲食之外需要知道哪些事情以及減重初期會面臨到的問題。

CHAPTER 2 人氣飲食法與減重應用

如今有太多讓大家躍躍欲試的流行減重飲食，不過我們也看過許多越吃越胖的案例。

你知道「168斷食」在早上或中午執行，減重效果不同嗎？

你知道「低醣飲食」用於減重，效果大概只有1年嗎？

你知道「低GI飲食」單獨使用，不太具有減重效果嗎？

本章節收錄10種飲食法的減重應用，我會從減重原理開始介紹，帶你認識正確的執行方式，以及可能導致失敗的原因，讓你在執行的過程能夠事半功倍，順利減去體重。

這10種飲食法包含由《美國新聞與世界報導》推薦的最佳飲食法「地中海飲食」、最佳減重飲食法「彈性素食」，由日本知名減重醫師發明的「綠茶咖啡減重法」，以及具有文獻證實其健康好處的「低醣飲食」、「低GI飲食」，還有自帶高人氣話題的「168間歇性斷食」、「生酮飲食」，加上伴隨紅遍全球的防彈咖啡而備受討論、主打抗發炎的「防彈飲食」，另外是由於名人執行瘦身有成而備受矚目的「激瘦食物燃脂飲食」，最後則是由國內權威醫師推薦的「211餐盤減重法」。同時，書中內容也會延伸介紹其他相關、卻又不太相同的飲食法及其比較，讓你對於相關飲食法有更加全面的認識。

CHAPTER 3 減重執行與追蹤

想要知道減重飲食對自己是否有效，需要執行至少3個月的時間，若體重能夠下降5%，便是有效的方式。因此本章節設計了自我追蹤表和問卷，每道題目都是重新檢視自己的機會！請努力堅持3個月，將身體培養成易瘦體質。

CHAPTER 4 減重輔助產品與應該知道的事

這裡我將分享實際經歷的案例，幫大家守住荷包，不花冤枉錢！此外，引用最新的文獻資料分享有助於控制體重的保健食品，並且認識目前唯二合法的減重藥物。

飲食可以讓你胖，也可以讓你瘦。

讓我們一起以正確的方式執行減重飲食，瘦得健康又長久！

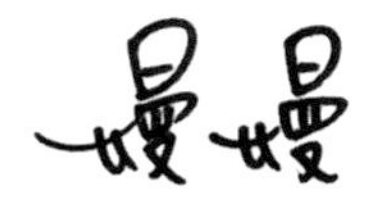

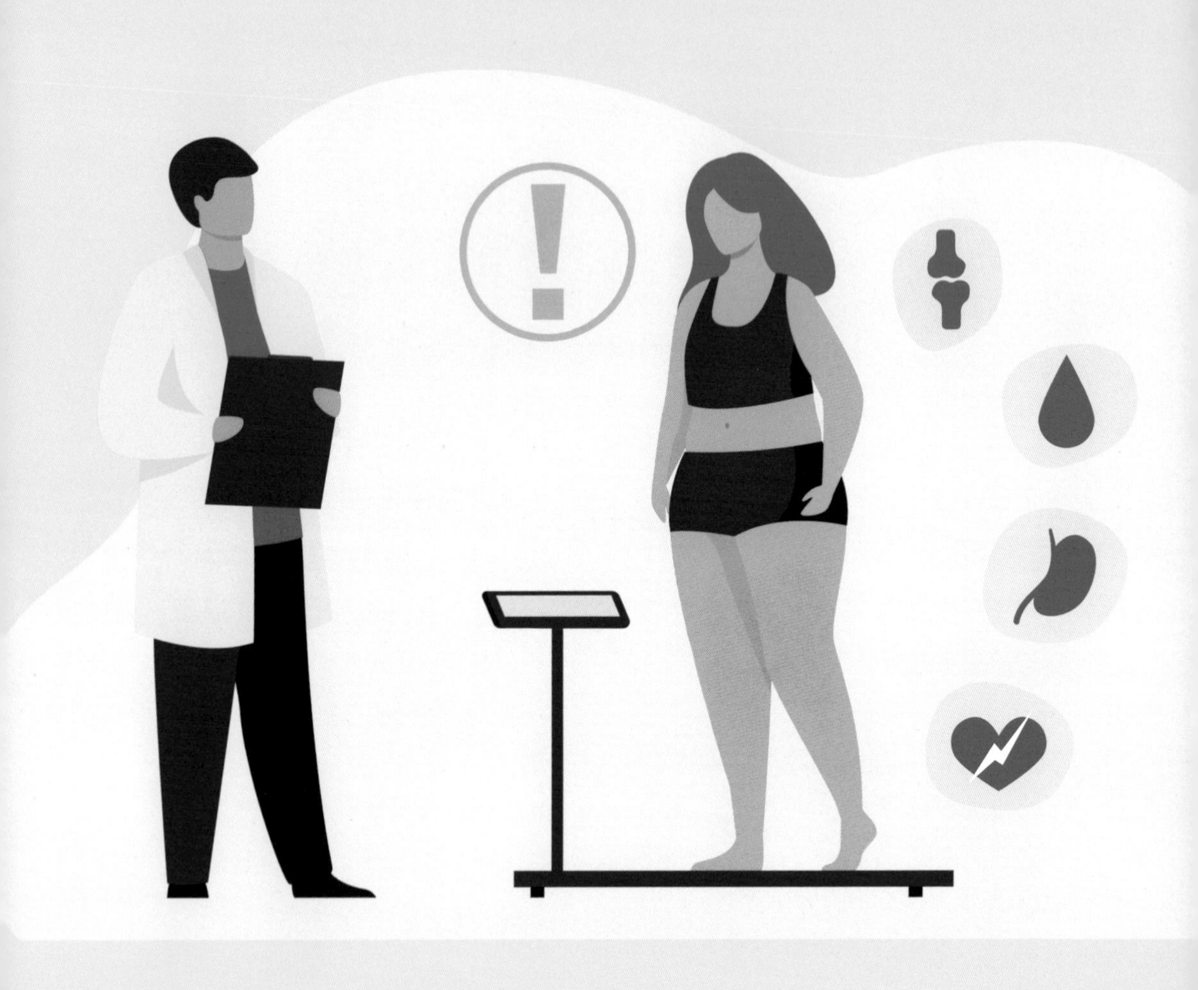

Chapter 1

建立健康減重的核心觀念

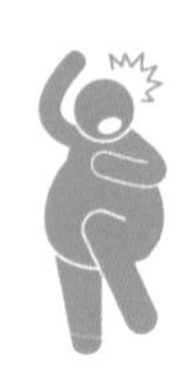

減重迷思

減重需要做好事前準備，一股腦地開始不但可能會做白工，還會賠上健康！首先，讓我們來破除連我自己都曾經存有的三個常見減重迷思：節食、運動、快速瘦身。繞過這三個明顯的陷阱，才能事半功倍的健康瘦身！

少吃或節食就會瘦？

先說結論──會瘦，但節食的效果並不長久，而且幾乎一定會復胖。此外，你會發現越頻繁地節食越不會瘦，只是平白挨餓！這裡先跟大家分享一個實際案例：一篇2016年發表的研究，旨在探討美國實境秀節目《減肥達人》（The Biggest Loser）的參賽者在6年後的代謝率變化[1]。這14位受測者參賽前的體重平均為148.9公斤，休息代謝率（RMR）平均為2577大卡/日。經過30週的減重比賽，以節食和運動的方式，平均減去58.3公斤，休息代謝率平均為1996大卡/日。然而，經過追蹤發現6年後的體重平均回升到131.6公斤，此時的休息代謝率平均為1903大卡/日。

14位受測者（平均值）	參賽前	結束30週比賽	6年後
體重（公斤）	148.9	90.6	131.6
脂肪量（公斤）	73.4	26.2	61.4
非脂肪量（公斤）	75.5	64.4	70.2
休息代謝率（大卡/日）	**2577**	**1996**	**1903**

很遺憾，這些復胖的參賽者體重上升後，休息代謝率卻沒有跟著提高，甚至低於比賽結束時的狀態！我推測造成這種現象的原因，可能是復胖後的身體組成有很大部分來自於脂肪組織，雖然肌肉量也有恢復一半，不過對於代謝率的幫助似乎不大。這是很可怕的事情！

因此，想要健康減重，絕對不能透過節食或仙女餐等方式。這個案例已經告訴我們，即便搭配運動，復胖時增加的大多是脂肪，同時還會破壞正常的代謝率，造成難以挽回的後果，**形成真正的易胖體質**。

順帶一提，這個節目後來停播了。因為有太多參賽者復胖，他們的身體代謝率可以說是被毀了，健康狀況變得更不理想。**後來也有參賽者表示，很後悔參加這個節目，賠上自己的健康。所以請千萬別模仿他們的方式來減重喔！**

節食或吃太少的定義

根據美國國家衛生研究院（National Institutes of Health，NIH）的建議，健康的減重飲食是每日減少攝取500-750大卡熱量。此外，女性應該確保每日攝取至少1200-1500 大卡熱量；男性則是每日攝取至少1500-1800大卡熱量。由於每日攝取的熱量低於1200大卡，會有缺乏維生素和礦物質等營養素的風險進而影響健康，因此若每日攝取的熱量低於1200大卡，即可定義為「節食」。

只要拼命運動和做重量訓練就會瘦？

放心，不會的。但是會成爲健康的胖子喔！

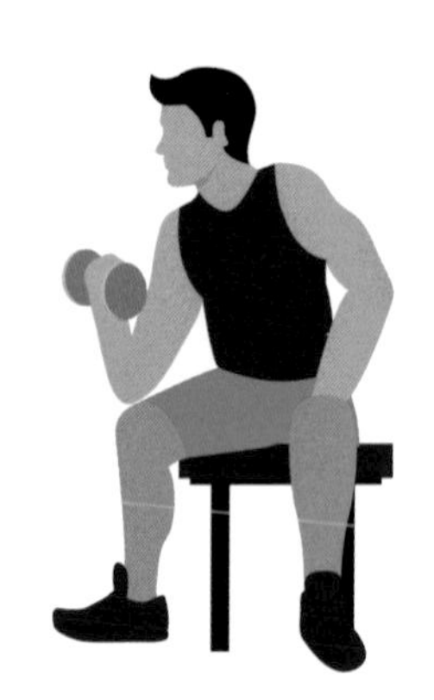

許多想要減重的人剛開始會拼命做重量訓練，認爲只要鍛鍊出肌肉自然就會瘦了。眞的是這樣嗎？

事實上，一個100公斤的人即便看起來稍胖、不是健美體態，他的肌肉量通常會高於60公斤的人。畢竟身體每天負載著100公斤的重量行動，肌肉量不至於會太少。然而**身體每增加1公斤肌肉，大約只能幫助你多消耗13大卡的熱量**，隨便吃一塊巧克力就超過了！不過鍛鍊1公斤的肌肉，至少要拼命訓練1-3個月。因此，想要單靠鍛鍊肌肉來減重，結果可能只會越練越壯（重），對於期待減重至理想狀態的幫助很有限。

此外，我看過身邊的實際案例，有一位95公斤的朋友，起初他爲了減重，每天都會慢跑5-10公里，體重在前3個月確實減少了約7公斤，之後就維持在這個狀態。每天持續慢跑了1年，體重仍然沒有產生變化。主要的原因在於沒有調整飲食，他的身體隨著運動量增加，產生新的代謝適應，體重便維持在差不多的狀態。因此，若想要達到好的減重效果，務必要搭配飲食調整，才有機會達到理想目標！

我也想和其他人一樣月瘦 10 公斤？

當然，我們看過很多一個月減去10公斤的案例。然而，他們的初始體重許多都是100公斤以上的重量級人物。
他們爲什麼可以快速地瘦這麼多？難道我就不行嗎？

我們來做個簡單的算術題：

假設A是70公斤、輕度活動，
每日所需熱量大約爲70公斤×30＝2100大卡。
假設B是120公斤、輕度活動，
每日所需熱量大約爲120公斤×30＝3600大卡。

兩位同時進行飲食控制，每日僅攝取1600大卡熱量。對於A而言，每日減少攝取500大卡熱量，一週可減重約0.5公斤；對於B而言，每日減少攝取2000大卡熱量，一週可減重約2公斤。後者的減重速度當然比較快！

上述只是以簡單的算數來舉例，倘若加上個人健康狀況和代謝率的差異，變數會更大。因此，**請不要與任何人比較減重速度。你不是他，他也不是你，請比較自己的狀態就好**。

誰需要減重？

請先檢視自己的體重、體脂和體型（簡稱「三體」），來判斷是否需要減重。這三個指標必需同時參考，才能瞭解自己眞正的問題！很多人減重失敗是因爲開始時設定了錯的目標，努力方向不正確導致徒勞無功。體重絕對不是唯一的目標！首先瞭解自己，才能找到正確的減重方向。

檢視體重——計算 BMI

請先計算自己的身體質量指數（Body Mass Index, BMI），對照下列標準來判斷目前的狀態。

換算公式：BMI＝體重（公斤）/ 身高（公尺）^{2}

範例：體重90公斤、身高170公分。

BMI＝90 /（1.7）^{2}＝31.14（中度肥胖）

過重和肥胖屬於體位異常，兩者都會建議進行減重。

國人 BMI 參考標準		世界衛生組織 BMI 參考標準	
體重過輕	BMI ＜ 18.5	體重過輕	BMI ＜ 18.5
健康體位	**18.5 ≦ BMI ＜ 24**	**健康體位**	**18.5 ≦ BMI ＜ 25**
體位異常	過重：24 ≦ BMI ＜ 27	體位異常	過重：25 ≦ BMI ＜ 30
	輕度肥胖：27 ≦ BMI ＜30		輕度肥胖：30 ≦ BMI ＜35
	中度肥胖：30 ≦ BMI ＜35		中度肥胖：35 ≦ BMI ＜40
	重度肥胖：BMI ≧ 35		重度肥胖：BMI ≧ 40

身體質量指數

BMI＝身體質量/身高^2

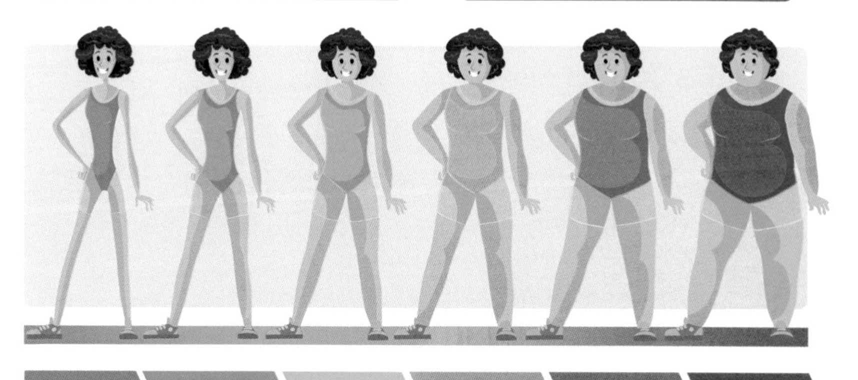

16-18.5 體重過輕
18.5-25 健康體位
25-30 過重
30-35 輕度肥胖
35-40 中度肥胖
＞40 重度肥胖

國人的BMI標準與世界衛生組織相比，已經有將亞洲人的體型納入考量，設定成比較嚴格的標準。然而，當我們看到實際體型時，一位BMI 23.5的女性，對於年輕女性族群而言還是會覺得稍顯福態。如果希望體態更好看，建議可以參考世界衛生組織的國際肥胖專案小組（International Obesity Task Force，IOTF）於2000年發布，針對亞洲人過重和肥胖的BMI建議參考值。

世界衛生組織 BMI 參考標準（亞洲人）	
體重過輕	BMI ＜ 18.5
健康體位	**18.5 ≦ BMI ＜ 22.9**
體位異常	過重：23 ≦ BMI ＜ 24.9
	肥胖：BMI＜25

此外，**請特別注意將BMI 維持在健康體位（18.5-24）相當重要！**根據目前的大規模統計分析發現，這個數值是死亡風險最低的範圍，同時也是罹患冠心病、中風、呼吸道疾病和癌症風險最低的範圍。BMI指數無論是小於18.5或是大於/等於24，風險都會隨之增加。為了擁有健康的身體，肥胖和過重的體態當然需要調整，不過強烈不建議追求過瘦的體態！

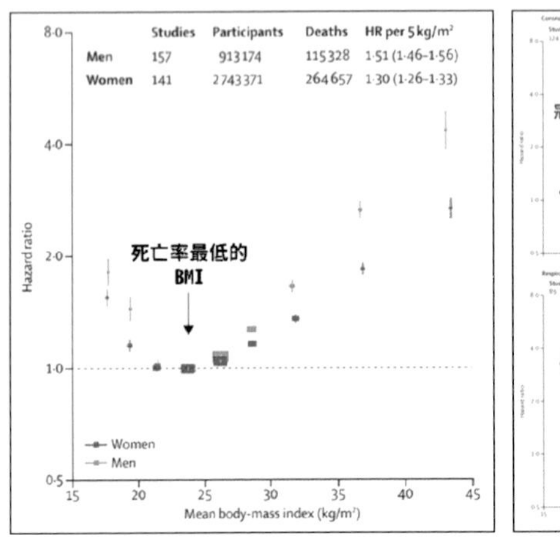

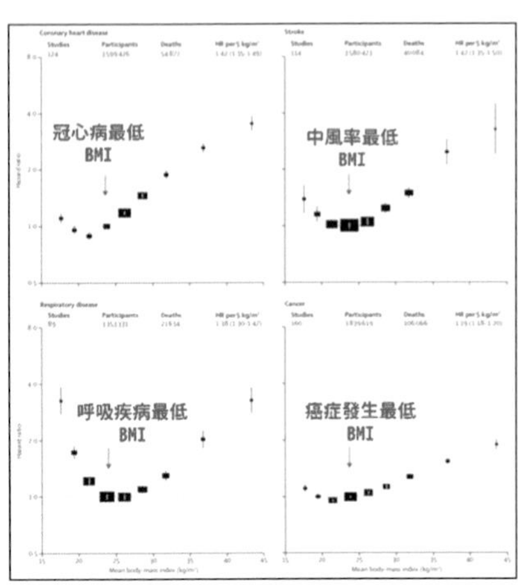

©Lancet. 2016 Aug 20; 388 (10046): 776-86. Epub 2016 Jul 13. Body-mass index and all-cause mortality: individual-participant-data meta-analysis of 239 prospective studies in four continents

另外，體重方面也需要注意疾病或藥物的影響。例如：庫欣氏症、甲狀腺低下、肢端肥大症、多囊性卵巢症候群；使用胰島素或部分降血糖藥物、抗精神病、抗憂鬱劑、抗癲癇藥物進行治療等。由於上述原因都可能造成體重增加，建議配合醫師的治療和指導進行減重。

測量骨架大小，可以幫助決定哪一種 BMI 標準更適合參考

骨架尺寸可以透過個人身高和測量腕圍得知。

© U.S. National Library of Medicine

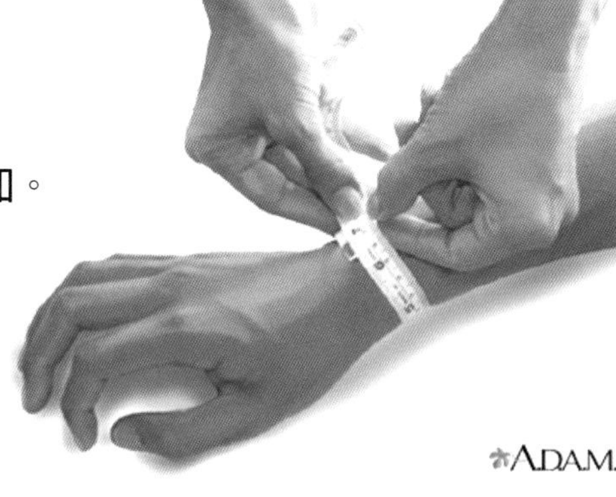

女性骨架參考數值

腕圍（公分）	身高＜157.5 公分	身高 157.5-165 公分	身高＞165 公分
＜14	S	S	S
14-14.6	M	S	S
14.6-15.2	L	S	S
15.2-15.9	L	M	S
15.9-16.5	L	L	M
＞16.5	L	L	L

男性骨架參考數值

腕圍（公分）	身高 >165 公分
＜16.5	S
16.5-19.1	M
＞19.1	L

表格說明：
【S】小型骨架 、【M】中型骨架、【L】大型骨架

數值參考來源：美國國家醫學圖書館（U.S. National Library of Medicine）

嫚嫚的營養減重教室

若依照骨架尺寸來區分，小型骨架的族群可能比較適合亞洲人或國人的BMI標準；中型骨架的族群可以參考國人的BMI標準；大型骨架的族群，可能比較適合參考世界衛生組織的BMI建議標準。

檢視體脂——捏捏肚子肉

我們的腹部都有肌肉，它被埋在脂肪下方，因此無法看到。許多體重正常的人，肚子卻能捏出一層肥肉，這就是體脂過高的表現。我們經常將體脂過高的人稱作「泡芙人」。

國人健康體脂率標準

	標準		肥胖
	18-29 歲	30-69 歲	
男性	14-20%	17-23%	> 25%
女性	17-24%	20-27%	> 30%

即便體重正常，倘若男性體脂超過25%、女性超過30%，也是屬於肥胖狀態，需要進行減脂。女性天生的體脂會比較高，這是爲了要維持正常生育能力所需要的脂肪，也是讓女性能擁有身材曲線的關鍵，像是在胸部、臀部和大腿等部位的脂肪都比較多。因此，這裡要提醒女性，若進行減脂不建議將體脂率降得太低。由於脂肪亦是體內製造性荷蒙的原料，當女性的體脂低於17%，就可能會產生月經失調或是暫時停經的現象。

如果希望體態看起來精實，稍微帶有馬甲線或人魚線，穿衣顯瘦、脫衣有肉，建議將體脂率維持在男性15-18%、女性20-25%。

如何測量體脂？

測量體脂最普遍的方式是利用生物電阻分析的儀器（Bioimpedance，BIA），即爲市售的**體脂計**（圖左），包含在健身房或健康檢測時經常使用的InBody也是相同的原理。由於生物電阻容易受到身體含水量的影響，因此**建議最好在相同時間和位置，使用同一台機器測量，並且拉長時間做趨勢比較**，例如：每週或每月趨勢。

此外，像是**雙能量X光吸收儀**（Dual-energy X-ray absorptiometry，DXA）或是**核磁共振**（Magnetic Resonance Imaging，MRI）則能夠更精準地測量身體組成。不過使用上不方便，並且費用比較高。至於利用測量皮下脂肪厚度來推估體脂肪的**體脂夾**（圖右），準確度更低，當作大致參考就好。

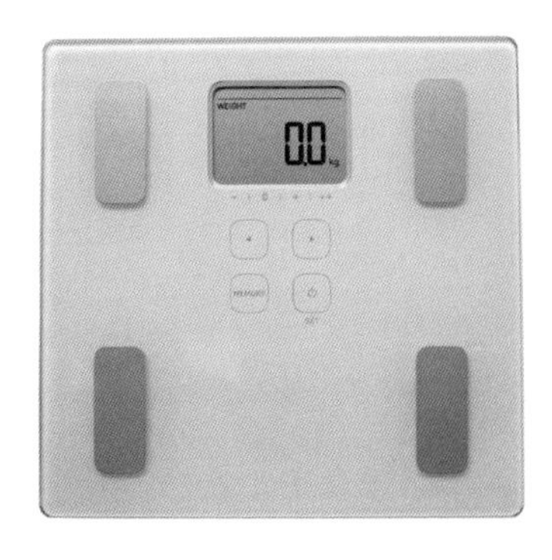

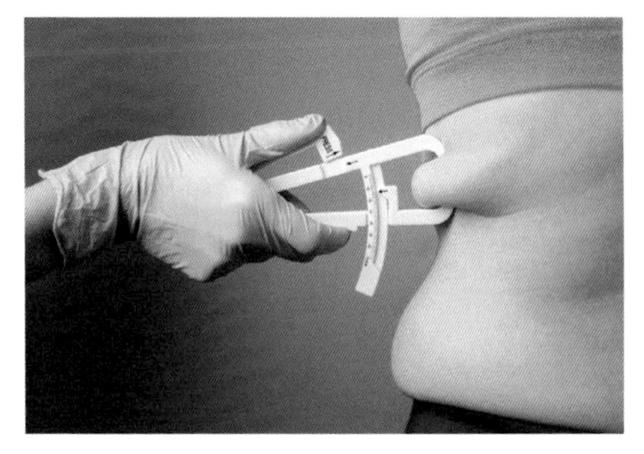

檢視體型——測量腰臀比

健康的體型需要判斷腰圍和臀圍的比例是否正常。腰圍超標可以反映出內臟脂肪的過度屯積，腰臀比則可以幫助檢視體型。若腰臀比男性≧0.9、女性≧0.8，屬於蘋果型身材，容易形成內臟脂肪堆積，罹患三高和心血管疾病的風險也會高於梨形身材。根據研究統計，腰臀比越高，發生心肌梗塞的機率也會越高[2]，這個族群更需要加強體重管理。

	健康腰圍	健康腰臀比
男性	＜90 公分 /35.5 吋	＜0.9
女性	＜80 公分 /31.5 吋	＜0.8

身體脂肪可分成下列兩種：

內臟脂肪：位於腹腔內壁、腸胃周圍腸系膜上的脂肪組織。用於支撐、固定和保護內臟。與動脈硬化、高血壓、糖尿病、高血脂症、心血管疾病等發生有相關性。

皮下脂肪：位於皮膚下的脂肪，經常堆積在大腿和臀部。能夠儲存脂肪抵禦來自外界的低溫或衝擊、塑造女性的圓潤曲線。

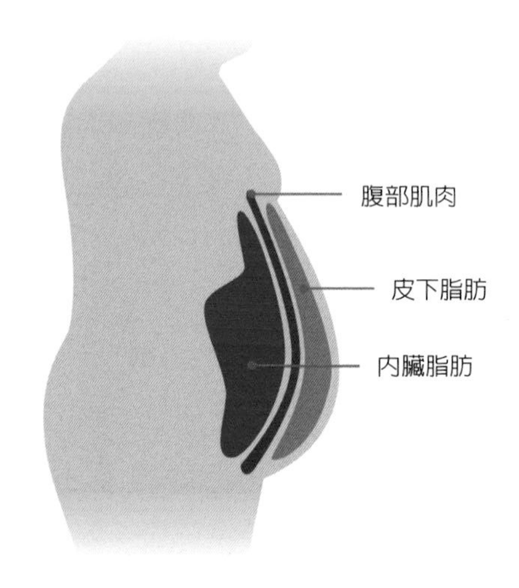

如何測量腰圍和臀圍？

測量腰圍的正確方法

1. 除去腰部衣物、輕鬆站立，若由他人協助測量則雙手自然下垂。
2. 找到腸骨上緣與肋骨下緣的中間點位置。
3. 將皮尺的中間位置繞過腰部，以緊貼不擠壓皮膚的方式測量。

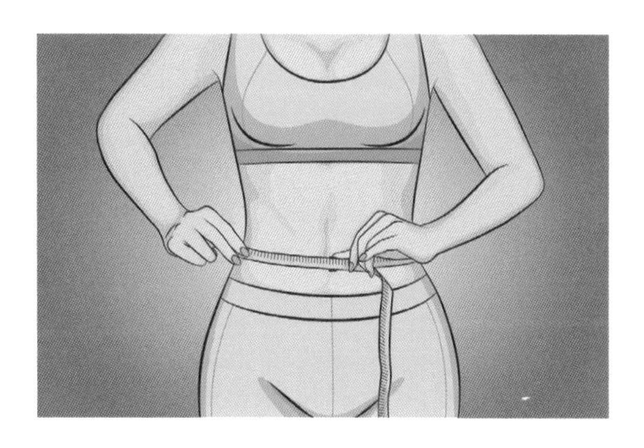

測量臀圍的正確方法

1. 找到臀部最寬的位置。
2. 將皮尺的中間位置繞過上述位置，以緊貼不擠壓皮膚的方式測量。

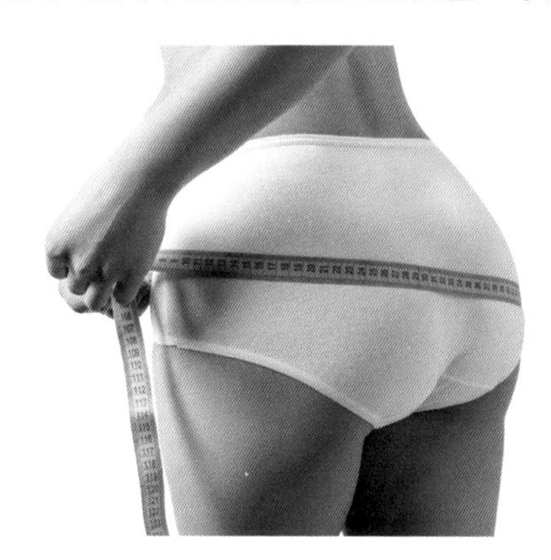

如果三體指數都正常，還可以再瘦一點嗎？

只要BMI沒有極端地低於18.5，理論上是還可以。不過，眞的要謹愼思量爲什麼還要更瘦？我曾經遇過幾位來參加減重班的女性學員，她們的三體指數都很正常，看起來也是偏瘦體型，仔細詢問才知道只是對自己的身形不滿意，感覺腹部和大腿帶有鬆弛感、不結實。此外，這些學員們都有共同的特點，就是不愛運動！

類似這種三體指數正常的族群，想要體態變得更好看，應該追求的目標眞的不是體重計的數字，很多時候反而是需要雕塑身材。例如透過增加重量訓練，提高身體的肌肉量、鍛鍊出曲線；或是利用瑜珈，幫助調整長期久坐的錯誤姿勢、重塑體態。總之就是要運動！雖然單純運動對於減輕體重不一定會有明顯的效果，但是能夠幫助降低體脂率與內臟脂肪、雕塑曲線。**隨著年齡增長，我們的肌肉量和皮下膠原蛋白必定會流失，導致肉變得鬆垮。運動是有助於維持與增加肌肉量的方法，同時能夠促進纖維母細胞生成膠原蛋白，留住年輕的體態。**

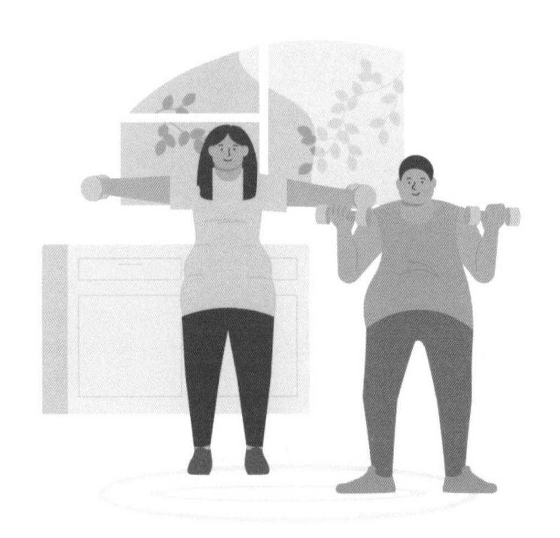

減重多少才算是成功？

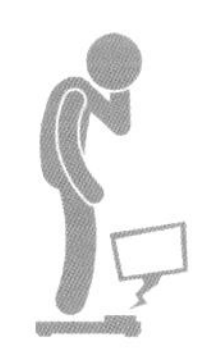

減去8公斤算是成功嗎？對於原始體重90公斤的人而言，還不算是成功；對於原始體重60公斤的人而言，只成功了一半。本書進行到這裡，我們要開始替自己設定可實踐的正確目標，同時認識不同的疾病狀態與達成目標伴隨的好處。清楚瞭解什麼是「真正的成功減重」，以及執行到什麼程度才算是成功。

理想體重 BMI

針對經由BMI判定為肥胖和過重的族群，請參考由兩位美國學者Rena R Wing、James O Hill所提出的減重成功定義：**「至少減去初始體重的10%，並且維持這樣的體重至少1年，即可算是成功減重[3]。」**

範例：身高165公分、體重80公斤、BMI 29.38（輕度肥胖）。

如果減重超過8公斤，並且維持1年以上就算是成功減重。不過以這個例子來說，從80公斤減到72公斤，BMI為26.44，仍然屬於過重的異常體位。這種情況會建議設定階段性目標，朝著理想體重BMI＝22邁進！

理想體重BMI＝22計算方式

1.65（公尺）^{2} X 22（BMI）＝59.89（公斤）

身高165公分的理想體重為59.89公斤。

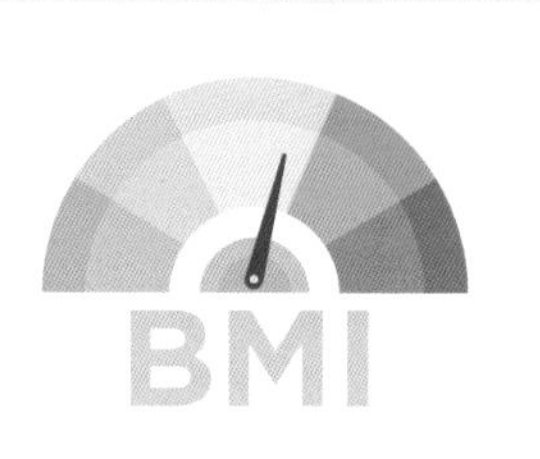

設定階段性目標：**建議以每3個月減去體重的5-10%爲目標**。同樣以上述範例說明：

第一階段：從80公斤減到72公斤。

第二階段：從72公斤開始，建議以3個月時間再減3.6-7.2公斤。假設順利達成目標，體重將是64.8公斤。

第三階段：從64.8公斤，以3個月時間再減3.24-6.48公斤。假設順利達成目標，體重將是58.32公斤，接近理想體重（59.89公斤）。

第四階段：努力維持現有體重達到1年以上。

假設達成階段性目標的進度比較緩慢，例如：第二階段只減去3.6公斤，可以增加階段性目標的次數，進行至第五或第六階段以達成目標。**減重不需要著急，每個人的狀態不盡相同，依照自己的進度前進就好！**

慢性病族群的減重目標

經由研究證實，患有疾病的過重或肥胖族群，若能成功減重將有助於控制疾病、減少用藥量、改善生活品質、預防其他疾病的發生。

- 第二型糖尿病：減輕體重7-10%，可以改善血糖控制，有機會減少藥物使用。
- 心血管疾病：減輕體重5-10%，可以改善心血管疾病的風險因子。例如：體重減少1公斤，可以使收縮壓降低1.05 mmHg、舒張壓降低0.92 mmHg。

- 退化性關節炎：減輕體重5-10%，可以減緩疼痛症狀、改善關節功能。
- 睡眠呼吸中止症：建議減重至18.5≦BMI＜24。有40%的肥胖者患有睡眠呼吸中止的問題，建議及早減重才能改善。
- 憂鬱症：腰圍減至男性＜90公分、女性＜80公分。肥胖會增加罹患憂鬱症的風險，憂鬱症也會增加肥胖率，兩者互爲因果關係。特別是腹部肥胖者，罹患中度/重度憂鬱症的比例爲正常人的2倍。
- 非酒精性脂肪肝：減輕體重5-10%，可以減少肝臟脂肪堆積與肝發炎指數。
- 不孕症：建議減重至18.5≦BMI＜24。肥胖男性的精子活動力會降低，產生勃起功能障礙的風險會增加1.3倍；肥胖女性無論是自然受孕或人工受孕的成功率皆會降低，亦會提高流產風險。
- 胃食道逆流：女性減輕體重5-10%、男性減輕體重＞10%，症狀可以獲得改善。

維持體重不復胖，才是真正的成功

成功減重的另一項重要條件，就是要維持1年以上不復胖。許多人在網路上看到減重成功的影片，就會想要躍躍欲試、一心只想著要瘦身。然而我們不知道這些瘦下來的人，體重究竟維持了多久？瘦下來只是減重的第一步，更重要的是好好思考能夠如何維持。想要做到這一點，關鍵在於是否能夠完全改變肥胖時期的生活習慣。如果不能，復胖遲早會發生。而且復胖通常會比前一次更胖！如此一來，不但嚴重傷害到健康，未來也需要付出更多心力才能再次瘦下來。

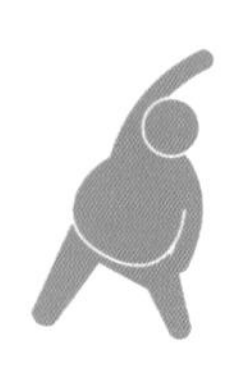

健康減重的正確態度

現代人的生活節奏越來越快，急性子的朋友也越來越多。追劇直接看精華的5分鐘懶人包、聽音樂直接跳到副歌部分，就連減重也想要閃電式瘦身！然而，事實是身體無法跟上如此快速的節奏。接下來，我們要學習建立健康減重的正確態度，包含如何面對體重計、認識健康的減重速度以及堅持不懈的方法。幫助你趕走內心不停鼓吹自己放棄的小惡魔。

體重不用每天測量，長期趨勢更重要

包括我自己在內的許多人，都是屬於體重計恐懼症的族群。測量體重真的會帶給我莫大的壓力！如果想要對自己更嚴格，當然可以每天測量、隨時提醒自己注意體重。然而看待體重，需要透過正確的視角。一天當中的體重會有波動，最輕的時間點通常是早上空腹如廁後、晚上則會偏重。因此，如果真的要每天測量體重，請在固定的時間點進行。

害怕測量體重的人（和我一樣），可以1-2週測量一次就好（總是要面對！）。重要的是查看這段時間的體重趨勢，類似看股票的感覺。購買穩定型的股票，只要每隔一段時間查看就好。請看趨勢！趨勢！趨勢！不需要每天讓心情隨著體重計起伏，還要承受莫大的壓力。這麼做只會增加挫敗感，更加容易放棄減重。

凡事欲速則不達，請多培養耐心

理想的健康減重速度是每週減少0.5-1.0公斤。如果狀況良好，3個月後就可以減去12公斤！很多人急於求成，最後眞的都不會成。請仔細回想，大部分的時候我們也不是在短時間內就將自己吃成胖子，而是經過一段時間的飲食失調或是生活作息顚倒，才導致肥胖的身軀。此外，人類的基因本來就傾向儲存能量，因此減去5公斤會比增加5公斤還要困難。

使用過度激烈的方式加速減重，結果通常很快就會遇到停滯期。由於身體在短時間內出現巨大變化，不僅會無法適應，可能還會產生頭暈、疲倦和身體無力等不適症狀，甚至容易引發防禦機制。當體重突然地快速下降，身體會認爲可能遇到飢荒或是緊急狀態，因此會協助開啓節能模式，阻止體重再度快速地下降。可怕的是由這種節能模式造成的代謝率降低，可能會難以恢復、形成易胖體質。因此維持穩定的減重速度，才能夠瘦得健康長久。

此外，需要注意前期體重快速下降的現象，常見於斷食或限醣飲食的減重方式。例如攝取生酮飲食或低醣飲食，體重會在前期明顯地快速下降。主要原因是身體的肝醣先被消耗掉，1公克醣帶有3公克水、1公克脂肪帶有0.3公克水，人體內平均有400-500公克肝醣儲存於肝臟和肌肉中，因此前期看到的體重降幅大多只是水分的流失。

另外，許多女性會在意減重導致胸部縮水，假設減重速度過於快速激烈，真的會影響到胸部。我親眼見證過自己的朋友使用禁食手段激烈瘦身，結果體重快速下降，胸部也跟著同步縮水，從D罩杯變成B-。後來看到她不但復胖，胸部還完全沒有起色。因此，建議務必要使用健康的方式和速度減重，才能夠瘦身不瘦胸！

培養微習慣，不要單靠意志力

人類的大腦很抗拒「改變」，我們的行爲有將近一半來自於習慣。由於改變會伴隨心理壓力，當這種壓力不斷累積，就會更容易想要放棄。

當我們期待自己做出改變，有時候是因爲擁有強大的動力驅使。例如：看到孩子還小，擔心自己不健康的肥胖身體無法陪伴孩子長大，因此突然急切地想要減重。擁有強大的動力或動機，確實可以踏出開始改變的第一步。然而動力或動機亦會伴隨著所謂的「邊際效應遞減」問題，換言之隨著時間過去，動力會逐漸減退。

有人也會憑藉著意志力讓自己站上跑步機。然而我們應該都有過這種經驗，意志力眞的不太可靠。特別是下班後，疲憊的身軀讓人只想要躺著；或是當朋友邀約聚餐，很多人的意志力就開始休假了。因此，單憑意志力無法幫助我們長期堅持。

這種情況建議大家可以先從培養「微習慣」開始！這個方法來自史蒂芬·蓋斯（Stephen Guise）所著的《驚人習慣力》，作者原先只是普通的美國宅男，他以前一直想要改變自己、想要鍛鍊出健美體格、想要擁有高度工作效率，然而卻不停經歷重複性的失敗。後來，他決定為自己設定一個毫無難度的目標：「每天做1下伏地挺身」就在完成後，他覺得自己好像還能再做1下，於是便默默地做完了20下伏地挺身和其他運動，並且每天持續不懈地執行。隨後，他撰寫了一篇文章《挑戰1下伏地挺身》，成為其至今人氣最高的文章。

培養微習慣是希望藉由幫助自己設定容易達成的目標，降低大腦對於改變的抗拒。當微小的目標達成後，你會發現好像沒有很困難，反而因此獲得成就感，這樣便能夠協助我們堅持下去。我自己在認識這個觀念後，每天都會在吹頭髮的同時進行深蹲，就算只有一下也好。不過通常可以做到20下，培養微習慣幫助我增加日常活動量！這個方式也可以應用於改變飲食習慣，例如不愛喝水的人，可以先從每日飲用一杯水開始挑戰。

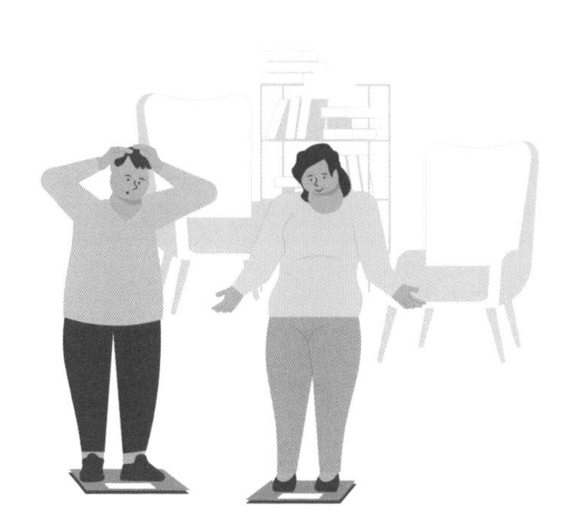

如何挑選適合自己的減重飲食法？

本書第二章介紹的減重飲食法，無論是過重或肥胖成人，在未罹患疾病、非特殊生命週期（懷孕、哺乳、＜65歲）、無身體不適的情況下，搭配正確方式皆可執行。若是患有糖尿病、高血壓、高血脂、痛風、心血管疾病的過重或肥胖族群，建議在醫師或營養師的協助下進行，以利隨時調整藥物劑量和健康監測。

依照執行時間選擇

這裡要先提醒大家，減重飲食法的執行時間越短，通常復胖率會越高！不過人生難免會遇到需要緊急瘦身的關鍵時刻，例如拍攝婚紗照、參加重要場合等，這種時候可以考慮短期應用的減重飲食法。以下將本書收錄的十種減重飲食法根據適合執行的時間長短劃分，建議在執行完短期的飲食法後，能夠銜接永久應用的方式，幫助維持體重。

執行時間 / 對象	減重飲食法
1 週	軍隊飲食 （參考 <168 間歇性斷食 >，頁 126）
2 週	防彈飲食
3 週	激瘦飲食
3-6 個月	生酮飲食、綠茶咖啡減重法、彈性素食（限制熱量）
1 年	低醣飲食、168 間歇性斷食
一輩子	地中海飲食、211 餐盤減重法、彈性素食（無限制熱量）
孕婦、哺乳期、兒童、青少年	地中海飲食、彈性素食
65 歲以上長者	地中海飲食、彈性素食、低醣飲食、211 餐盤減重法

依照健康指數選擇——自我評估測驗

下列問題首先使用三體指標中的BMI和體脂率，區分不同健康指數適用的減重飲食法。此處未特別列出腰圍，因為腰圍超標幾乎同時會有BMI或體脂過高的問題。此外，我將個人的執行能力、生活方式、飲食習慣納入考量，幫助你找到合適的飲食類型。

1. 你的身體質量指數（BMI）≧ 24?
   【〇】前往問題 2
   【╳】前往問題 3

2. 你可以學習計算熱量嗎？
   【〇】前往問題 4
   【╳】前往問題 5

3. 你的體脂過高嗎（參考頁 22）？
   【〇】前往問題 6
   【╳】前往答案A

4. 你可以自己準備食物嗎？
   【〇】前往答案B
   【╳】前往問題 7

5. 你是否有腸胃狀況（胃痛／消化不良／腹瀉）？
   【〇】前往問題 8
   【╳】前往問題 9

6. 你是否偏好以素食為主的飲食？
   【〇】前往答案C
   【╳】前往問題 10

7. 你是否願意限制飲食熱量？
   【〇】前往答案 D
   【╳】前往答案E

8. 你希望永久執行這種減重飲食法嗎？
   【〇】前往答案F／G
   【╳】前往答案 H

9. 你的飲食習慣為一日三餐嗎？
   【〇】前往問題 11
   【╳】前往問題 12

10. 你熟悉低醣的定義嗎？
    【〇】前往答案E
    【╳】前往答案G

11. 你經常飲用含咖啡因的飲品嗎？
    【〇】前往答案 I ／ J
    【╳】前往問題 13

12. 你偏好含有大量脂肪的飲食嗎？
    【〇】前往答案L
    【╳】前往答案K

13. 你可以大幅減少攝取肉類和蛋奶類嗎？
    【〇】前往答案 C
    【╳】前往問題 8

答案請見下頁 ➔

<table>
<tr>
<td>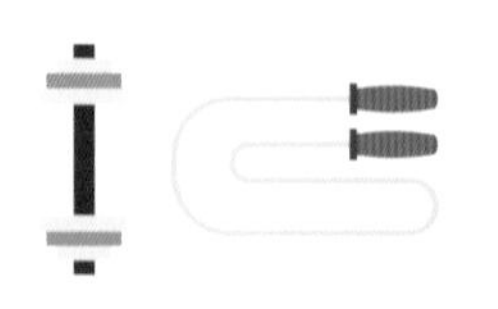
A. 別找藉口了，快去運動吧！雕塑身材真的要靠運動，可以搭配地中海飲食、低醣飲食。</td>
<td>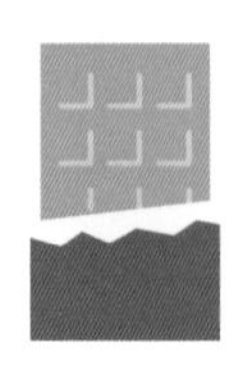
B. 激瘦食物飲食法
（頁 196）</td>
<td>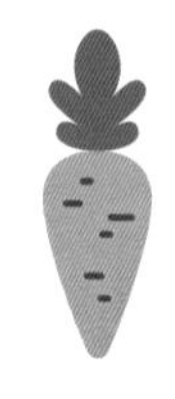
C. 彈性素食
★ 體脂過高時搭配有氧運動
（頁 104）</td>
</tr>
<tr>
<td>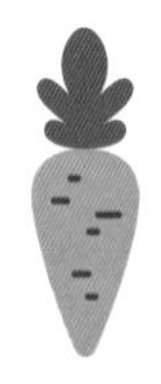
D. 彈性素食 / 限制熱量
（頁 104）</td>
<td>
E. 低醣飲食 / 標準版
★ 體脂過高時搭配有氧運動
（頁 80）</td>
<td>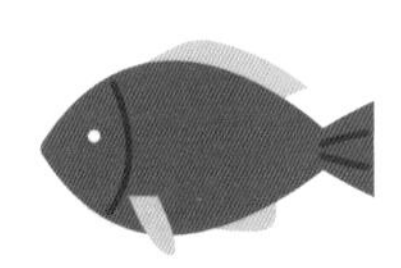
F. 地中海飲食法
（頁 52）</td>
</tr>
<tr>
<td>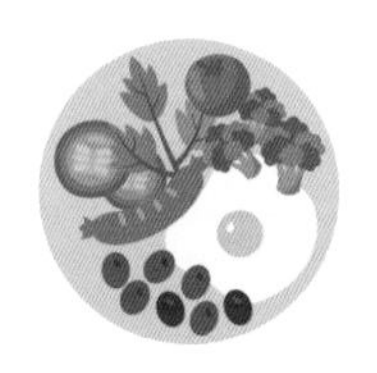
G. 211 餐盤減重法
★ 體脂過高時搭配有氧運動
（頁 170）</td>
<td>
H. 低醣飲食 / 舒適版
（頁 80）</td>
<td>
I. 綠茶咖啡減重法
（頁 210）</td>
</tr>
<tr>
<td>
J. 防彈飲食
（頁 222）</td>
<td>
K. 168 間歇性斷食
（頁 126）</td>
<td>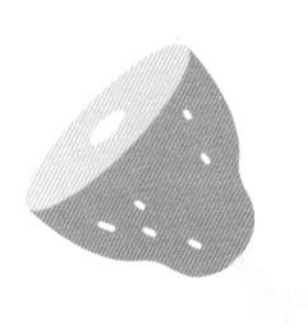
L. 生酮飲食
（頁 140）</td>
</tr>
</table>

認識食物，建立「該吃」與「不該吃」的正確認知

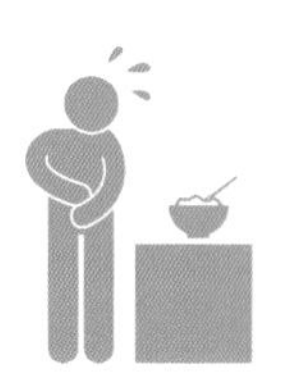

從小培養的一些觀念，可能就是阻礙瘦身的罪魁禍首！「擔心浪費所以要吃完」、「這個很划算，應該買多一點」沒錯，節儉是美德，但是不應該應用在健康上。請重新調整自己面對食物的態度。此外，要有趨吉避凶的概念，對於健康有負面影響的食物就應該戒除，才不會陷入可怕的復胖循環。

購買食物之前，先詢問自己值得嗎？

經過香氣撲鼻的麵包店、走進超商或賣場發現新出的零食，或是近期的爆款食物，真的會忍不住想要買來試吃。希望大家能夠養成習慣，在購買任何食物之前，**請先詢問自己：「我吃了這個食物會變健康還是變胖？真的值得嗎？」**

我自己經常會像這樣盤想一輪，接著便會放棄購買的念頭。總感覺吃了這一口又要努力好久，實在是不划算！此外，**提醒大家不要在飢餓或疲憊的時候去採買食物，這種時候很容易失控！**

請不要當廚餘桶

面對食物要有正確的態度，**請不要當廚餘桶。清光食物從來就不是你的責任！**許多人習慣一次購買大量食材，或是家中經常有親友贈送的食物，每次只要想到丟掉很浪費，就會逼自己全部吃完。只要心存這種想法，真的會永遠瘦不下來。

我曾經看過一位減重班學員的飲食紀錄，發現她有好幾餐都只吃芒果，經過詢問後她表示：「剛好有親友贈送一大箱芒果，擔心壞掉所以想趕快吃完。」這種心情我能夠理解，因此先跟學員溝通，如果單吃水果會營養不均衡、沒辦法順利減重，請她調整飲食。幾天過後，她開始吃月餅，這次也是親友送的……。

有類似問題的朋友，請先好好調整面對食物的態度，你是希望浪費健康地將食物吃完？還是稍微浪費食物地找回健康？面對食物，希望你可以這樣做：

- 若經常收到食物，可以分送給親友
- 採買任何食物不要習慣囤積或多買
- 不要過量點餐
- 將多餘的食物提供給Facebook上的「剩食社團」

上述方式有助於減少食物過剩的問題。如果還是有吃不完的食物或餐點，請果斷的捨棄吧！強迫自己吃完、身上長了肉，這才真的是浪費健康。

戒掉「這些」食物，瘦下來才不會復胖

無論使用何種飲食法來減重，如果不戒掉下列食物，瘦下來也會馬上胖回去！

添加糖食物

添加糖的定義是「於製備食物或飲料時額外添加糖」，其中包含高果糖糖漿、果糖、砂糖、黑糖、糖霜、蜂蜜、楓糖漿等。添加糖除了容易導致體重增加，更可怕的是會產生「糖癮」問題。許多學者將糖形容成毒品，認定它是會造成上癮和危害健康的物質。當添加糖進入體內會引起血糖劇烈波動，產生「糖興奮」（Sugar High）的短暫愉悅情緒，接著大量胰島素會使血糖快速下降，情緒也會跟著變低落。這種時候會讓人很想要再吃糖，進入上癮的惡性循環，讓人越吃越胖。

超級加工食品

超級加工食品（ultra-processed foods，UPFs）除了具有高糖、高鹽和高油的特性，製作時還會加入香料、調味劑、防腐劑、品質改良劑等添加物。**相較於同等份量的天然食物攝入更多熱量與更少營養，屬於標準的西方飲食，亦是全球肥胖發生的主要原因之一。**

下列網站可以查詢食物的詳細成分：

食品營養成分資料庫

美國農業部
（FoodData Central）

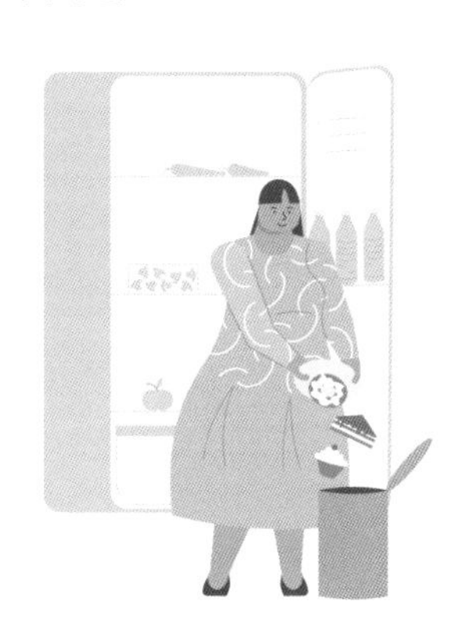

常見添加糖食物	
含糖飲料	手搖飲、果汁、能量飲料、調味乳、汽水、可樂、三合一沖泡飲、含糖包裝茶飲、含糖豆漿／米漿、含糖咖啡
甜食、糕點	甜甜圈、麵包、月餅、餅乾、蛋糕、西點、糖果、早餐穀物片、巧克力、蛋塔、泡芙
醬料	奶油、花生醬、甜辣醬、巧克力醬、果醬、甜麵醬

常見超級加工食物	
加工肉品	火腿、香腸、臘肉、培根、熱狗、肉鬆、貢丸、魚丸、漢堡肉、雞塊
零食	洋芋片、餅乾、泡麵

嫚嫚的營養減重教室

光是戒除飲用含糖飲料的習慣即可幫助減重！此處綜合6篇臨床實驗進行探討，使用三種方式觀察飲水對於減重的影響，分別為（1）增加每日飲水量（2）以水代替高熱量飲料（3）餐前飲水，結果顯示這三種方式都有減輕體重的效果，減輕的幅度為0.4-8.8公斤，體重平均減輕5.15%。其中能夠最有效降低體重的方式為「以水代替高熱量飲料[4]」有鑒於飲水對於減輕體重的幫助甚遠，許多減重飲食會建議每天飲用足夠的水，或是養成餐前飲水的習慣。

飲食之外需要重視的 6 個面向

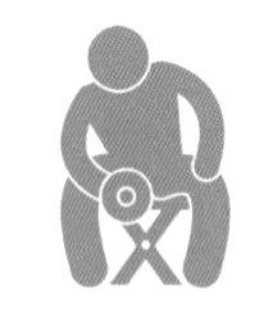

想要減重成功，需要更換新的人生！許多減重失敗的人，原因並非不夠努力，而是生活中有太多阻力，讓人再三地放棄。減重成功與否，除了會受到飲食影響，心理狀態、壓力、活動量、睡眠作息、社群媒體，甚至身邊的家人朋友，每個環節都很重要，需要經過適當調整，才能真正地改頭換面。

穩定的心理狀態

減重班的學員當中，患有憂鬱症或躁鬱症傾向的比例不在少數，其中以中年女性偏多，她們往往也是需要更多時間才能成功減重的族群。在調整飲食的過程中，經常會聽她們表示由於心情不好、感到焦慮、壓力大，因此暴吃一堆零食或油炸食物。吃完以後感到很後悔，陷入自責的狀態。

國外有許多體重超過300公斤的病態肥胖者，追溯其過量飲食的原因經常來自心理問題，例如：父母離異導致缺乏安全感，或是曾經受到異性歧視而失去自我肯定，只能藉由飲食來發洩情緒。

對於心理狀態相對不穩定的族群，建議需要搭配其他的心理治療，例如：精神科治療、心理師諮詢。同時調整身心狀態，才能避免體重持續起伏不定。

適當的壓力排解

壓力大的時候，有些人會吃不下，有些人則會食量爆增，特別想吃高糖高油的食物安慰自己。這兩種狀態我都經歷過，曾經壓力大到食不下嚥，兩週減掉5公斤（不過飲食恢復後也胖很快）。我也曾經有過壓力性暴食的問題。當時我遇到人生的各種不順，工作和經濟壓力都很大，面對食物選擇完全失去控制利，不停地跟自己說：「我現在心情不好、壓力很大，就是需要犒賞自己，吃一次沒關係。」每次都這樣騙自己，只要不開心就吃。甚至還經常躲起來吃高熱量食物，每次吃掉2、3包洋芋片，任何零食只要打開就是掃光。之後胖到不敢量體重的程度（我估計應該有63公斤）。「肥胖」眞的會讓人連出門的自信都沒有，害怕和別人見面時被問到：「你是不是變胖了？」心裡眞的會很受傷！

此外，長期承受壓力會使壓力性荷爾蒙——可體松（Cortisol）處於高水平的狀態。可體松（亦稱皮質醇）是我們經常聽到的類固醇成分。大家應該都聽過某些患者因爲長期使用類固醇治療導致發胖，產生所謂的月亮臉、水牛肩、青蛙肚等現象。這是由於體內長期帶有高含量的可體松，使食慾增加、容易飢餓，並且改變脂肪堆積的位置，特別位於臉部、後肩頸和腹部。因此長期累積的慢性壓力，就如同不斷服用類固醇，會導致體重問題加劇。

建議需要適當地排解壓力，例如開始保持運動習慣、聽音樂、閱讀、出外走走、冥想，進行一些無關飲食的事情，讓自己轉換心情就對了！

不能久坐，每天都要運動

參加減重班的學員有9成會表示：我不喜歡運動。甚至會詢問：可不可以不要運動，然後幫我瘦下來？

運動確實是很違反人性的事情，我們天生就是懶！能坐就不站、能躺就不坐、能多懶就多懶。這種現象很正常，然而，如果你不希望自己到了50歲的時候，連出門旅遊都走不動，運動還是必要的。

久坐不動的生活型態，已經被證實具有多種壞處。除了會帶來肥胖，還會增加罹患糖尿病和心血管疾病的風險。近期加拿大發表一項研究針對14萬人追蹤長達9年，**結果發現每天平均久坐8小時的人，罹患中風的機率是久坐4小時的7倍**。過去也有人使用超音波儀器做過測試，只要久坐不動30分鐘，小腿肚上方的血流速度會減緩一半[9]。長期來說，可能會對全身性循環帶來負面影響。

建議平時可以設定番茄時鐘（可下載App），規定自己的工作/休息時間，每25分鐘起身稍微活動伸展

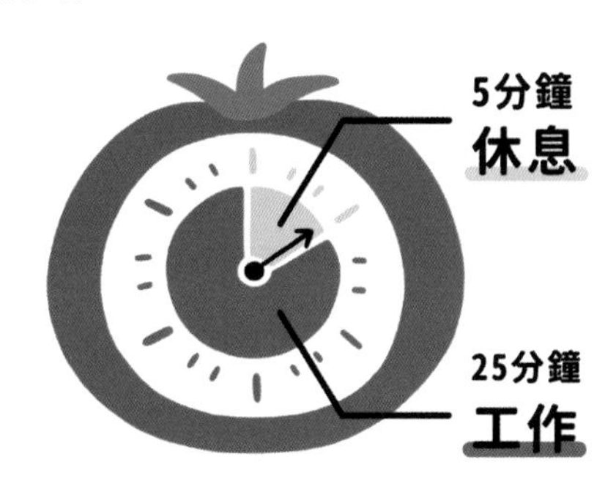

對於剛開始很抗拒運動的人，可以先將注意力放在調整飲食。經過約2-4週，或是當你量體重發現來到停滯期，就要開始運動囉！運動強度需要達到中等水平——會喘、能說話，但是無法正常聊天的程度。每週至少5-7天，每次30分鐘，每週總時間需要超過150分鐘。

下面推薦兩項運動給大家：

上坡式快走跑步機——減脂的有氧運動

將跑步機調整成坡度4-8度、速度4-6級，在位於跑步機中央的位置，大步伐地快走。**請注意要用走的，不要用跑的**。這種調整成上坡快走的方式，一來可以減輕膝關節的負擔，二來很快就會感覺喘、達到中等運動強度，不會像跑步般上氣不接下氣、難以持久。此外，以大步伐的方式行走，可以訓練大腿肌和臀肌。每天進行30-45分鐘，看個劇就完成了！

7分鐘鍛鍊（7-minutes workout）——節省時間的運動法

目前有許多種類的App可以下載和紀錄，每天在洗澡前花7分鐘進行高強度間歇式訓練（頁46），持續幫助訓練肌力和肌耐力。或是上網尋找HIIT的影片，每天跟著做一次。

生活中可以培養微運動的習慣，逐步地累積活動量，例如：經常走路去買東西、走樓梯代替搭電梯、單腳站立刷牙、吹頭髮訓練深蹲、遛狗、做家事等。請記得，任何活動都能夠替健康加分，動起來就對了！

重視睡眠品質與時間

你每天的睡眠時間不足6-8小時嗎？醒來是否會覺得疲憊呢？上述問題只要符合其中一個，可能就代表你的睡眠狀態不太好。除了容易變胖，也會很難減重成功。接著來看看睡不好時身體會產生什麼變化。

- **瘦素（Leptin）減少：**瘦素由脂肪細胞所分泌，主要作用是促進代謝與抑制食慾。睡眠不足時會減少分泌量，導致代謝率下降、無法抑制食慾，容易攝取更多食物。
- **飢餓素（Ghrelin）增加：**飢餓素由胃細胞所分泌。睡眠狀態不好時分泌量會增加，不斷促進食慾，並且特別想攝取高熱量或重口味的食物，例如雞排、珍珠奶茶、蛋糕、洋芋片等。

減重班的學員也有發現，若睡眠狀態不好，減重進步的速度會很緩慢，經常有偷吃零食或喝含糖飲料的情況。因此調整好睡眠狀態，也是能否減重成功的重要環節。

此外，美國曾經進行過小型的人體試驗[5]，發現在每日睡眠時間只有4小時的狀態下，成人的休息代謝率（Resting metabolic rate，RMR）會降低2.6%。休息代謝率佔人體每日代謝率的6-7成，這項研究證實了睡眠不足會開啓節能模式降低代謝率的假設。外加攝取的熱量增加，可能就是導致肥胖的原因之一。因此想要瘦身，請先睡好、睡飽！

調整睡眠的建議

- 睡前1小時停止使用3C產品。
- 趁白天清醒時曬點太陽、抑制褪黑激素，晚上再正常分泌幫助產生睡意。
- 房間保持舒適的溫度和濕度。
- 最好在全黑的環境睡眠，避免使用夜燈。
- 嚴重睡眠障礙者建議至醫療院所尋求幫助。

睡不好，請這樣做！

睡不好，該喝甚麼？

7 分鐘鍛鍊動作示範

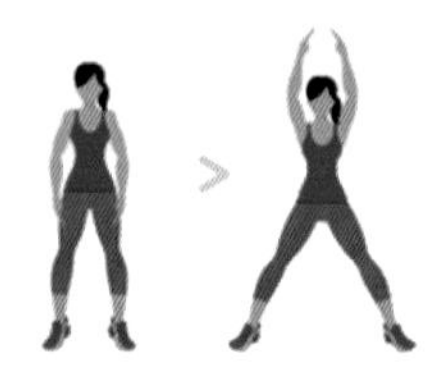

1. 開合跳

眼睛看向前方，挺胸，雙手垂在身體兩側。起跳時雙腳伸直向外張開、雙手伸直高舉過頭，最後回到原位。

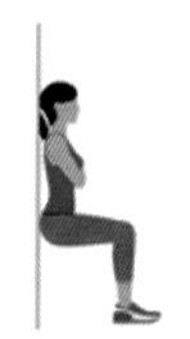

2. 靠牆深蹲

身體靠牆站立，頭部與上背緊貼牆壁，雙腳與肩膀同寬。雙手垂直 / 交叉置於胸前。上半身挺直，眼睛看向前方，往前踏 1-2 步，膝蓋微彎。吸氣，身體向下直到大腿呈水平（膝關節 90 度），停留 2-5 秒。呼氣，身體向上回到起始位置，保持膝蓋微彎。

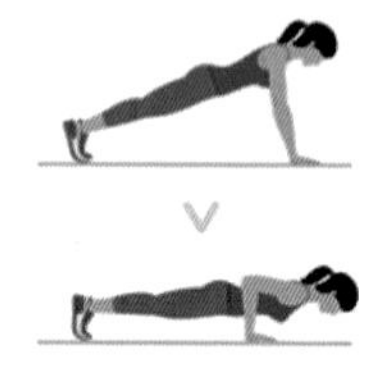

3. 伏地挺身

從高棒式開始，雙腳略寬於臀部，肩膀位於手腕上方。將肋骨向內、核心用力、屁股收緊，身體呈直線。將身體往下，手肘朝外呈 45 度，視線看向雙手前方。將身體往上撐，回到起始姿勢、保持直線。

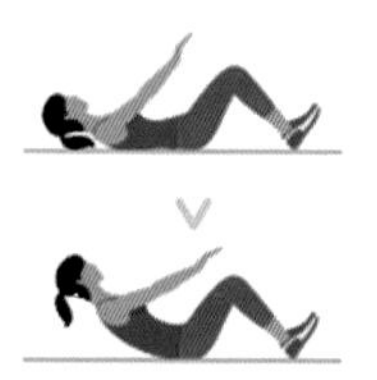

4. 腹部捲曲 / 捲腹

膝蓋彎曲躺在地上，抬起雙手，利用核心力量將身體抬高，到達核心最擠壓的高度後再放下。

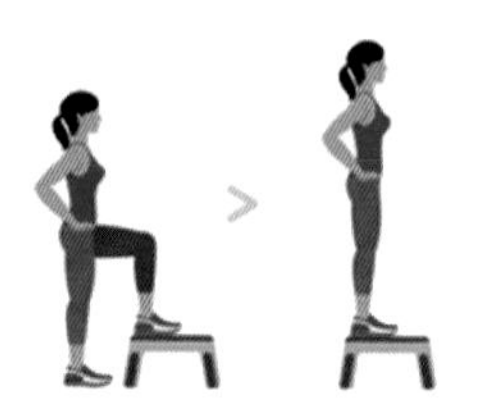

5. 登階運動

將左腳踩上階梯，接著右腳也踩上去。將左腳踩下階梯，左腳也踩下階梯。重複動作約 50 秒。

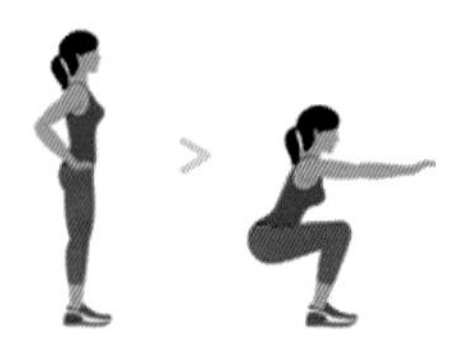

6. 深蹲

雙腳與肩膀同寬，趾尖略朝外，雙手置於胸前、髖部或肩膀。屁股向後坐，重心放在腳跟，往下蹲直到大腿與地面平行，停留 1 秒，藉由肌力回到起始動作。

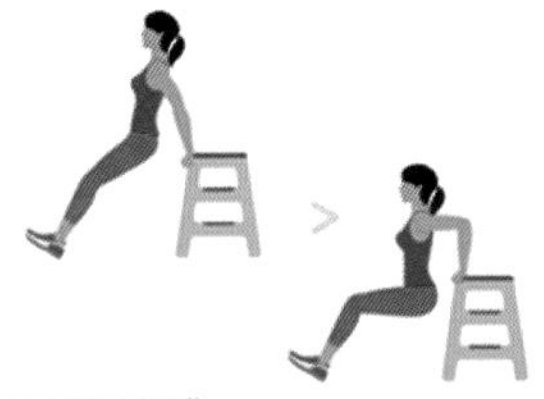

7. 三頭肌撐體

將椅子置於背後，雙手放在椅子邊緣。將身體往前移至懸空，以雙手支撐身體，雙腳伸直、腳跟著地。緩慢地將身體下降，直到手肘往後彎曲成 90 度。以三頭肌的力量撐起身體，接著回到起始高度。

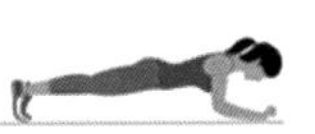

8. 棒式

雙手置於肩膀正下方、雙腳與肩同寬。撐起身體，收腹夾臀不塌腰。視線向下，脊椎維持直線、平行於地面。

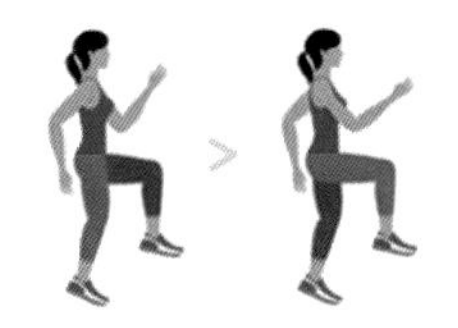

9. 原地高抬腿

上半身挺直站立，雙腳與肩同寬。挺胸、穩定核心，兩腿交替抬到 90 度水平。

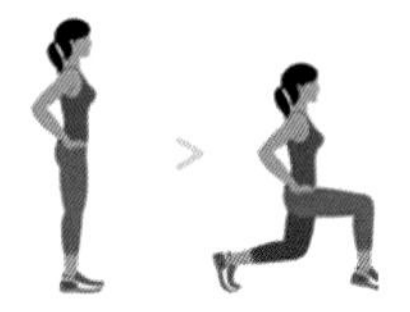

10. 弓箭步

身體直立，雙腳併攏 / 與肩同寬。單腳向前跨大步，保持背部直立，雙腳膝蓋彎曲蹲下，至前腳膝關節呈 90 度、後腳膝蓋幾乎快要接觸地面。雙腳用力往上推，將腳打直，回到起始位置。

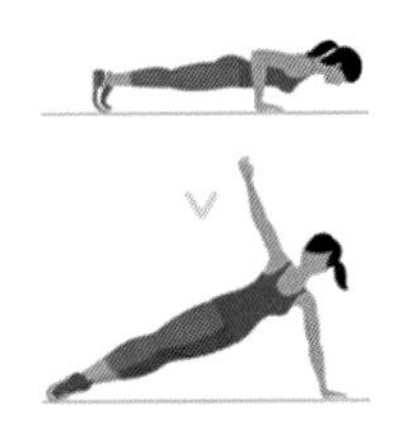

11. 伏地挺身＋上半身轉體

進行伏地挺身動作，接著將左手撐地、右手舉起。使上半身完全翻轉。

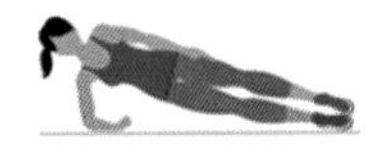

12. 側棒式

側身平躺於軟墊上，以手臂與腳側支撐身體。手肘置於肩膀下方，下壓地板，將髖部離地抬起，腹部出力支撐身體保持直線。

管理你的社群媒體

立即查看自己的Facebook是否有在追蹤團購的美食社團、Instagram是否在追蹤美食或小吃的帳號？請先取消追蹤這些與吃有關的帳號吧！千萬別小看這些媒體資訊帶來的影響。身爲營養師，我始終認爲自己可以很好地抗拒高熱量美食的誘惑。然而，我記得有一次站在便利商店等咖啡，看到牆上的電視正在播放烘烤蛋糕的廣告。天啊！怎麼可以看起來這麼好吃。當下，我眞的想衝動地去架上拿那塊蛋糕，還好我不斷地告訴自己，吃一口胖兩斤眞的不划算，因此趕緊拿了咖啡就離開。平時偶爾滑手機看到團購美食也會差點失手，還好我用左手制止右手，才沒衝動下單。

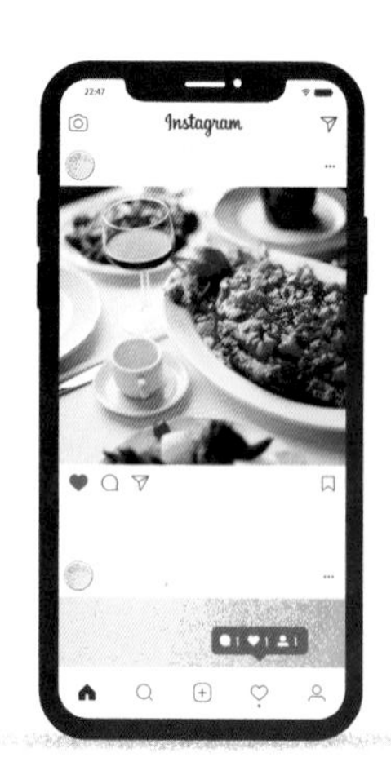

只能說，雖然手機和媒體讓我們的生活很便利，不過卻也很容易看到各種與吃有關的圖片或訊息。再加上下單超級便利、還可以揪人團購，著實提升了現代人減重的困難度。

最好的辦法眞的是眼不見爲淨！儘管不可能完全看不到這些資訊，但是我們可以減少看到的機會。請先取消追蹤那些帳號吧！減少瀏覽介紹美食與小吃的相關資訊，幫助自己減輕不必要的干擾，減重之路才能走得更輕鬆。

減重是全家人的事

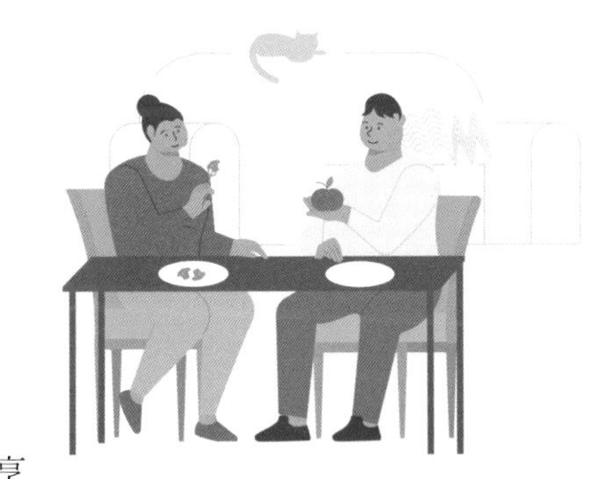

針對與家人同住並且想減重的朋友，這一點非常重要！當你想要減重時，需要好好地與家人溝通，特別是負責準備或採買食物的家庭成員。我有一位減重班學員，一直無法在調整飲食上做得很好，深入瞭解後才知道，由於她與先生和婆婆們同住，婆婆很喜歡烹飪與烘培，幾乎每天都可以端出各種甜點和餅乾。此外，體重85公斤的她還是全家最瘦的（肥胖眞的會傳染），她的先生也會不停地告訴她：「妳不胖啊！」不過她心裡很清楚，自己在婚前才60公斤，目前的體重是人生巔峰。

當家中有阻力會影響到減重，首要步驟是先與家人溝通。你必須強烈地表達自己想要減重，否則周圍誘惑不斷、到處都是絆腳石該如何減重？如果全家人都是肥胖體型，最好可以一起減重做調整。我有另一位學員表示，由於全家人和她一起改變飲食內容，結果所有人都瘦了大約2公斤，感覺身體狀況變得更好，他們感到非常高興。倘若家人眞的無法配合，就必須下定決心自己準備食物，或是尋找可以共同減重的夥伴，互相監督與打氣，如此更能夠幫助堅持下去！

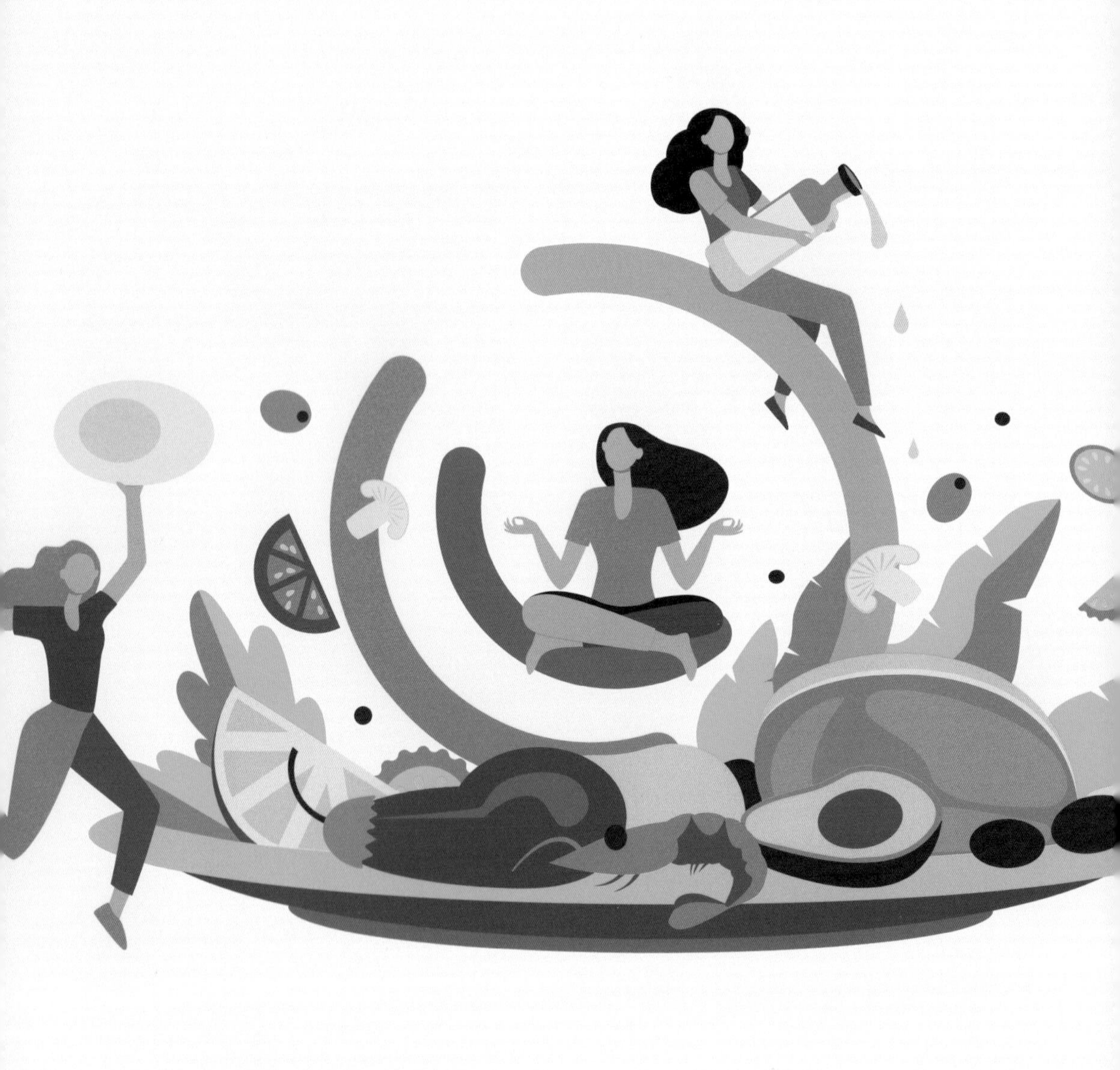

Chapter 2

人氣飲食法與減重應用

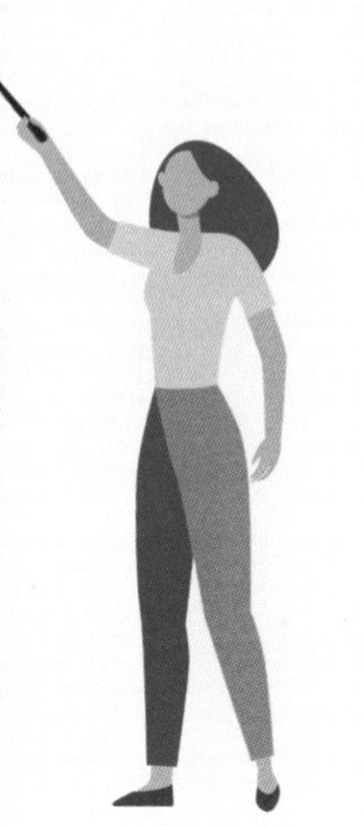

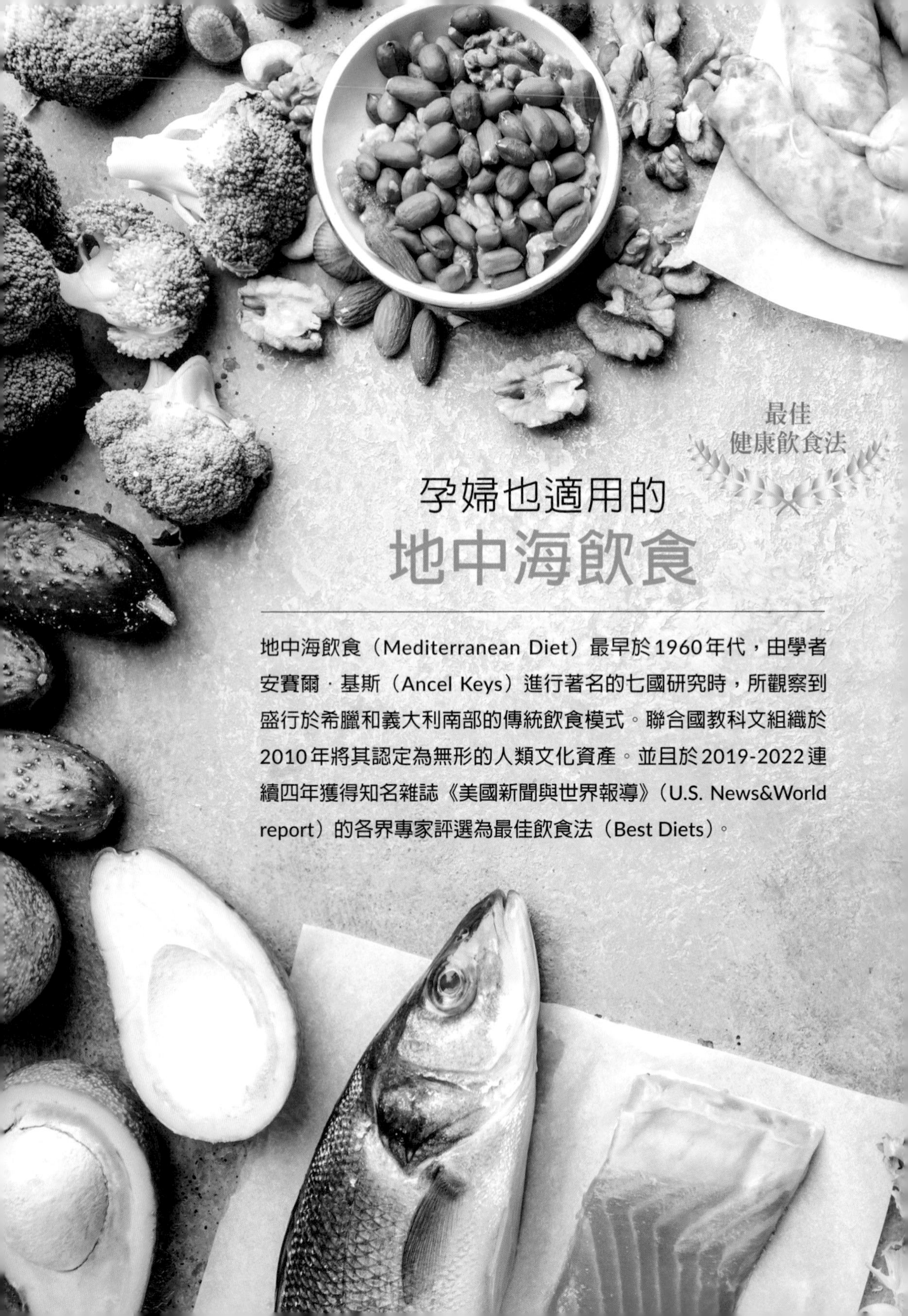

孕婦也適用的
地中海飲食

地中海飲食（Mediterranean Diet）最早於1960年代，由學者安賽爾．基斯（Ancel Keys）進行著名的七國研究時，所觀察到盛行於希臘和義大利南部的傳統飲食模式。聯合國教科文組織於2010年將其認定為無形的人類文化資產。並且於2019-2022連續四年獲得知名雜誌《美國新聞與世界報導》（U.S. News&World report）的各界專家評選為最佳飲食法（Best Diets）。

減重原理

以植物性食物為主，大幅減少加工食品

地中海飲食的組成主要是植物性食物，包含橄欖油、堅果、大量蔬菜、適量水果、全穀類、豆類等。動物性食物以魚類和海鮮爲優先選擇，加工肉品與精緻甜點需要維持在最少量攝取或避免食用。這種飲食組成可以大幅減少攝取精緻糖與飽和脂肪、平衡體內賀爾蒙、減少胰島素分泌、改善空腹血糖症狀，同時能夠提升攝取均衡的多元營養素，使身體維持良好的代謝運作。

義大利北部的米蘭地區，曾經進行一項飲食介入的隨機性臨床試驗。本試驗邀請了104位停經至少2年的健康婦女，隨機讓52位女性進行飲食調整，在未限制熱量攝取的條件下，將原本的西方飲食（高精緻糖與加工食品）調整爲地中海飲食模式。這52位女性在經過5個月的飲食調整後，平均體重下降4公斤、平均腰圍縮小3.88公分[1]。

攝取高膳食纖維，提供飽足感、穩定血糖

食物的膳食纖維來源包含蔬菜、水果、全穀類、堅果、豆類，這些都是地中海飲食主要的食物選擇。地中海飲食每日平均能夠攝取33公克膳食纖維，相較於目前全球的每日平均攝取量20公克高出許多。此外，薈萃分析研究也發現膳食纖維的攝取量與體重呈現負相關性。因爲含有膳食纖維的食物需要經過充分咀嚼才能進入胃和小腸，水溶性膳食纖維會在胃中形成凝膠狀，降低胃排空速度，可以增加飽足感、降低食慾，並且有助於延緩醣類與脂肪的吸收速度、平穩血糖與胰島素的反應[2、3]。

嫚嫚的營養減重教室

若膳食纖維的攝取量足夠，在每日不低於25-29公克的情況下，除了有助於減重，對於預防疾病或減少死亡率都具有相關性。此外，有多項前瞻性研究顯示攝取足夠的膳食纖維能夠減少全因性死亡率、冠心病、第二型糖尿病的發病率、癌症與中風的死亡率。因此包含台灣在內的各國飲食指南，亦將膳食纖維建議攝取量訂為每日25-35公克。

然而，我們可以透過下方圖表觀察到13歲以上的國人，目前的膳食纖維攝取量皆低於建議數值。這是國人需要多加注意的營養問題。

國民營養健康狀況變遷調查 2013-2016 年成果報告

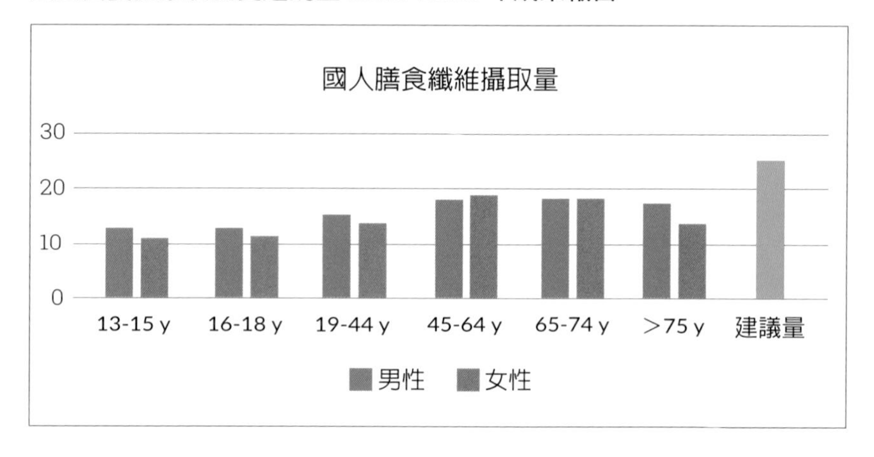

正確執行方式

選對食物與份量

地中海飲食自從於1960年代獲得命名後，針對食物內容與份量始終沒有清楚的定義。直到2010年，由地中海飲食基金會（MDF）將多方專家的意見整合，發表了「地中海飲食金字塔[4]」。如此才有了更清楚的食物標準份量，並且成爲當今醫學界的飲食介入指南。根據地中海飲食金字塔的建議，食物的攝取量可以分爲三個層級：每「餐」要吃、每「天」要吃，以及每「週」可吃的份量，建議全部以天然在地食材爲主。

每餐要吃

- **大於2份蔬菜**
- **1-2份水果：**建議選擇低醣份的莓果類（藍莓、草莓、覆盆莓等）。莓果類以外醣份較高的水果，盡可能將攝取量控制在1份。

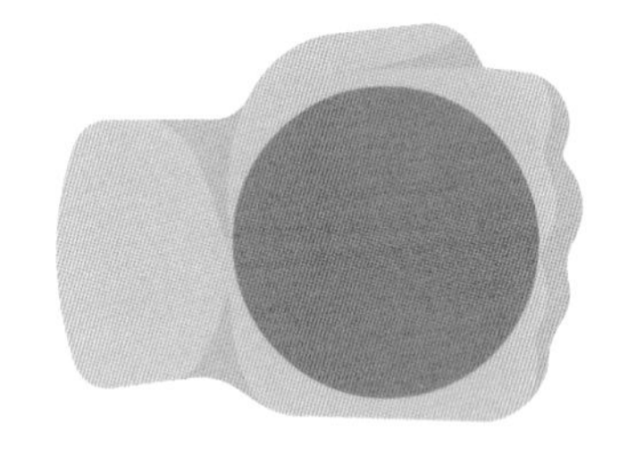

每份約為一個拳頭

- **1-2份全穀雜糧類：**例如燕麥、糙米、藜麥、蕎麥、地瓜。由於精緻穀物失去過多營養與膳食纖維，因此不建議選擇。
- **1-2湯匙橄欖油：**建議選擇「特級初榨橄欖油」。由於保留較多橄欖多酚，還能提供單元不飽和脂肪酸Omega-9、維生素E與植物固醇，對於控制血脂與心血管系統可以帶來正面影響。

每天要吃

- **2份乳製品：**建議早晚各1份，可以選擇牛奶、羊奶、無糖優酪乳、無糖優格、起司。乳品240 毫升/份、優格210公克/份、起司2片/份。
- **1-2份堅果種籽：**請選擇無調味堅果，份量約爲白色免洗湯匙1平匙。
- **以辛香料代替鹽：**經常使用辣椒、大蒜、洋蔥、青蔥、迷迭香、香草、黑胡椒等調味，減少用鹽量。同時可以攝取到更多具有抗氧化特性的植化素成分。
- **每天飲用1.5-2公升的水**

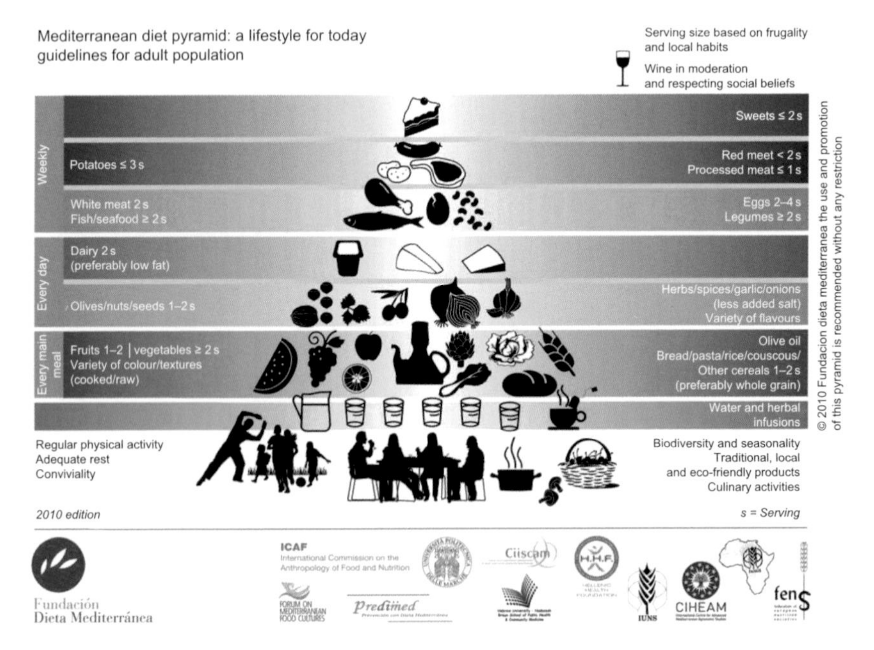

© Public Health Nutr. 2011 Dec;14 (12A)：2274-84. Mediterranean diet pyramid today. Science and cultural updates

每週可吃

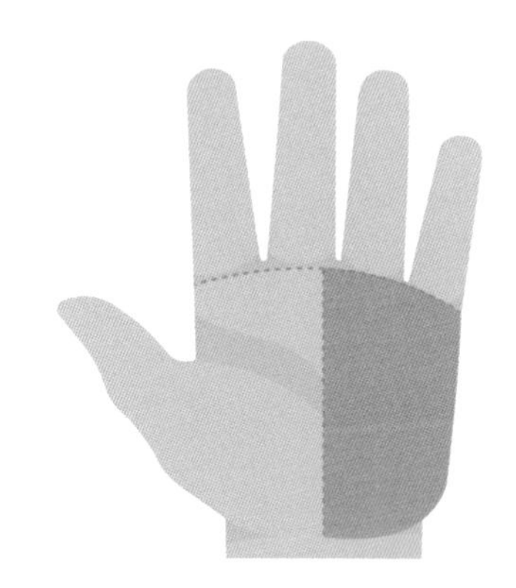
每份約為半個手掌心

- **大於2份豆製品、魚類、海鮮：**豆製品包含黃豆、黃豆製品、黑豆、毛豆等，其爲植物性來源、不含膽固醇，能夠提供膳食纖維與大豆異黃酮。魚類、海鮮可以提供Omega-3脂肪酸，幫助減少發炎反應，降低冠心病風險。
- **2-4顆蛋、2份白肉：**白肉主要是指禽肉類，因爲總脂肪含量通常低於紅肉。
- **不超過3份馬鈴薯：**馬鈴薯爲高升糖指數（GI值）的食物，因此要適量食用。
- **小於2份紅肉＋不超過1份加工肉品：**紅肉和加工肉品的攝取量與癌症和冠心病呈現正相關性，因此攝取量需要控制在最低程度。特別建議排除所有經加工的紅肉製品，例如：培根、火腿、肉鬆、香腸、臘肉。
- **不超過2份甜食：**包含所有添加糖食物，例如：糖、糖果、糕點、餅乾、零食、含糖飲料、汽水。加糖果汁也應該減少飲用，並且只有在特殊節日/場合才攝取這些食物。

每天保持活動、適量飲酒、維持健康社交

地中海飲食除了建議飲食內容，同時希望能夠調整「整體生活模式」。由於肥胖比率增加的原因之一，便是久坐不動的生活型態，因此金字塔最下方也建議保持每日活動量，例如體能訓練、增加日常活動量。另外，可以每天適量飲酒，建議女性每天1杯紅酒（約150毫升）、男性每天2杯紅酒（約300毫升）。除此之外，維持良好的社交與人際互動亦是健康的生活型態。

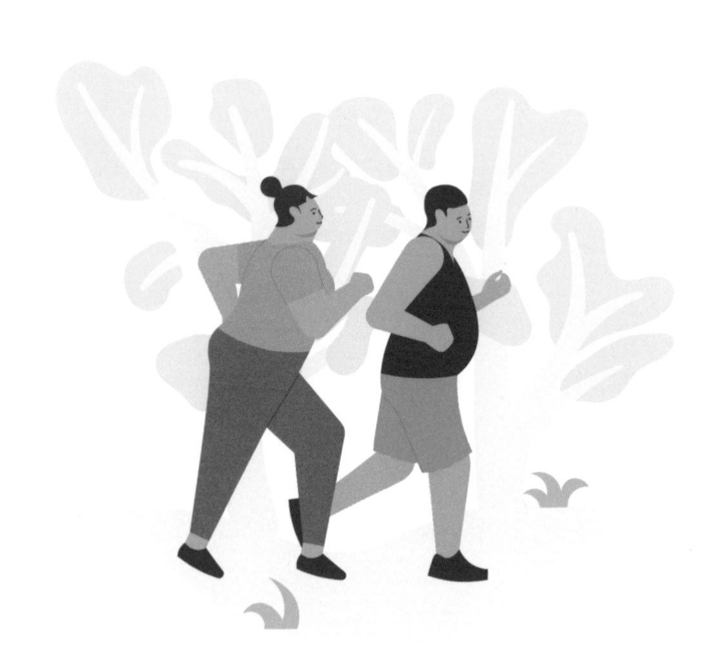

特級初榨橄欖油的定義與健康益處

定義

依照衛生福利部制訂的食用橄欖油基準，並且比照聯合國標準可以將橄欖油分成 5 個類別，其中等級最高的初榨橄欖油可以進一步細分為 3 個級別。最高品質的特級初榨橄欖油顏色呈淡綠色，適合直接飲用，口味微辣、具有苦澀感，購買時建議選擇高遮光性的密閉容器包裝。

1. 初榨橄欖油（Virgin Olive Oil）
   1) 特級初榨橄欖油（Extra Virgin Olive Oil）
   2) 良級初榨橄欖油（Virgin Olive Oil）
   3) 普級初榨橄欖油（Ordinary Virgin Olive Oil）
2. 精緻橄欖油
3. 橄欖油
4. 精緻橄欖粕油
5. 橄欖粕油

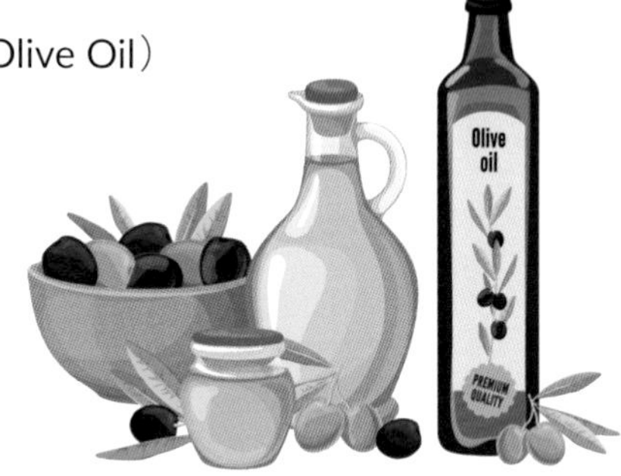

健康益處

橄欖油是地中海飲食的關鍵靈魂角色之一，西方國家將其譽為「液體黃金」。經常食用橄欖油能夠幫助降低壞的膽固醇（LDL）、提升好的膽固醇（HDL），同時能夠幫助對抗高血壓。此外，橄欖油具有幫助排便的效果，在遇到便秘時，可以空腹飲用 1-2 湯匙特級初榨橄欖油，幫助緩解排便不順。

常見失敗原因

- 無法正確掌握食物份量：可能會有水果吃太多/蔬菜吃太少的情況發生。
- 難以遵循飲食原則：外面充滿各種加工食品，導致外食族在挑選/購買時遇到困難。

副作用與處理方式

地中海飲食無相關副作用，可以安心使用。

輔助工具

可以參考地中海飲食或得舒飲食的食譜書籍，幫助自己做出合適的料理。

推薦書籍：

1. **超完美地中海飲食指南：**全球最健康的飲食文化，0到100+歲都適用的家庭料理書
2. **Crazy Marco地中海料理教室：**111道低於500大卡的高CP值超美味瘦身餐
3. **28天得舒飲食健康輕體計畫：**結合100道營養低鈉食譜、睡眠、運動和壓力管理，全方位降低血壓與預防心血管疾病的終生受用減重法

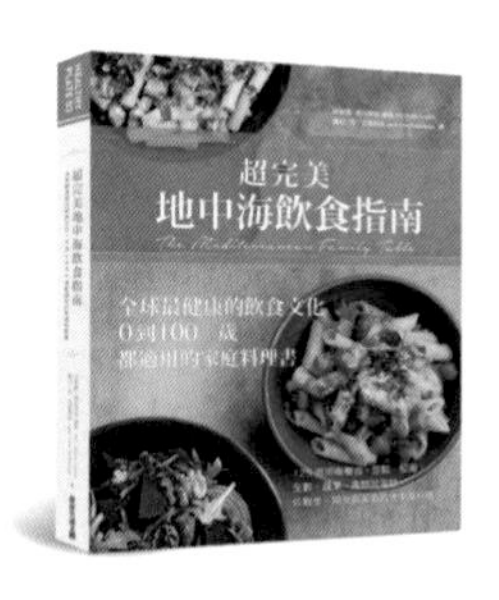

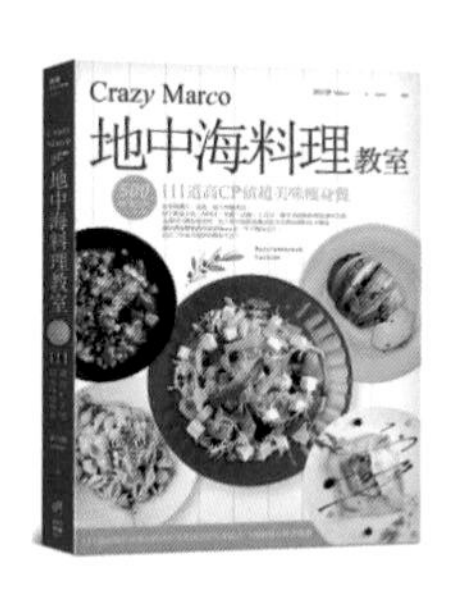

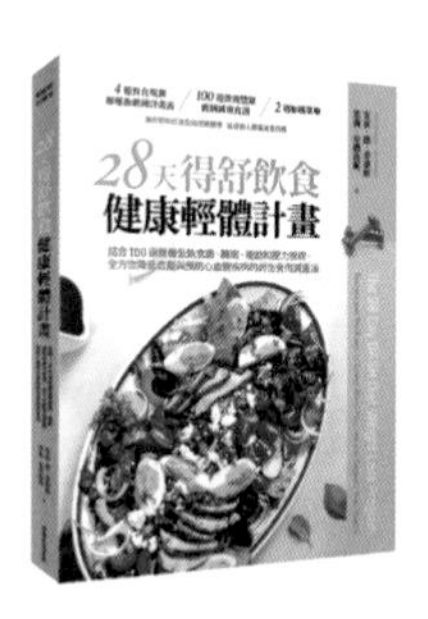

減重成效

減重比率

將5個臨床試驗整合分析，總共998人的研究結果顯示，執行12個月地中海飲食的體重降幅平均爲4.1-10.1公斤，並且體重減輕的成效會比執行低脂飲食還要好（2.9-5.0公斤）[5]。

其他好處

- **降低25%死亡率：**一項前瞻性研究在追蹤22,043人超過44個月後發現，地中海飲食可以降低24%癌症死亡率、減少33%心血管疾病相關死亡率以及25%總死亡率[6]。
- **減少35%糖尿病罹患風險：**一項前瞻性研究在追蹤13,380人長達4.4年後發現，飲食習慣高度符合地中海飲食的族群，可以減少35%罹患糖尿病風險[7]。此外，針對糖尿病患者而言，地中海飲食多年來在《美國新聞與世界報導》的最佳糖尿病飲食（Best Diabetes Diet）排行榜中穩居前兩名，是專家們一致認同適合糖尿病患的飲食模式。
- **減少近3成妊娠型糖尿病與胎兒疾病風險：**研究顯示懷孕女性從孕期8-12週開始執行地中海飲食，相較於未執行地中海飲食的組別，可以減少27%妊娠型糖尿病的機會[8,9]。其他研究亦發現若女性在懷孕期間對於地中海飲食的遵循度越高，則越能降低胎兒的罹病風險，例如氣喘、過敏、神經管缺陷都會減少[10]。
- **改善性功能障礙：**肥胖和西方飲食型態（高飽和脂肪、高加工食品、高精緻醣類）與性功能障礙、精液品質較低具有相關性。在飲食與性功能障礙的相關研究顯示，地中海飲食可以幫助控制肥胖男性體重，透過減少攝取加工肉品與過多乳製品，並且增加蔬菜水果攝取量，有助於改善肥胖與超重男性的勃起功能和睪酮水平[11]。

- **對於退化性關節炎有保護作用：**治療與延緩退化性關節炎，首先需要進行體重控制，減少體重對關節造成負擔、導致軟骨磨損程度增加。此外，肥胖和軟骨磨損會增加關節發炎物質，引發疼痛與紅腫症狀。於2018年發表的系統性分析研究認爲，地中海飲食對於退化性關節炎能夠發揮保護作用，因爲其具有抗肥胖、抗發炎、逆轉代謝症候群等特性[12]。英國於2017年發表爲期16週的臨床隨機性研究結果發現，總計99位退化性關節的病友，其中有50位遵循地中海飲食的組別，相較於一般飲食的對照組，體重有明顯地減輕（從70.4±13.1平均減輕至68.9±12.6公斤，p＝0.012）。此外，促進發炎的細胞因子IL-1α亦有顯著性下降[13]。

嫚嫚的營養減重教室

地中海飲食的食物具有豐富的抗氧化營養素、膳食纖維以及許多不飽和脂肪，能夠抗發炎、抗血栓、抗癌與抗肥胖。許多科學證據皆顯示地中海飲食是預防疾病的健康飲食模式，尤其針對各種癌症與心血管疾病的發生[14]。此外，針對COVID-19，專家們指出沒有單一食物能夠預防或治療冠狀病毒，不過建議可以選擇具有抗發炎、抗血栓特性的飲食模式，因此提出地中海飲食也許能夠對COVID-19發揮保護作用[15]。

適用時間

生活在地中海周圍地區的民族一直以來都這樣吃，因此這種飲食模式能夠適用一輩子。

適用對象

適合族群

- 健康成人、過重/肥胖族群
- 孕婦：可以用來控制體重。研究發現懷孕期間執行地中海飲食，體重增加的幅度比較小，能夠幫助孕婦控制健康體重[11]。哺乳期女性亦可透過地中海飲食幫助產後瘦身。
- 兒童、青少年：隨著西方飲食的影響擴大，兒童與青少年的肥胖問題也越趨嚴重。目前許多學者呼籲應該幫助兒童與青少年控制體重，需要減少飲食中的精製醣類和加工食品，因此地中海飲食是相當適合的飲食模式。
- 停經後婦女
- 年長者
- 糖尿病、高血壓、高血脂等心血管疾病患者皆可執行，同時有助於疾病控制。

不適合族群

- 腎臟病患者：由於蔬果中的鉀離子含量較多，不適用於患有腎臟疾病的族群。

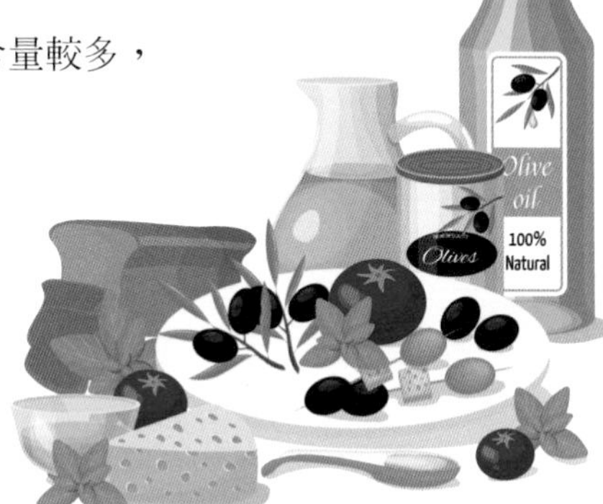

復胖率

只要能夠習慣地中海飲食的型態，不太容易產生復胖問題。

搭配其他飲食法

- 168間歇性斷食（頁126）：想要成功執行間歇性斷食，飲食內容也很重要。推薦搭配地中海飲食來提高減重成功率。
- 綠茶咖啡減重法（頁210）：平時習慣飲用無糖茶或咖啡的朋友，可以執行地中海飲食，並且於三餐前喝一杯綠茶咖啡。兩種飲食法同時執行，相信減重成效會更好。

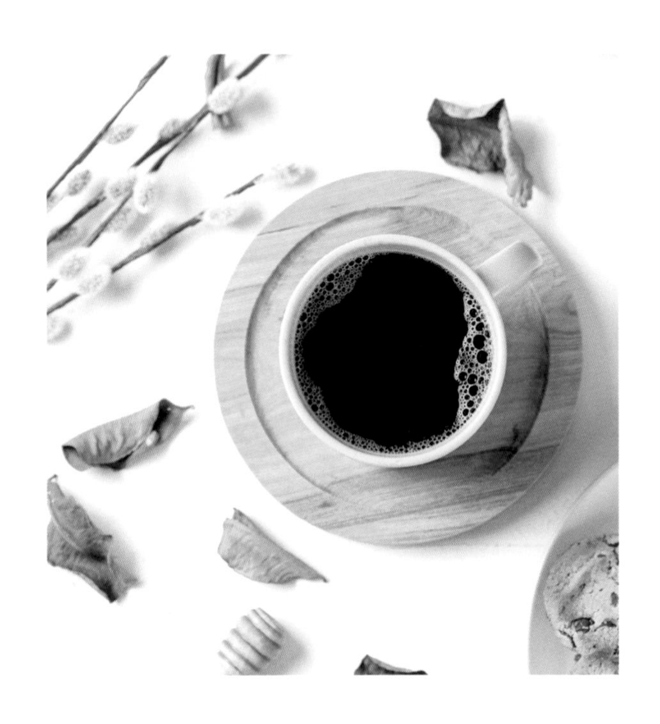

最佳飲食法前任冠軍——得舒飲食

得舒飲食（Dietary Approaches to Stop Hypertension，DASH），意思是「抑止高血壓的飲食方法」，過去曾經蟬聯 8 年最佳飲食法。

得舒飲食起源於 1990 年代，由美國國立衛生研究院（NIH）進行的幾項研究發現，特定的飲食模式有助於治療高血壓，能夠將收縮壓降低 6-11 mmHg，並且在高血壓和血壓正常的族群皆可看到這種效果[16]。高血壓患者只要持續 8 週執行得舒飲食，便能達到服用 1 顆降血壓藥物的治療效果[17]。這種飲食模式目前也被用於美國與台灣心臟學會的高血壓飲食治療指引。

得舒飲食對於血壓控制確實可以有很好的效果。然而在體重控制方面，於 2016 年發表將 13 篇研究整合的薈萃分析顯示，執行得舒飲食 8-24 週的成年人，體重平均減輕 1.42 公斤[18]。以減重成效來說，地中海飲食或許是更好的方式。

得舒飲食的飲食內容與地中海飲食相似，皆以植物性食物為主，不過會強調攝取富含鈣、鎂、鉀的食物。這些食物可以防止血管內皮功能障礙，促進內皮與平滑肌鬆弛。此外，鈉的攝入量於初期需要限制在每日 2,300 毫克，最後再降至約每日 1,500 毫克。

比較地中海飲食與得舒飲食[19]：

飲食 / 食物種類	地中海飲食	得舒飲食
蔬菜類	每餐大於2份蔬菜	每天4-5份蔬菜 建議可以多選擇綠葉蔬菜：羽衣甘藍、綠花椰菜、菠菜。
水果類	每餐1-2份水果 建議選擇低醣份的莓果類：藍莓、草莓、覆盆莓。	每天4-5份水果 建議選擇高鉀水果：香蕉、柳橙，或是低GI水果。
全穀雜糧類	每餐1-2份非精緻全穀雜糧類食物	每天6-8份全穀雜糧類食物，其中⅓以上為非精緻全穀雜糧類。
油脂類	每餐1-2湯匙特級初榨橄欖油	每天2-3份好油：橄欖油、酪梨油
乳製品	每天2份乳製品	每天2-3份零脂 / 低脂乳製品
堅果種籽類	每天1-2份	每週4-5份

飲食 / 食物種類	地中海飲食	得舒飲食
豆魚蛋肉類	每週大於2份豆製品/魚類海鮮、2-4顆蛋、2份白肉；小於2份紅肉，並且不超過1份加工肉品。	每天不超過6份瘦肉製品 建議多攝取植物性蛋白，例如豆類、豆類製品；動物性蛋白主要應該由瘦肉/雞蛋/魚類組成，減少攝取肥肉與加工肉品。
甜食類	每週不超過2份	每週不超過5份
其他	每天飲用1.5-2公升水 每天活動，維持健康社交。	注意食物的鈉含量，學習如何看營養標示。

嫚嫚的營養減重教室

地中海飲食與得舒飲食乍看之下很相似，然而前者的體重控制成效確實比較好。我認為影響因素在於得舒飲食只有強調「飲食」的調整，地中海飲食則是「生活方式」的調整，因此會建議維持每天的活動量與健康社交。

此外，就飲食限制的程度而言，地中海飲食特別提出每週不攝取超過2份甜食的標準，得舒飲食則較寬鬆地限制每週不攝取超過5份甜食。其他像是水果類、全穀雜糧類的每日攝取量，得舒飲食會多一些。以上這些差異的累積，可能是造成體重控制成效不同的關鍵。

一週餐食建議

	一	二	三	四	五	六	日
早餐	全麥鮪魚蔬果三明治（頁69）、牛奶、堅果1平匙	蔬菜堅果豆腐燕麥粥（頁71）、香蕉	全麥野菇起司蛋餅（頁73）、水果、堅果1平匙	葡萄乾菠菜蛋捲、牛奶、堅果1平匙	全麥雞肉蔬菜三明治、優酪乳	豆漿燕麥、蔬果沙拉、堅果1平匙、無糖優格	全麥鮪魚蔬菜蛋餅、蘋果、堅果1平匙
午餐	蒜香干貝櫛瓜義大利麵（頁70）、水果	麻婆豆腐糙米蓋飯、燙青菜、水果	鮭魚時蔬鹽麴義大利麵（頁75）、水果	鮮蔬腐皮蕎麥麵（頁76）、水果	花椰菜毛豆堅果沙拉	烤地瓜、烤鯖魚時蔬、水果	番茄豆腐燉糙米飯（頁74）、水果
晚餐	烤時蔬、香煎豆腐糙米飯、無糖優格＋藍莓	泰式涼拌雞絲藜麥麵（頁72）、無糖優格	烤時蔬、馬鈴薯燉肉＋糙米飯、水果、無糖優酪乳	薑黃時蔬海鮮飯（頁77）、水果優格	彩椒野菇披薩（頁78）、草莓	蒜香蝦仁櫛瓜義大利麵、無糖優酪乳	紅酒燉牛肉＋藜麥飯、水果
宵夜	×						

全麥鮪魚蔬果三明治

食材

食材	份量
全麥吐司	2片
萵苣	100公克
水煮鮪魚罐頭	50公克
小番茄	6顆，對切
檸檬汁	¼顆
橄欖油	1湯匙
黑胡椒	少許

作法

1 將鮪魚瀝乾，加入檸檬汁、橄欖油、黑胡椒拌勻。

2 於全麥土司鋪上萵苣，放上混合均勻的鮪魚，最後以小番茄點綴即可。

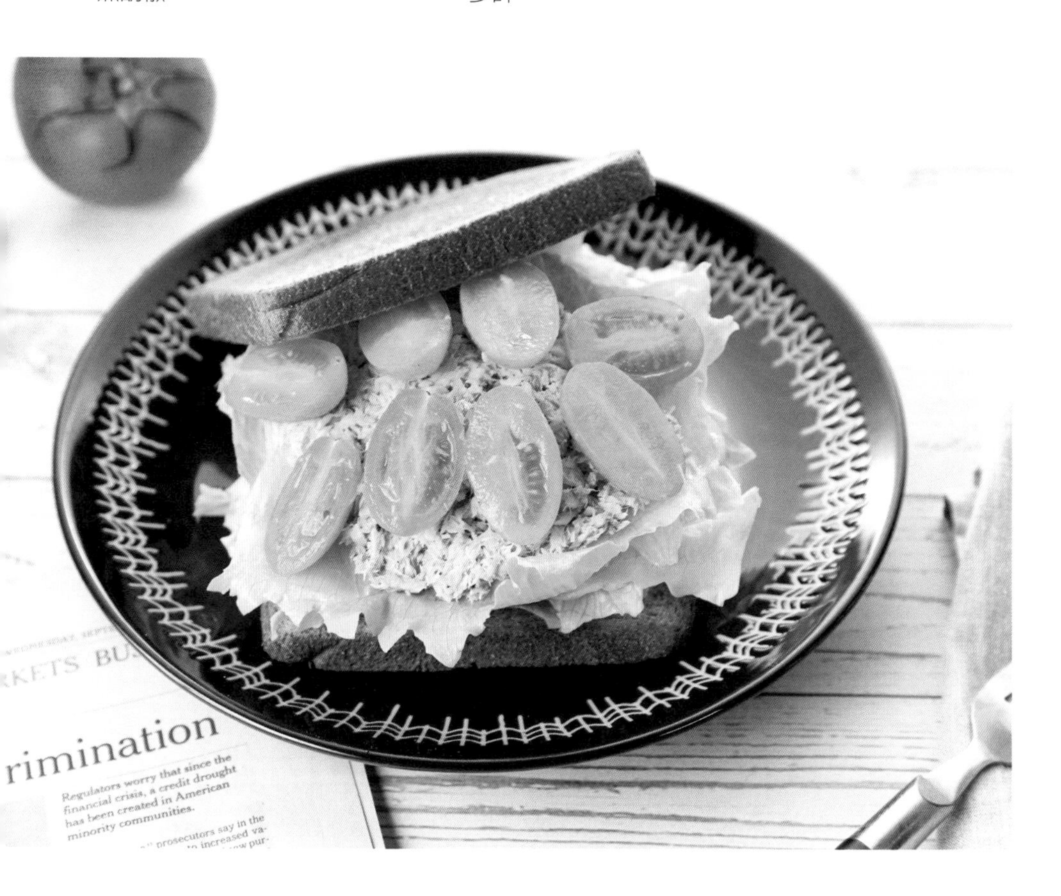

蒜香干貝櫛瓜義大利麵

食材

- 全麥義大利麵……生重40公克
- 干貝……180公克
  （蝦仁75公克/蛤蜊帶殼生重240公克）
- 櫛瓜……100公克，切片
- 大蒜……2瓣，切碎
- 綠花椰菜……50公克
- 洋蔥……50公克
- 海鹽……少許
- 黑胡椒……少許
- 義大利綜合香料……少許
- 特級初榨橄欖油……1湯匙

作法

1. 將全麥義大利麵依照包裝指示煮熟，瀝乾備用。
2. 於鍋中倒入少許橄欖油，將干貝煎至兩面金黃/蝦仁變色/蛤蜊打開，取出備用。
3. 於相同的鍋中注油，加入大蒜和洋蔥炒出香氣，加入綠花椰菜、櫛瓜拌炒，可以添加少量水將蔬菜炒熟。放入干貝/蝦仁/蛤蜊、義大利麵，使用海鹽、黑胡椒、義大利綜合香料調味，拌炒至煮熟即可。

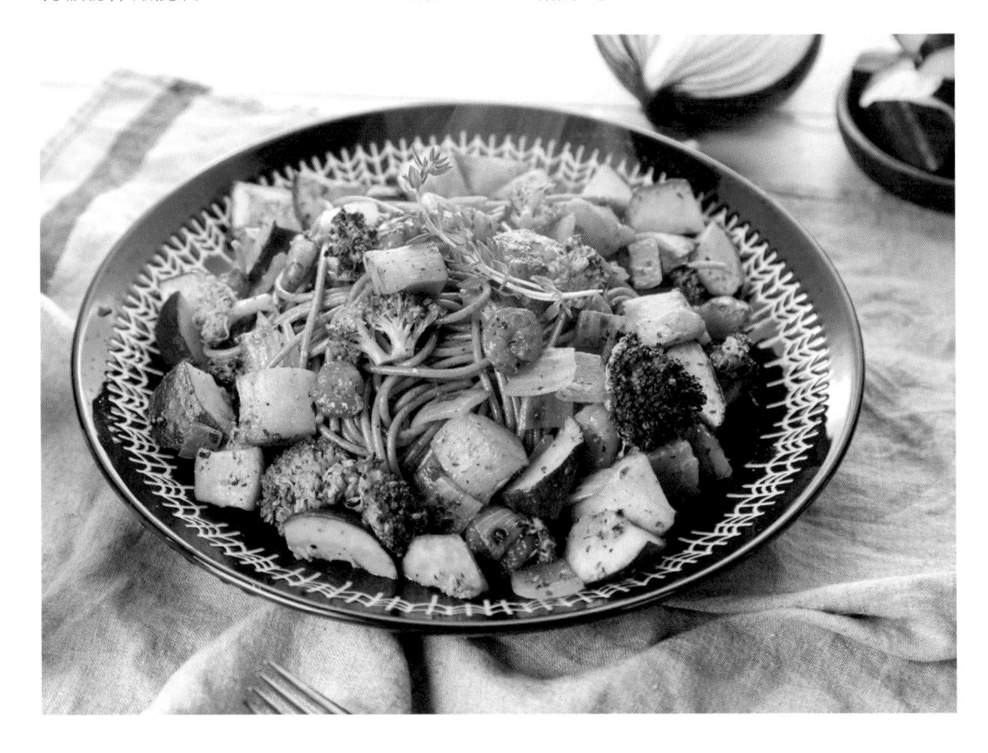

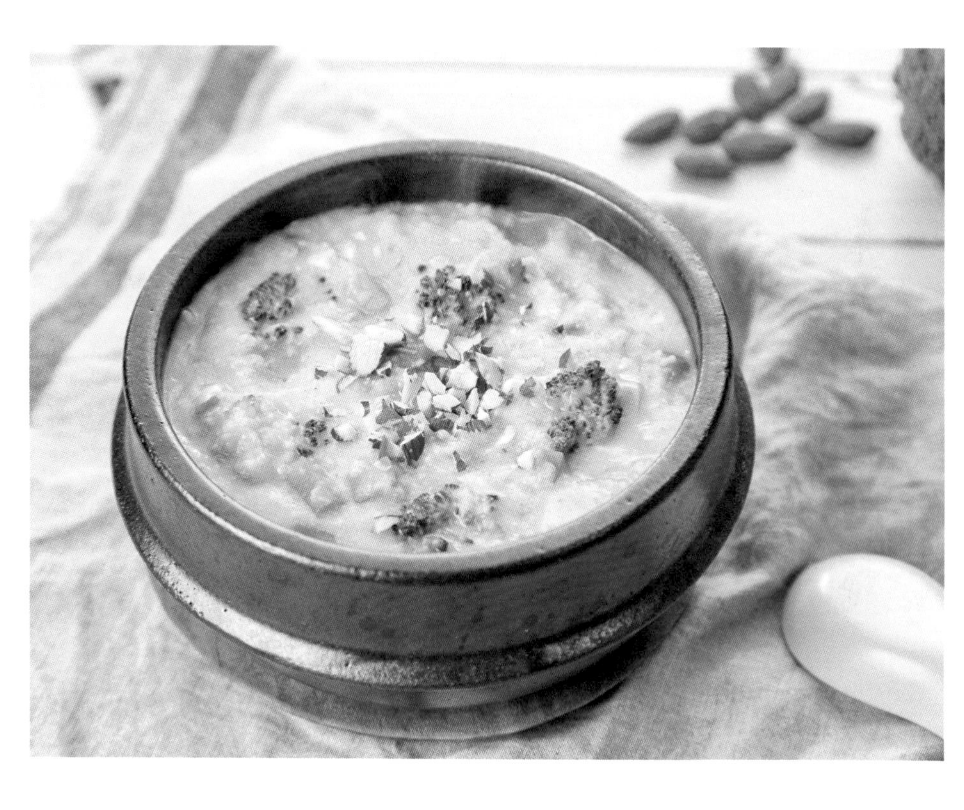

蔬菜堅果豆腐燕麥粥

食材

食材	份量
大燕麥片	40公克
綠花椰菜	50公克，切小丁
紅蘿蔔	50公克，切小丁
嫩豆腐	150公克
水	350毫升
無調味堅果	1湯匙
海鹽	¼茶匙
黑胡椒	少許

作法

1 將水倒入鍋中煮滾，放入綠花椰菜、紅蘿蔔，煮3分鐘。

2 加入大燕麥片、嫩豆腐，待燕麥煮熟後，加入海鹽、黑胡椒調味，最後放入堅果拌勻即可。

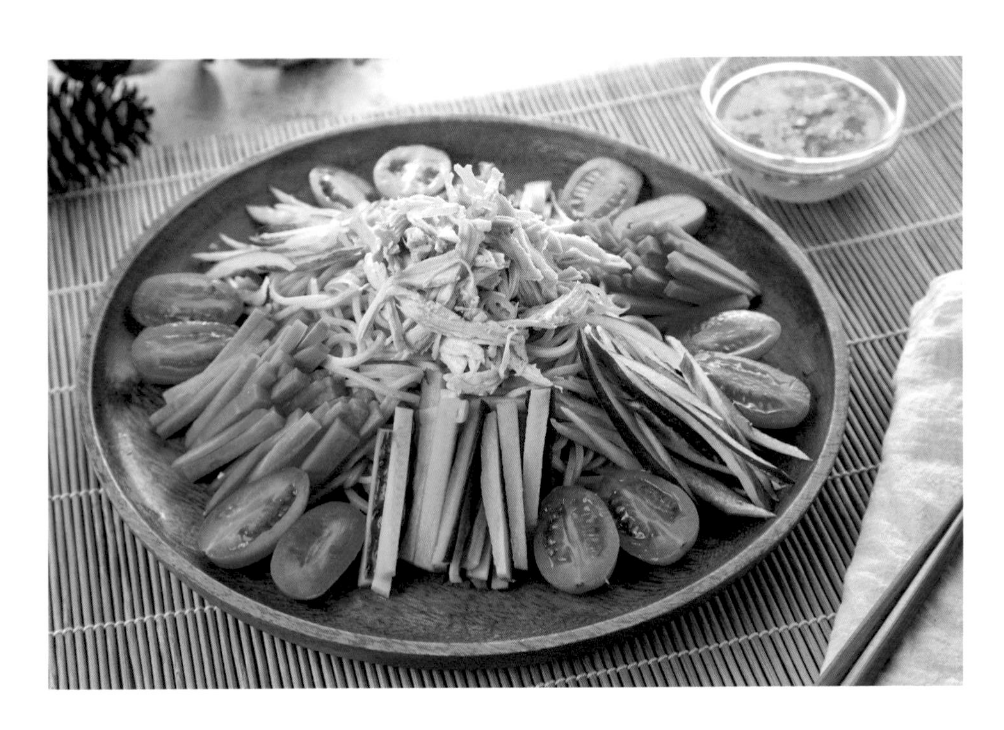

泰式涼拌雞絲藜麥麵

食材

- 藜麥麵……1包/把
- 熟雞胸肉……1片，撕成絲狀
- 紫洋蔥……半顆，切絲
- 小黃瓜……1根，切絲
- 紅蘿蔔……半根，切絲
- 小番茄……6顆，對切
- 檸檬汁……半顆
- 魚露……1-2茶匙
- 辣椒……少許，切末
- 白芝麻……少許
- 海鹽……少許
- 特級初榨橄欖油……1湯匙

作法

1. 將藜麥麵依照包裝指示煮熟，接著沖冷水冷卻，瀝乾備用。
2. 將檸檬汁、魚露、辣椒末、白芝麻、海鹽、橄欖油混合均勻。
3. 將藜麥麵盛盤，放上切絲洋蔥、紅蘿蔔、小黃瓜、小番茄、雞胸肉絲，淋上醬汁即可。

全麥野菇起司蛋餅

食材

全麥蛋餅皮 …… 1張
雞蛋 …… 1顆
舞菇 …… 100公克
起司 …… 2片
特級初榨橄欖油 …… 1湯匙
黑胡椒 …… 少許

作法

1 將雞蛋打散，放入剝碎的舞菇，攪拌均勻。
2 於平底鍋注入橄欖油，倒入蛋液、鋪上蛋餅皮，煎熟後翻面，放上起司片，捲起即可。

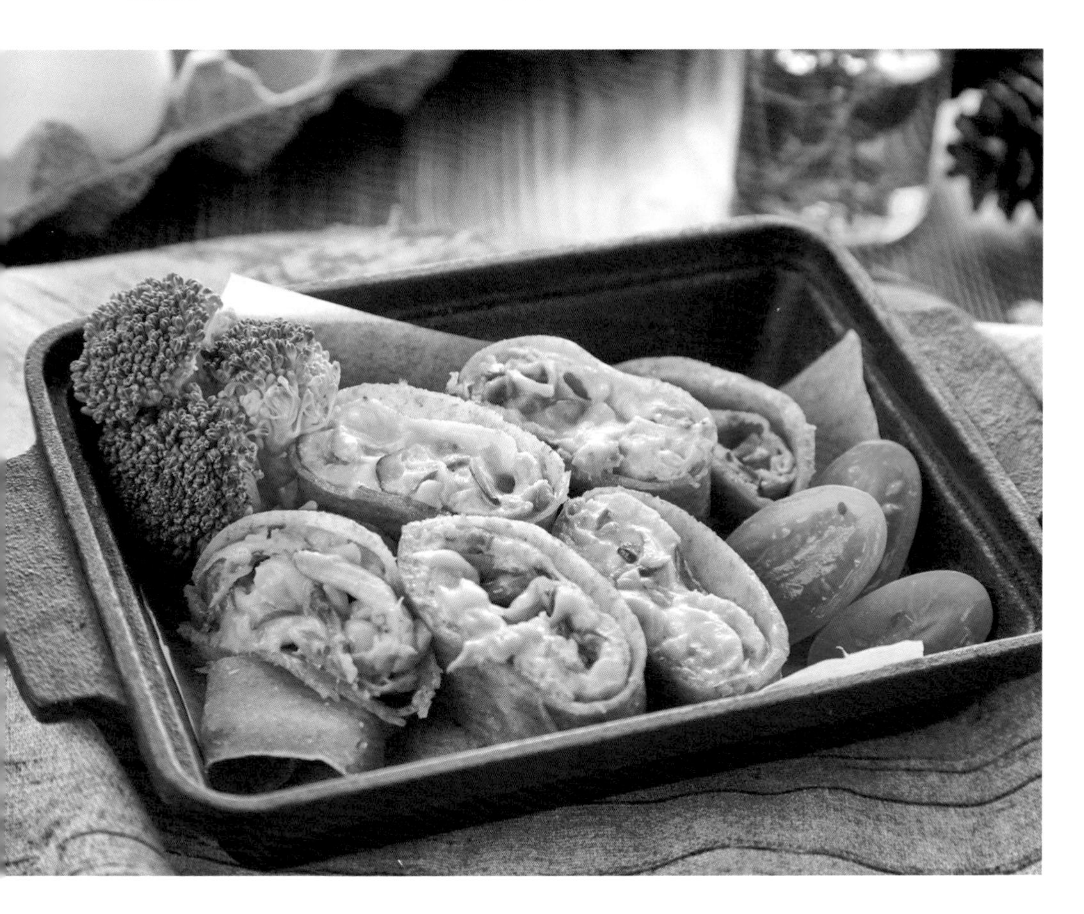

番茄豆腐燉糙米飯

食材

糙米飯……200公克
板豆腐……150公克，切丁
大番茄……60公克，切小丁
青椒……30公克，切小丁
大蒜……10公克，切碎末
洋蔥……30公克，切絲
特級初榨橄欖油……1湯匙
海鹽……少許
水……120毫升
義大利綜合香料……少許

作法

1. 熱鍋後將板豆腐煎至兩面金黃，取出備用。
2. 於鍋中注油，加入大蒜、洋蔥炒熟，放入番茄拌炒1分鐘，加入糙米飯、板豆腐、水和海鹽攪拌均勻，燜煮8分鐘。
3. 起鍋前放入青椒、義大利綜合香料稍微拌炒即可。

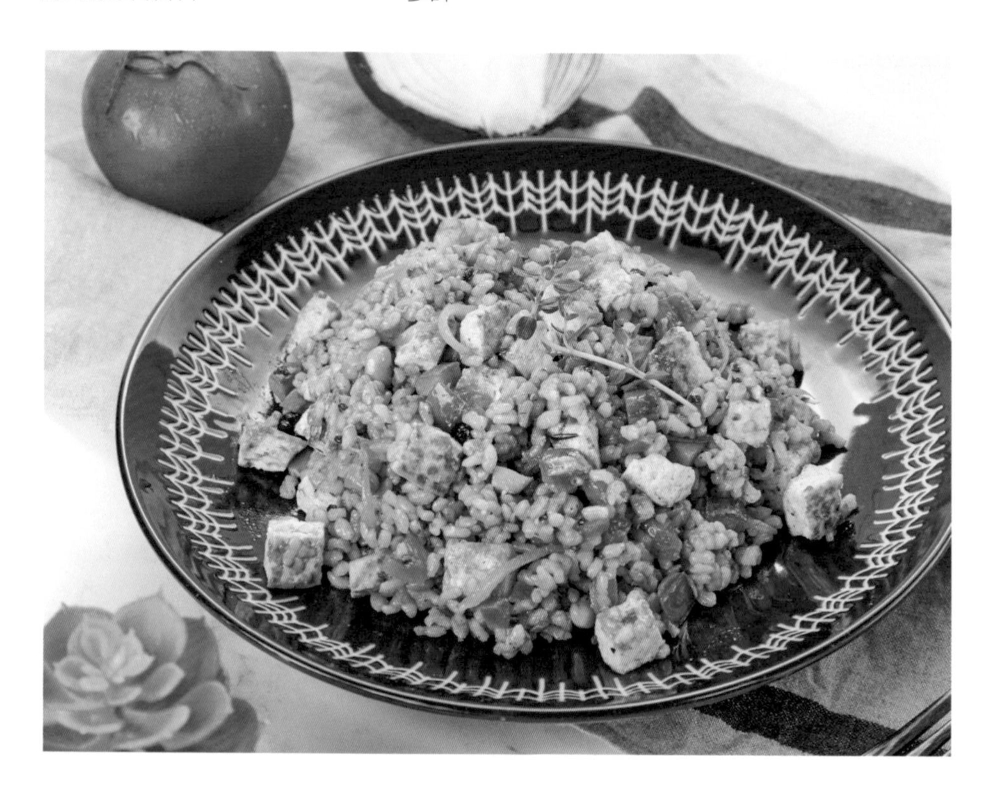

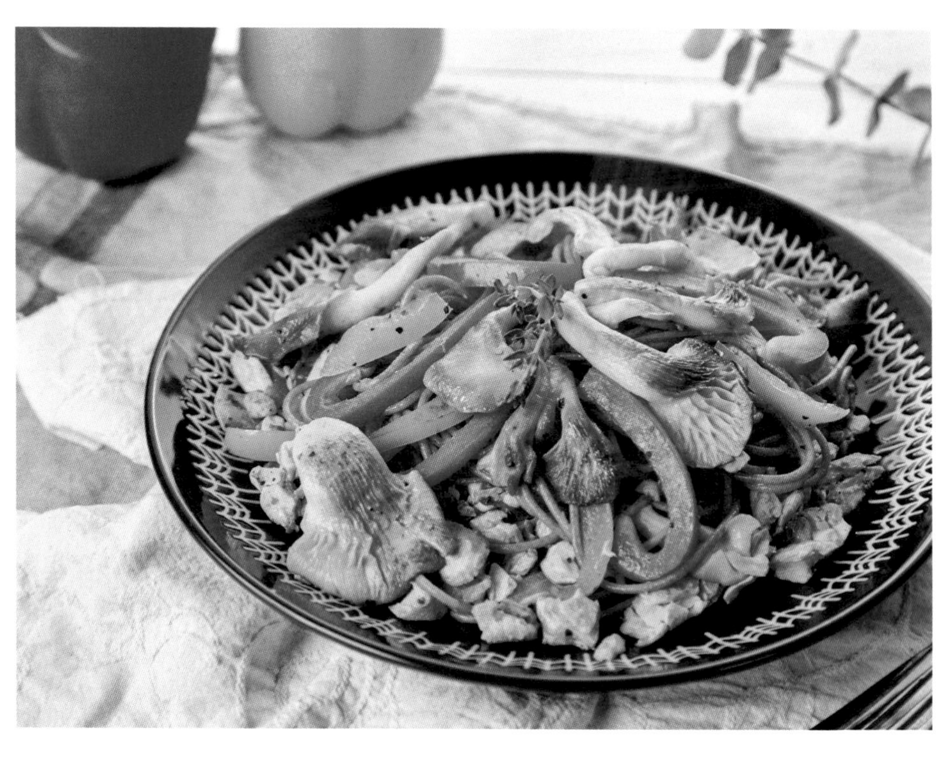

鮭魚時蔬鹽麴義大利麵

食材

- 鮭魚……120公克
- 全麥義大利麵……生重40公克
- 大蒜……10公克，切碎
- 紅椒……50公克，切絲
- 黃椒……50公克，切絲
- 袖珍菇……100公克
- 鹽麴……少許
- 特級初榨橄欖油……1湯匙
- 黑胡椒……少許

作法

1. 將鮭魚表面均勻抹上少許鹽麴，醃漬5-10分鐘，接著將表面鹽麴稍微擦拭。
2. 醃漬鮭魚的同時可以將全麥義大利麵依照包裝指示煮熟，瀝乾備用。
3. 於鍋中注油，將鮭魚煎至兩面金黃，取出後去除表皮和魚骨，剝碎備用。
4. 於相同的鍋中注油，放入蒜末炒出香氣，加入紅、黃甜椒、袖珍菇拌炒至半熟，放入義大利麵、鮭魚繼續拌炒，以黑胡椒和少許鹽麴調味即可。

鮮蔬腐皮蕎麥麵

食材

快煮蕎麥麵……90公克
豆皮……60公克，切絲
黑木耳……80公克，切絲
青江菜……100公克，切段
水……250毫升
大蒜……2瓣，切碎
海鹽……少許
香油……少許
特級初榨橄欖油……少許

作法

1 於鍋中注油，放入大蒜炒出香氣，加入青江菜、黑木耳稍微拌炒。
2 加入水、豆皮、海鹽煮滾，放入蕎麥麵煮熟，起鍋前將青江菜稍微悶煮，滴上香油即可。

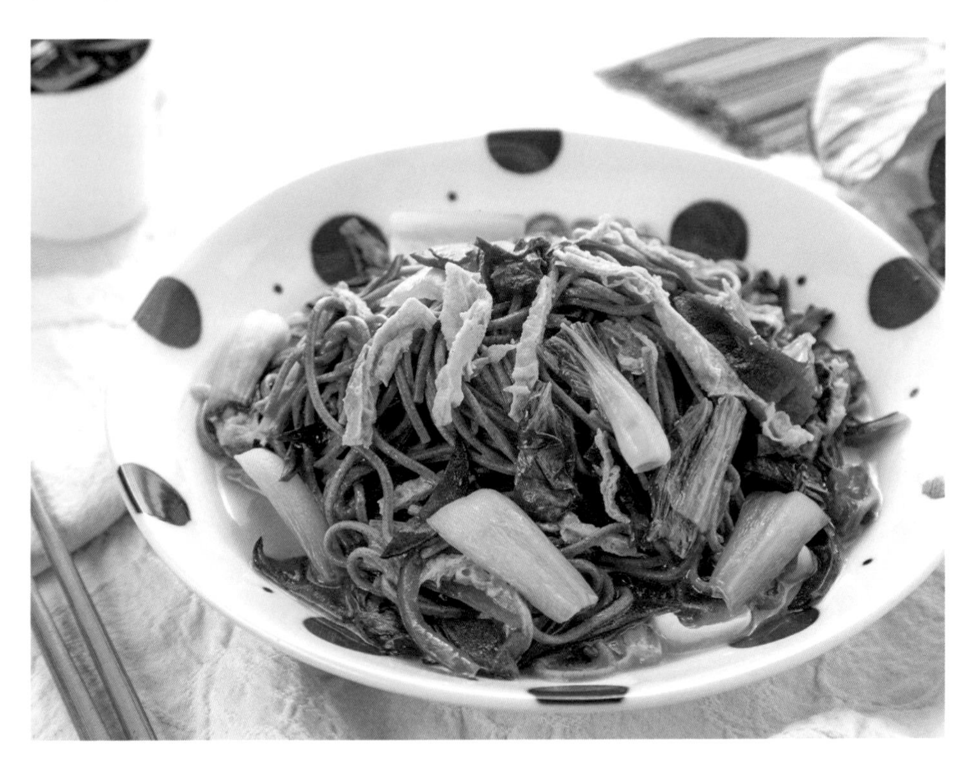

薑黃時蔬海鮮飯

食材

中卷……100公克，切小圈
蝦仁……6尾，去腸線
蛤蠣……50公克，吐沙
綠花椰菜……50公克
黃甜椒……30公克，切絲
特級初榨橄欖油……1湯匙
大蒜……1瓣，切碎
紫洋蔥……50公克，切絲
糙米……40公克
薑黃粉……5公克，用水溶開
高湯……80毫升
番茄醬……1湯匙
檸檬汁……¼顆
海鹽、黑胡椒……少許

作法

1 於鍋中注入橄欖油，以中火將大蒜和紫洋蔥炒香，加入糙米拌炒，倒入薑黃水混合均勻。
2 加入高湯、番茄醬和其他食材，拌炒至蛤蜊打開。將海鮮配料取出，轉成大火將糙米煮熟。
3 加入檸檬汁、海鹽、黑胡椒調味，放回海鮮拌勻即可。

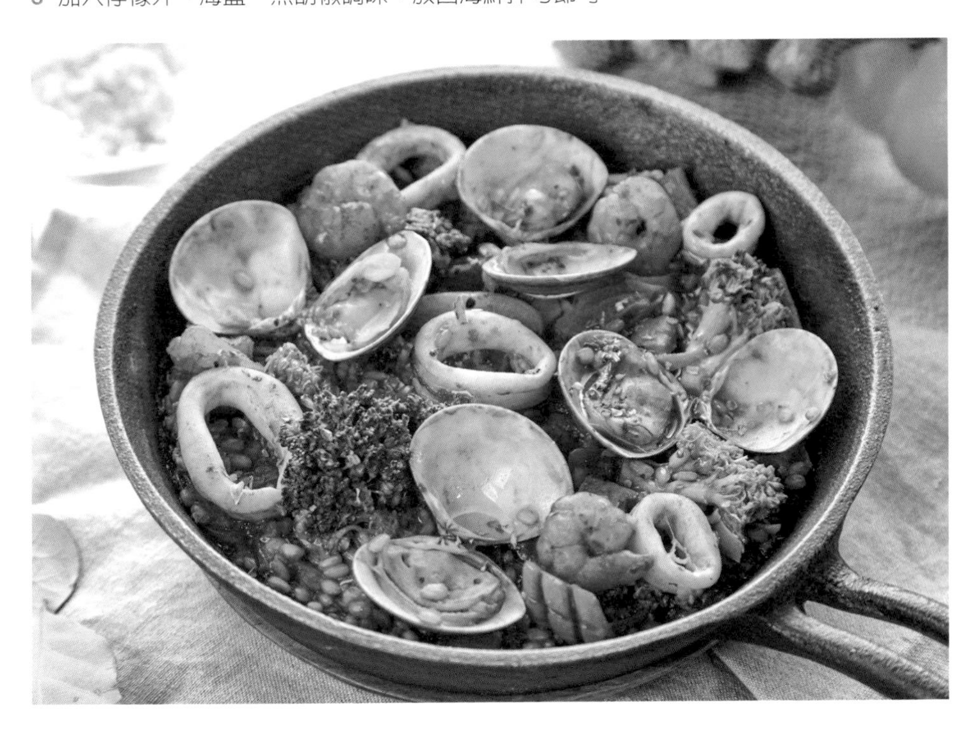

彩椒野菇披薩

食材

紅甜椒……20公克，切絲
黃甜椒……20公克，切丁
青椒……20公克，切丁
蘑菇……20公克，切片
舞菇……20公克，切碎
橄欖油……1湯匙
番茄醬……1湯匙
義大利綜合香料……少許
新鮮巴西里……少許
莫扎瑞拉起司……50公克
黑胡椒……少許

全麥披薩餅皮（3片）
全麥麵粉……120公克
高筋麵粉……120公克
溫水……130毫升
酵母粉……4公克
鹽……5公克
冷壓初榨橄欖油……30毫升

作法

1 全麥披薩餅皮：將酵母粉與溫水倒入小碗混和。取一大型鋼盆，將高筋麵粉與全麥麵粉過篩，加入鹽、橄欖油、酵母水，揉成麵糰。將麵團移至乾淨桌面，稍微撒上麵粉，揉麵至表面光滑。將麵團整形成圓形，放入鋼盆、蓋上濕布靜置20分鐘。將麵團整形成條狀，均分成三份：一份桿成圓形備用、其餘兩份可以冷凍保存10天。
2 將烤箱預熱至250度。
3 於平底鍋注入少許橄欖油，將蔬菜和菇類拌炒出香氣。加入義大利綜合香料、巴西里、黑胡椒調味，取出備用。
4 將圓形餅皮置於烤盤上，均勻地抹上番茄醬，鋪上預炒好的食材，最後放上起司，烘烤10-15分鐘即可。

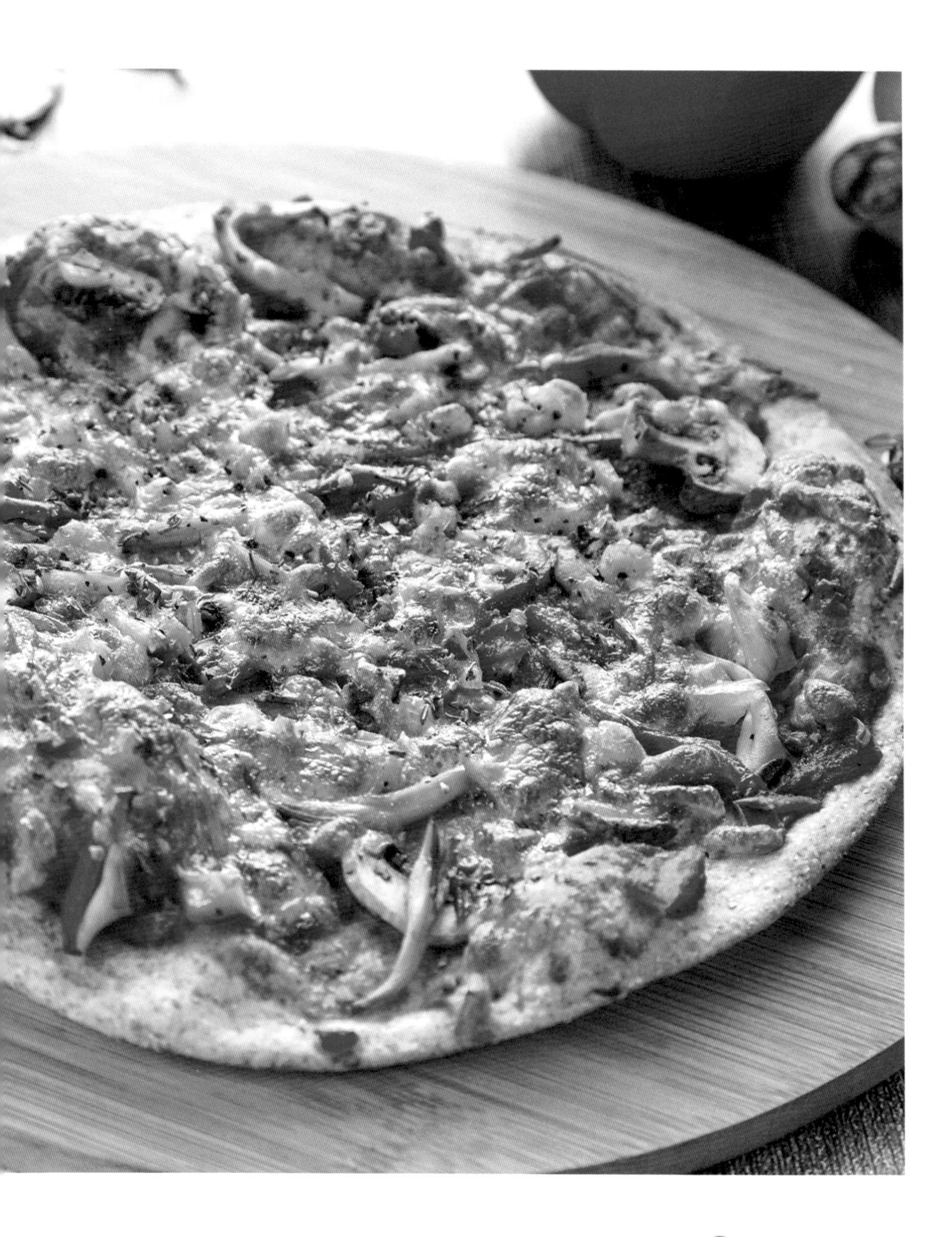

最佳
降體脂飲食法

人性化溫和減重的 低醣飲食

低醣飲食（Low Carbohydrate Diet）亦稱減醣飲食，藉由減少飲食中碳水化合物的攝取量（<45%），使血糖狀態更加平穩，幫助降低體重。由於執行方式不需要像生酮飲食如此極端，因此接受度和執行度都比較好。近年來隨著國內外相關書籍的出版與媒體報導進而引起廣泛關注，亦是目前受到醫師與營養師認可的減重飲食法之一。

低醣飲食的起源最早應該可以追溯至1863年。當時一位名叫威廉．班廷（William Banting）先生的公開信，描述自己成功透過限制碳水化合物的攝取量來減輕體重。後來，直到羅伯特．阿特金斯醫師（Robert C. Atkin）於1972年出版了暢銷書《阿特金斯醫生的飲食革命》，低醣飲食的減重效果[1,2]才再次受到關注。

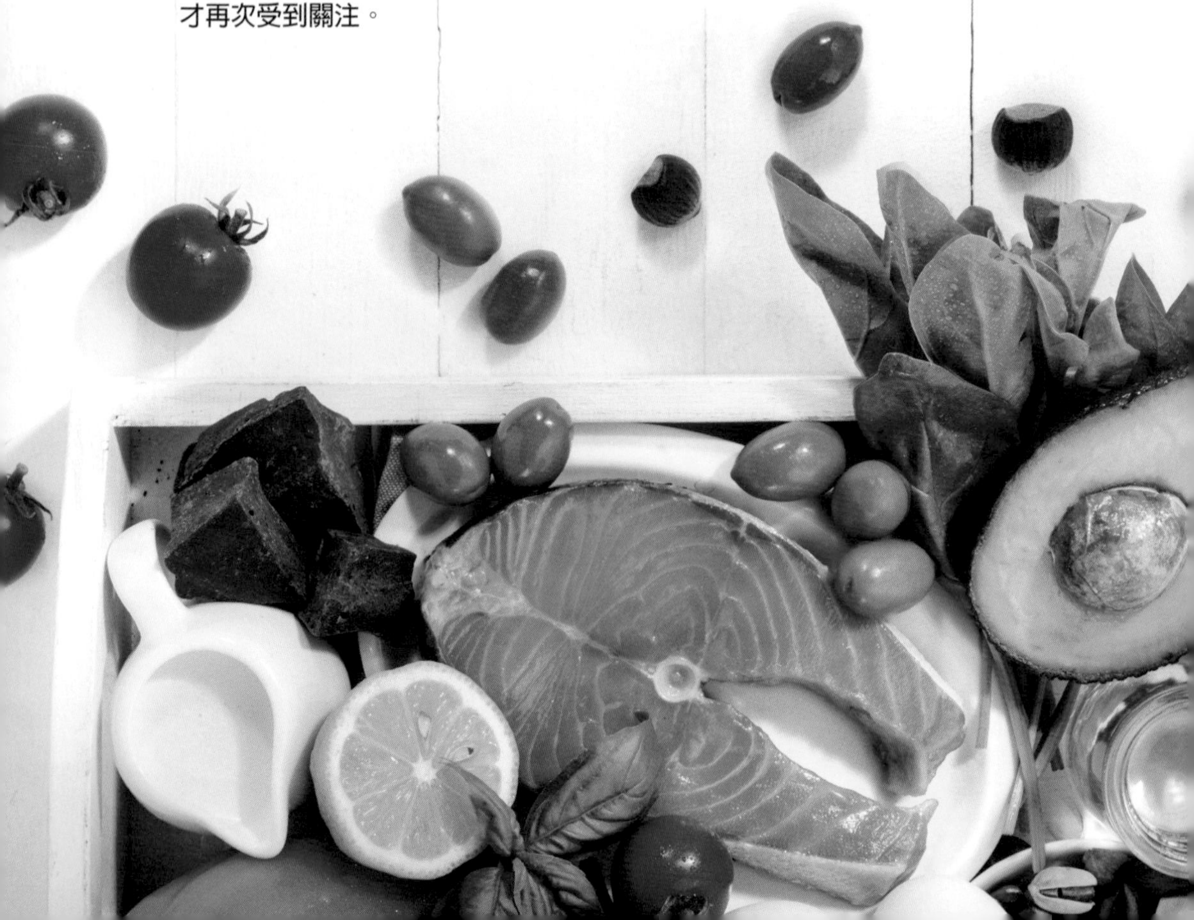

減重原理

碳水化合物 - 胰島素模型假說（Carbohydrate-Insulin Model）

胰島素（Insulin）在體內的主要作用是合成的代謝調控。它會刺激血液的葡萄糖進入組織細胞、促進肝醣合成與儲存、抑制脂肪組織釋放脂肪酸、抑制肝臟產生酮體，並且促進脂肪堆積。因此過去經常有使用胰島素治療糖尿病的患者，會出現體重增加的現象。

在飲食因素中，碳水化合物、蛋白質和脂肪酸都會刺激胰島素分泌。其中碳水化合物是主要的影響因子，而脂肪酸的直接影響很小。因此這個假說認為若能減少碳水化合物的攝取，便能進而減少胰島素分泌過多所引起的脂肪堆積問題[3]。

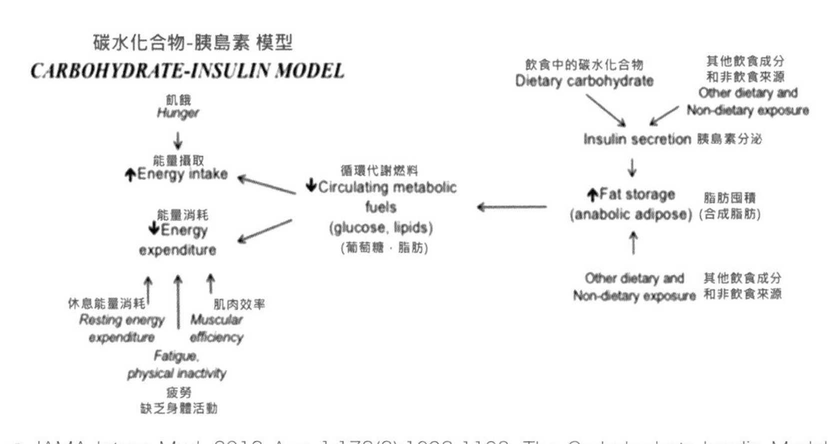

© JAMA Intern Med. 2018 Aug 1;178(8):1098-1103. The Carbohydrate-Insulin Model of Obesity：Beyond "Calories In, Calories Out"
飲食中的大量碳水化合物（右上，特別是精緻醣類）、其他飲食成分、非飲食來源（控制第二型糖尿病的藥物）都會刺激胰島素分泌。體內的胰島素會發揮主要的合成性代謝調控作用，刺激降低循環代謝燃料的濃度，例如促進血液的葡萄糖進入組織、抑制脂肪組織釋放脂肪酸、促進脂肪堆積、抑制肝臟產生酮體、促進脂肪和肝醣合成。當血液中循環的能量下降，便容易產生飢餓感、暴飲暴食，藉以增加能量攝取而導致肥胖發生。

提高蛋白質、脂肪攝取比例，增加飽足感

執行低醣飲食需要提高蛋白質和脂肪的攝取比例。通常蛋白質會增加到20-30%、脂肪則增加到30-50%。一般來說，蛋白質和脂肪的胃排空速度會比醣類慢——蛋白質約4小時、脂肪約6小時、醣類約2小時，因此能夠增加飽腹感並減少血糖大幅波動。由於胃排空速度是影響飽腹感的主要關鍵之一，當胃排空速度變慢，便能夠減緩醣類食物進入小腸前端被吸收的速度，對於餐後血糖的影響可能達到30%[4]。

	均衡飲食	低醣飲食
碳水化合物	50% - 60%	10% - 45 %
蛋白質	10% -20% ➡	20% - 30%
脂質	20% - 30% ➡	30% - 50%

為什麼血糖大幅波動會容易餓？

反彈性低血糖：血糖大幅波動的時候，容易引起反彈性低血糖。這時身體會刺激升糖素分泌，促進肝醣分解、提高血糖；同時也會產生飢餓感、誘發進食行為。一般容易引起血糖大幅波動的食物，通常是好消化吸收的精緻醣類食物，也就是高GI食物（頁187），例如：麵包、餅乾、饅頭、含糖飲料。

食慾激素的變化：過去也有研究探討低醣飲食與食慾的關係。邀請148名無糖尿病和其他疾病的肥胖成年人（BMI介於30-45），將其分成兩組：**低醣飲食**（血糖波動較小，膳食纖維以外的醣類＜40公克/日）、**低脂飲食**（脂肪＜30%、飽和脂肪＜7%）。經過12個月後，測量兩組受試者體內與食慾相關的激素變化。結果顯示兩組的飢餓素（Ghrelin）皆有下降，但是無組間差異。不過增加飽足感的激素胜肽YY（Peptide YY）水平，低醣飲食組的下降幅度比較少，平均減少34.8 pg/毫升；低脂飲食組平均減少44.2 pg/毫升，兩組之間的差異為：9.4 pg/毫升（p=0.036）。由此推測，低醣飲食確實較能維持飽腹感[5]。

提高代謝耗能

當人體處於高胰島素狀態時，胰島素會抑制脂肪酸的氧化代謝、促進脂肪儲存，使身體呈現低能量消耗狀態。近期研究發現，飲食質量可以獨立影響能量消耗。比較低醣飲食與高醣飲食，前者的代謝耗能更高，並且每日差距約200-300大卡。

在2018年發表的一項臨床研究，測試了攝取3種不同程度（低20%、中40%、高60%）碳水化合物的飲食對於能量消耗的影響。這個實驗將蛋白質攝取量固定爲20%，脂肪攝取量分別調整爲60%、40%、20%。結果顯示每日的平均耗能在低醣飲食組爲190大卡、中醣飲食組爲71大卡、高醣飲食組爲-19大卡，各組之間都有顯著性的差異（p=0.002）。然而可以發現各組之間的差異性會隨著時間逐漸縮小，這個現象亦符合目前觀察到的低醣飲食體重下降趨勢——大部分族群在前6個月體重會有明顯降幅，過了1年後就不明顯了[6]。

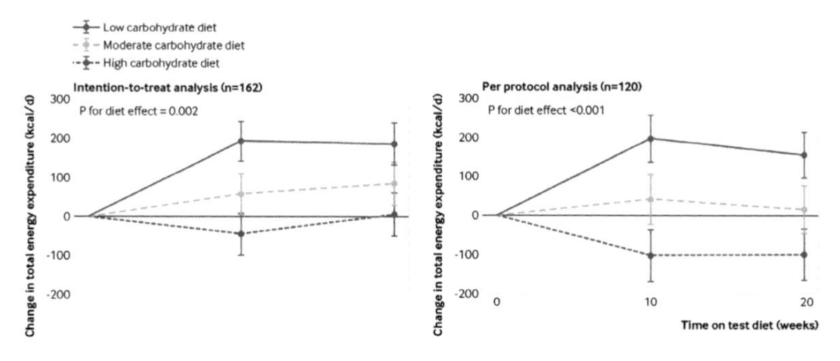

© *BMJ* 2018;363:k4583. Effects of a low carbohydrate diet on energy expenditure during weight loss maintenance: randomized trial.

嫚嫚的營養減重教室

雖然針對醣類攝取量與能量消耗的關係有研究數據可以參考，不過還是要提醒大家，目前的研究大多屬於小規模試驗，可能具有爭議性，請先當作參考就好。畢竟影響能量消耗的因素相當多，例如：棕色脂肪組織的活性、自律神經狀態、活動量等。

正確執行方式

低醣飲食讓許多人願意嘗試的原因之一就是不用計算熱量。然而這點適用於想要輕鬆減重的人，可以從第2項開始執行。如果希望儘早看到減重成果，還是需要將熱量和醣量計算納入飲食計畫，建議從頭開始逐步執行。

1. 設定醣類攝取目標

依照碳水化合物（醣類）的攝取量，可以將飲食分爲以下4個等級：

- ＞45% 或＞225公克/天：高醣飲食，符合多數國家的均衡飲食建議（45%-65%）
- 26-44% 或130-225公克/天：中度低醣飲食
- 10-25% 或50-130公克/天：低醣飲食
- ＜10% 或＜20-50公克/天：極低醣飲食，相當於生酮飲食*的程度，一般執行低醣飲食攝取量不需要這麼低。

生酮飲食：生酮飲食的判斷標準需要看是否達到「營養性酮症」的狀態。如果只是單純減少醣類攝取，不一定能夠算是生酮飲食。

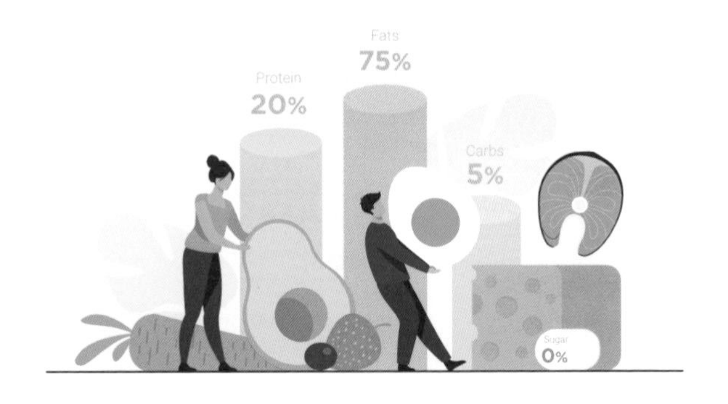

為了方便執行，建議大家可以先簡單地將醣類攝取量設定為3個目標：40%、30%、20%。

以下表格幫大家先計算好3種熱量方式的建議醣類攝取量：

熱量／醣類攝取量	1500 大卡	1800 大卡	2000 大卡
40%	150 公克	180 公克	200 公克
30%	112 公克	135 公克	150 公克
20%	75 公克	90 公克	100 公克

溫和方式：建議第一週先從40%開始適應，第二週再調整為30%，最後進步到20%。

積極方式：直接從20%開始執行。然而需要提醒的是，如果飲食內容與平常的飲食習慣差異過大，可能會有適應上的困難與壓力，反而比較容易放棄。

2. 先減精製醣類

精緻醣類是最容易影響血糖，讓低醣飲食破功的食物類別。因此需要先減量，最好能夠完全戒除。常見精緻醣類如下所示：

- **含糖飲料**：珍珠奶茶、手搖飲料、包裝飲料、運動飲料、果汁、提神飲料、加糖豆漿、米漿、調味牛奶、調味優酪乳、調味咖啡、三合一沖泡飲、汽水等。
- **甜點／西點**：蛋糕、麵包、餅乾、甜點、糖果、80%以下巧克力、蛋捲、糕餅、貝果、蜜餞、果乾等。
- **高度加工食品**：洋芋片、零食、加工肉品（肉鬆／培根／火腿／熱狗／香腸／貢丸／魚丸）、早餐穀物片、果醬、巧克力醬等。
- **精緻澱粉**：白飯、白麵條、年糕、碗粿、白粥、白吐司、白饅頭、粉圓、餃子皮等。

3. 將澱粉攝取量減半或計算好醣類攝取量

最簡單的方式是直接將每餐原本的飯/麵量直接減半。然而當發現減重成效不佳的時候，建議參考以下方式，計算好醣類攝取量。含醣類食物可以分爲4大類：全穀雜糧類、蔬菜類、乳品類、水果類。由於攝取到每種食物相當重要，透過這種方式分配食物內容，可以確保飲食均衡性。

以比較嚴格的條件爲例，每日攝取熱量：1500大卡，醣量比例20%。計算方式如下：

1) 設定每日醣類攝取量：75公克
2) 計算乳製品含醣量：每日1份，240毫升/份，總計12公克醣。
3) 計算蔬菜類含醣量：每日3份，100公克/份，可以拳頭計算，總計15公克醣。
4) 計算水果類含醣量：每日2份，1拳頭/份，總計30公克醣。
5) 計算每日全穀雜糧類攝取量：75-12-15-30=18公克，大約爲1份。

*1份全穀雜糧類食物：1條小型地瓜（55公克）、¼碗糙米飯、½碗蕎麥麵、½碗南瓜、3湯匙燕麥/綠豆

4. 攝取足夠的優質蛋白質

攝取足夠的優質蛋白質可以提供飽腹感。食物選擇以豆製品、魚類、海鮮、雞蛋、雞肉類爲主。簡單的攝取範例如下：

- **早餐**：包含1杯牛奶/豆漿＋雞蛋
- **午/晚餐**：每餐至少攝取1.5-2個掌心的豆腐/魚類/肉類

比較準確的計算方式建議每公斤體重攝取1-1.5公克蛋白質。以70公斤爲例，需要攝取70-105公克蛋白質。均衡的分配方式如下：

- **乳製品**：早晚各1杯牛奶，便能攝取16公克蛋白質。
- **豆魚蛋肉類**：可以攝取54-89公克/7公克（每份蛋白質的份量）≒8-13份。

*1份豆魚蛋肉類＝1顆蛋、½掌心的豆腐/魚/肉類（簡單算法）

食物代換表

品名（份）	蛋白質（公克）	脂肪（公克）	醣類（公克）	熱量（大卡）
乳品類（全脂） （低脂） （脫脂）	8 8 8	8 4 微量	12 12 12	150 120 80
豆、魚、蛋、肉類 （低脂） （中脂） （高脂）	 7 7 7	 3 5 10	 微量 微量 微量	 55 75 120
全穀雜糧類	2	微量	15	70
蔬菜類	1		5	25
水果類	微量		15	60
油脂與堅果種籽類		5		45

資料來源：衛生福利部國民健康署

常見失敗原因

攝取過多未注意到的含醣食物

外皮含醣食物：包子、水餃、鍋貼、水煎包、湯包、韭菜盒、鹹肉餅、鹹派、蔥肉餅、胡椒餅、天婦羅、燒賣等。

全穀根莖類：玉米、地瓜、南瓜、荸薺、馬鈴薯、芋頭、雪蓮豆、紅豆、綠豆、栗子、菱角、蓮藕、蓮子等。

含醣量高的蔬菜類：洋蔥、紅蘿蔔、牛蒡等。

酒類：特別是帶有甜味的水果酒亦含有醣類。

忽略醬料和烹調方式中的糖

市面上相當多的產品都會加糖進行調味，可以多加注意市售醬料的成分。許多人喜歡吃的菜餚也會習慣加糖調味，這些都是不可忽視的糖來源。

含醣醬料類：糖醋醬、優格醬、凱薩醬、甜辣醬、千島醬、烤肉醬、蜂蜜芥末醬、甜麵醬、海苔醬等。

含醣烹調法：濃湯類、裹麵粉油炸的豬排/魚排/蝦、芶芡類、青醬/白醬/奶油醬/XO醬、紅燒、醬燒、糖醋等。

完全不攝取澱粉

對，你沒看錯，低醣飲食極端到完全不攝取澱粉也會失敗！全穀類食物可以提供維生素B群、礦物質、膳食纖維等營養素，在完全不攝取的情況下，大多數人都撐不久。舉例來說，我有一位減重班學員曾經因爲太害怕澱粉就完全不吃，結果開始頭暈、畏寒、沒有精神，更無法好好運動。此外，對於高醣食物的渴望會越來越大，也會越快放棄。

眞正應該要減少的是精緻型澱粉，例如：白米飯、白饅頭、白麵包、白麵條等。選擇全穀類食物則完全不用擔心，例如：糙米、燕麥、藜麥等。由於這些食物含有纖維成分，消化吸收速度比較慢，對於血糖的影響較小，並且能夠提供足夠的營養素，保持活力與體力。因此，全穀類澱粉一定要吃！

減重成效

減重比率

結合5項薈萃分析的綜合研究結果指出，執行低醣飲食約6-12個月，可以減重0.7-4公斤[7]。

其他好處

- **控制血糖**：綜合9項研究的薈萃分析顯示，總計734名第二型糖尿病肥胖患者，經建議執行低醣飲食，體重平均減輕1.18公斤、糖化血色素（HbA1c）降低幅度爲0.44%[8]。
- **控制三酸甘油酯**：綜合38項研究的薈萃分析顯示，持續低醣飲食6-12個月，三酸甘油三酯（TG）平均可降低0.10 mmol/L。不過這個效應，大約會在12個月後消失[9]。

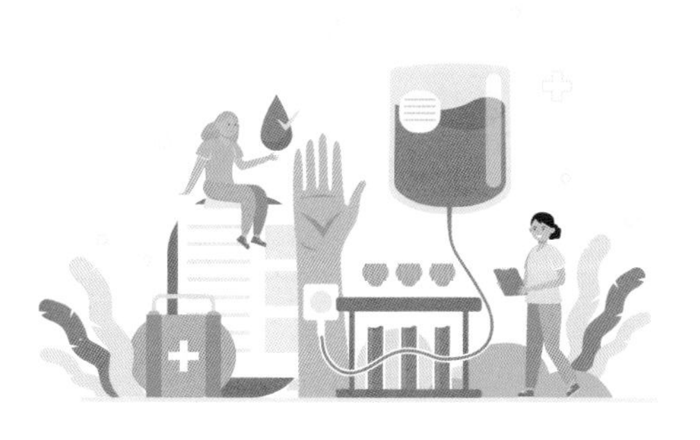

適用時間

1年，主要原因如下：

- **減重效果減退**：從大部分研究結果發現，低醣飲食的減重效果會於1年後逐漸消失。這種時候也許需要採取其他飲食方式，才比較有機會幫助持續減重。
- **可能增加死亡風險**：有幾項研究將低碳水化合物飲食與死亡率增加的關係連結。流行病學研究和薈萃分析表示，當碳水化合物攝取量低於40%會增加死亡風險。在這種飲食的安全性尚未完全確立以前，建議不適合1年以上長期執行。

適用對象

適合族群

- **理想體重族群**
- **健康成人、無疾病的過重/肥胖者**
- **過重/肥胖的第二型糖尿病患者**：需要在醫師和營養師的指導下進行。美國糖尿病學會（ADA）於2019年指出，減少糖尿病患者的整體碳水化合物攝取量，已經被證明爲有效改善血糖的方式之一，可以滿足各種飲食模式以及個人需求偏好。攝取低碳水化合物的飲食計劃是一種可行的方法。
- **痛風/高尿酸族群**：請注意蛋白質食物必須以植物性蛋白爲主，減少動物性蛋白。

- **肥胖型孕婦、妊娠糖尿病患**：建議在醫師和營養師的指導下進行。研究證實，將妊娠糖尿病患的醣類攝取限制爲30-40%/175公克，可以藉由減少餐後高血糖來緩解胎兒過度生長。不過千萬要注意，每日醣類攝取量務必要超過33公克，才能夠確保胎兒正常生長[10]。
- **哺乳期女性**：母乳中乳糖含量約爲74公克/公升。由於哺乳期間製造乳糖的原料（葡萄糖和半乳糖）需求增加，母體必須藉由攝取碳水化合物或胺基酸來獲得葡萄糖，避免母體內的生性蛋白質被分解利用[13]。母體每日生產約780毫升乳汁，乳糖需求約爲60公克。因此建議將哺乳期女性的每日碳水化合物估計平均需要量（EAR）設定爲：非懷孕期（100公克/日）＋哺乳期額外所需（60公克/日）＝總計160公克。一般均衡飲食，哺乳期女性的每日碳水化合物建議攝取量爲210公克。

不適合族群

- **總膽固醇和低密度脂蛋白（LDL）超標者**：由於大部分的實驗結果發現低醣飲食在脂肪攝取量提高的狀態下，會導致總膽固醇與低密度脂蛋白上升，因此不建議這類族群使用。
- **青春期、兒童**：由於發育成長階段需要攝取較多醣類，因此不建議採取降低醣類攝取的飲食方式。需要注意的是，替青少年和兒童減少飲食中的精緻醣類（例如：汽水、手搖飲、薯條、洋芋片、餅乾等零食）更能夠幫助控制體重。
- **腎臟方面有健康疑慮者**：對於腎功能有狀況的族群，提高蛋白質的攝取量可能增加其腎臟負擔。特別是增加動物性蛋白，可能會提高結石風險[11]。

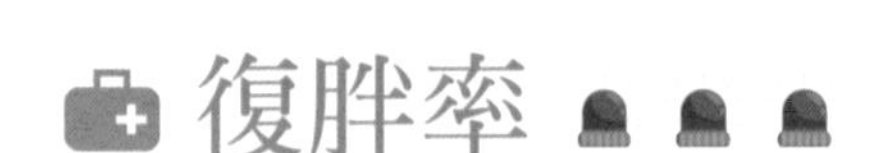

復胖率

如果可以調整好飲食內容，戒除所有精製醣類與加工食品，待適應這種飲食方式後，再逐步將醣類攝取量提高至大約45%-50%，我認為這種方式的復胖機率會比較低，亦能幫助維持體重。

輔助工具

以下提供一些好用的低醣食材可以幫助減少醣類攝取。

取代飯類：花椰菜米、蒟蒻米

取代麵類：蒟蒻麵、蕎麥麵、減醣麵、豆腐麵、櫛瓜麵

取代餃子皮、麵皮：千張

取代添加糖：赤藻醣醇、果寡糖、木醣醇

副作用與處理方式

低血糖症狀：少數人群可能不瞭解自己身體的血糖調節能力，剛開始便立即採取嚴格的低醣飲食，因而產生輕微低血糖的狀況，像是頭暈、冒冷汗、焦慮、煩躁、心跳加速、全身無力等。若有這種狀況產生，建議需要提高飲食中的醣類攝取，並且至醫療院所進行血糖相關檢測，進一步瞭解自身健康狀態。

比較其他飲食法

減糖、減醣、低醣、斷糖這些名詞，可能把很多人都搞混了。首先，需要釐清「醣」與「糖」的差異性。

- 西字旁的**「醣」**，指的是**碳水化合物**（Carbohydrate）。這一大類食物中，包含多醣類的澱粉、膳食纖維，以及糖醇類、寡醣類、雙醣類、單醣類。
- 米字旁的**「糖」**，指的是**簡單糖**（Simple Sugar），具有甜味。包含雙醣類的麥芽糖、蔗糖、乳糖；單醣類的葡萄糖、果糖、半乳糖。

釐清兩者的差異性之後，需要進一步瞭解什麼是「添加糖」？

簡單來說，在製備食物或飲料的過程中，「額外」加入的糖就是添加糖。例如：蜂蜜綠茶、黑糖珍珠奶茶、楓糖吐司、草莓果醬、糖醋排骨。

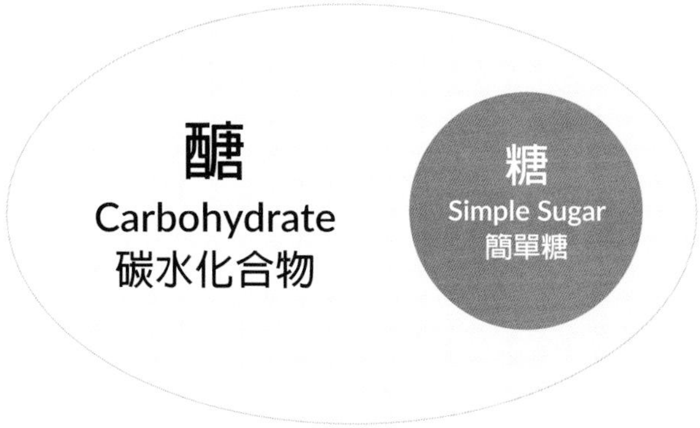

醣
Carbohydrate
碳水化合物

糖
Simple Sugar
簡單糖

© 營養嫚嫚說

近年來，日本和歐美國家都有出版關於「斷糖飲食」的書籍，並且引起熱烈討論。以美國營養師黛安·聖菲莉波（Diane Sanfilippo）所推行的「21天斷糖排毒法」[12]為例，她認為壞的碳水化合物會增加肝臟的工作負擔，然而肝臟對人體來說是重要的解毒工廠。此外，過量攝取還會造成高三酸甘油酯血症，以及脂肪堆積等問題。因此建議利用21天戒斷壞的碳水化合物，使肝臟充分休息，才能夠正常運作。

21天斷糖排毒法的飲食原則

- 排除壞的碳水化合物：包含精緻食物、人造食物。這類食物等同於我們指的添加糖食物，以及麵包、麵條、穀物等麵粉製品。同時需要排除穀物類、豆類食物。
- 只攝取含有好的碳水化合物之食物：例如天然的蔬菜、水果、乳製品，以及肉類、魚類、蛋、堅果種籽。
- 不強調計算熱量，但是會建議按照書中收錄的食物清單進食。

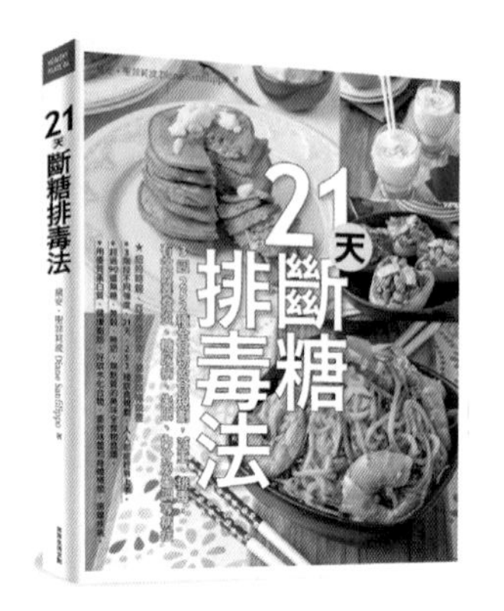

©《21天斷糖排毒法》

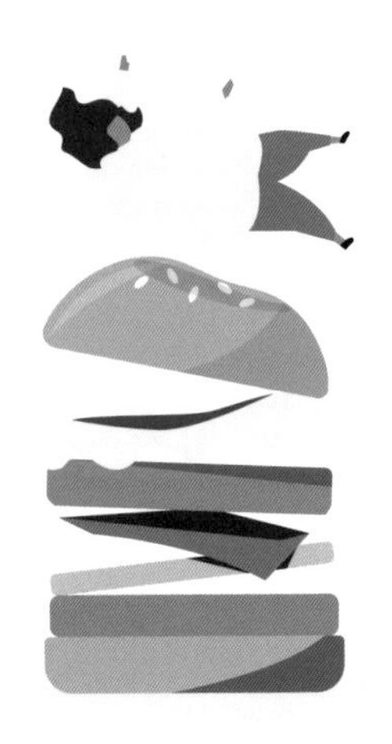

比較低醣飲食與斷糖飲食

	低醣飲食（標準版）	低醣飲食（舒適版）	斷糖飲食
計算熱量/醣量	需要	不需要	不需要
精緻醣類	不吃	不吃	不吃
蔬菜類	需要計算分量	不限	不限
水果類	需要計算分量	不限，建議每餐攝取1個拳頭大小即可。	每日1份
全穀雜糧類	需要計算分量	平常份量減半，並且改吃未精緻醣類。例如：由1碗白飯改成½碗糙米飯。	幾乎不吃，需要時可以吃1小碗南瓜、豌豆。
豆魚蛋肉類	每公斤體重攝取1-1.5公克蛋白質。	不限，建議以豆魚蛋肉順序挑選。	豆類不吃，魚、肉、蛋類不限。
堅果種籽類	每天1湯匙	每天1湯匙	不限
執行難度	難 需要學習計算方式、辨識食物份量技巧。	易 飲食改變程度比較小，接受度高。	中等-難 由於多數人還是有吃米飯、麵食、地瓜、馬鈴薯等習慣，會比較難適應。
持久度	低 難度太高	高	低-中等 亞洲的飲食習慣會傾向吃豆類食物，在限制醣類和豆類的情況下，難以長時間維持。
減重成效	最好	低-中等	中等

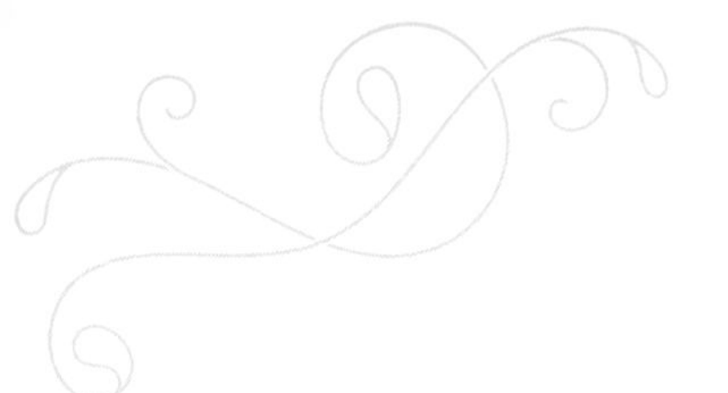

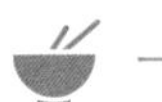

一週餐食建議

每日攝取熱量：1800大卡，醣類比例30%。

1. 設定每日醣類攝取量：135公克。
2. 計算乳製品含醣量：每日1份，240毫升/份，總計12公克醣。
3. 計算蔬菜類含醣量：每日3份，100公克/份，可以拳頭計算，總計15公克醣。
4. 計算水果類含醣量：每日2份，1拳頭/份，總計30公克醣。
5. 計算每日全穀雜糧類攝取量：135-12-15-30=78公克，大約為5份。

	一	二	三	四	五	六	日
早餐	彩椒歐姆蛋（頁97）、藍莓1份	鮪魚千張蛋餅（頁100）、無糖優酪乳（240毫升）	小地瓜、茶葉蛋、無糖拿鐵（500毫升）	蘑菇燻雞炒蛋、牛奶（240毫升）	小份馬鈴薯沙拉、茶葉蛋、無糖優酪乳（240毫升）	鮪魚蛋三明治、無糖拿鐵（500毫升）	酪梨蛋堅果三明治、牛奶（240毫升）
點心				×			
午餐	番茄海鮮蕎麥麵（頁98）、蘋果	薑黃蝦仁毛豆炒花椰菜米（頁101）、奇異果	蒜香蛤蠣櫛瓜義大利麵（頁70）、火龍果（半顆）	豆腐肉排＋糙米飯＋炒時蔬、木瓜（一拳頭大小）	時蔬鮮蝦炒十穀米飯、葡萄（13顆）	雞絲蒟蒻涼麵、小番茄（13顆）	香煎鮭魚排佐綠花椰菜（頁162）＋糙米飯、紅色西瓜（碗8分滿）
晚餐	雙菇雞肉炒花椰菜飯（頁99）、無糖優格（210公克）	泡菜豬肉藜麥麵（頁102）、無糖優格（210公克）	雙菇炒豆絲、無糖優格（210公克）、火龍果（半顆）	牛排＋烤時蔬、無糖優格（210公克）、櫻桃（6顆）	義式烘蛋披薩（頁160）、無糖優格（210公克）、芭樂（碗8分滿）	芹菜炒三鮮（頁103）、無糖優格（210公克）、木瓜（碗8分滿）	蘑菇牛肉漢堡排（頁159）、無糖優格（210公克）、鳳梨（碗8分滿）
宵夜				×			

彩椒歐姆蛋

食材

雞蛋……2顆
紅甜椒……20公克，切小丁
黃甜椒……20公克，切小丁
洋蔥……30公克，切碎
乳酪絲……25公克
海鹽……少許
牛奶……1湯匙
橄欖油……少許

作法

1 將雞蛋打散，加入少許海鹽、牛奶混合均勻。
2 熱鍋注油，加入洋蔥、紅黃甜椒炒熟，取出備用。
3 於鍋中注油，倒入蛋液適當攪拌，待一半蛋液凝固，於中間撒上乳酪絲，放上炒熟的甜椒和洋蔥，將蛋捲起即可。

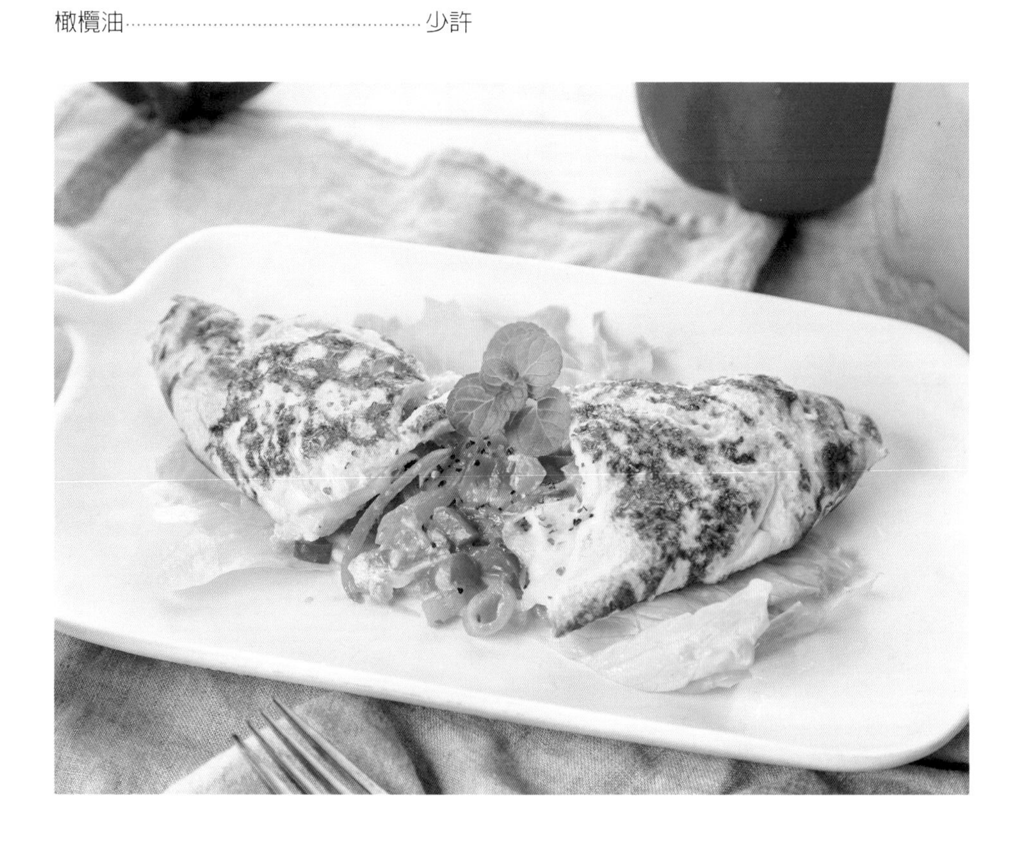

番茄海鮮蕎麥麵

食材

快煮蕎麥麵……1包（160公克）
中卷……1尾，切圈
蛤蠣……8-10顆
大番茄……1顆，切丁
青蔥……1根，蔥白切段、青蔥切細
水……500毫升
橄欖油……少許
海鹽、黑胡椒、義大利綜合香料……少許

作法

1 熱鍋注油，放入蔥白、番茄丁炒香，接著加入中卷、蛤蠣拌炒1分鐘。
2 注入水將食材煮熟，以海鹽、黑胡椒、義大利綜合香料調味。
3 加入蕎麥麵煮熟，最後放上青蔥即可。

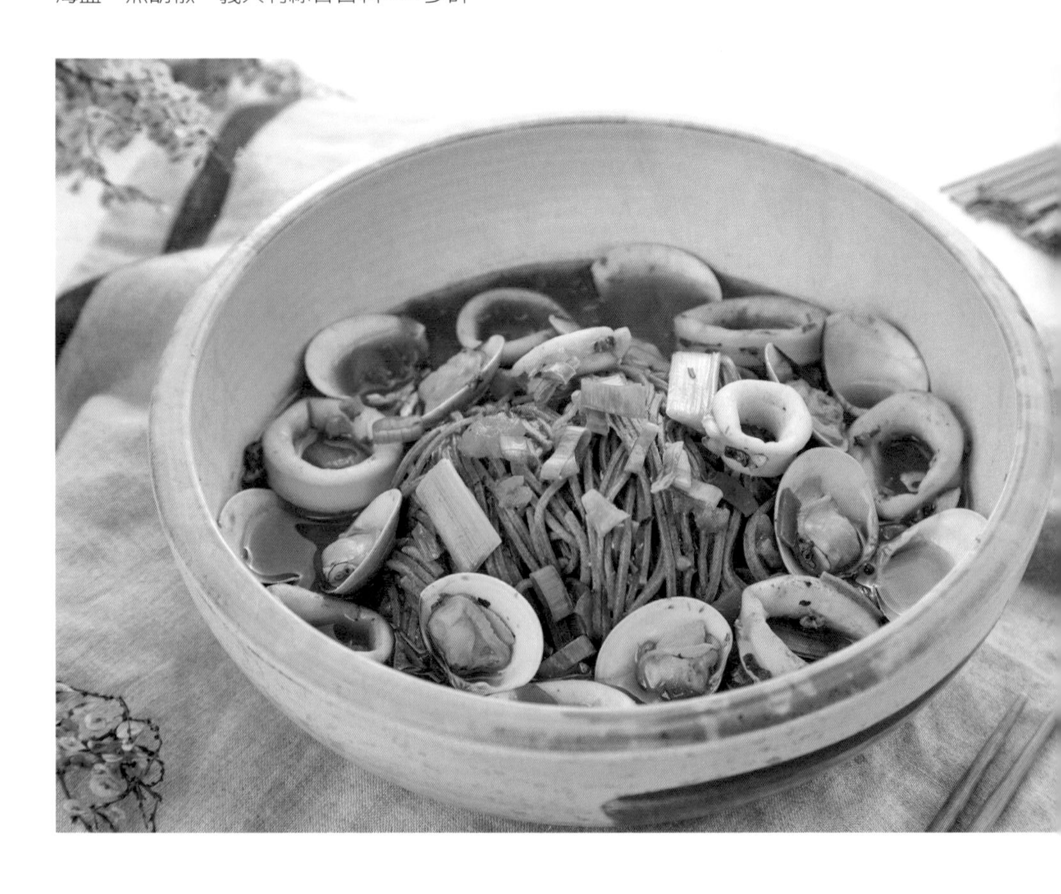

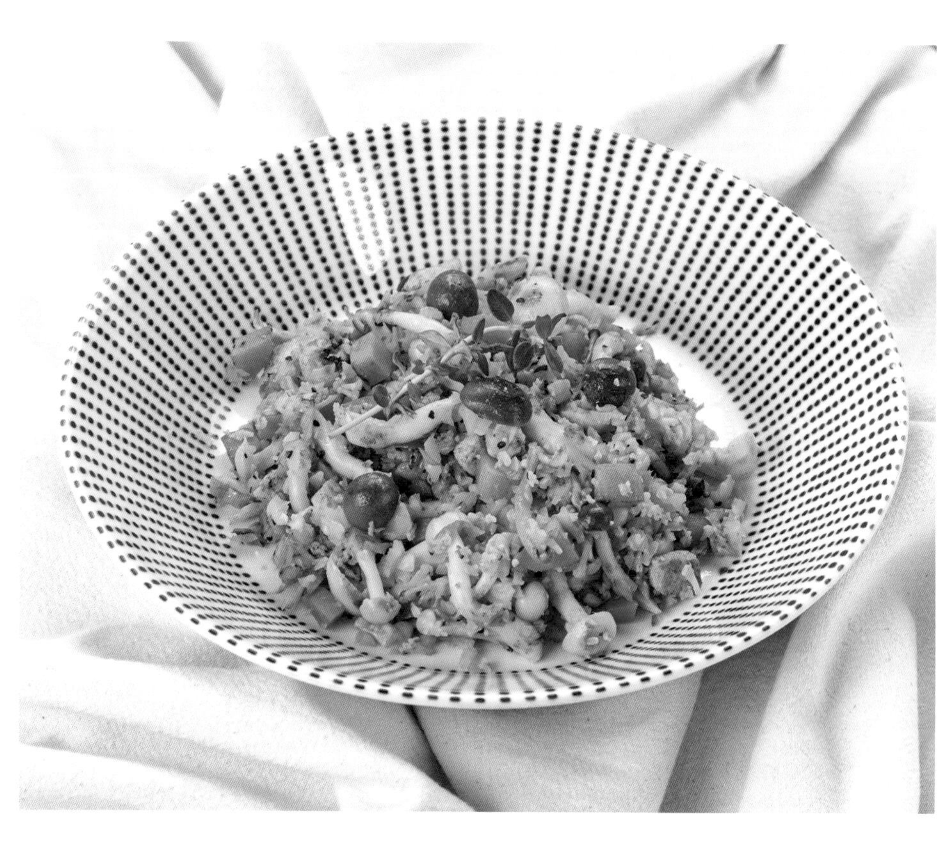

雙菇雞肉炒花椰菜飯

食材

花椰菜米……160公克
雪白菇……1包
鴻喜菇……1包
紅蘿蔔……20公克，切絲
熟雞胸肉……1片，切小塊
大蒜……1瓣，切碎
橄欖油……少許
鹽、胡椒……少許

作法

1 熱鍋注油，放入大蒜爆香，加入兩種菇類、紅蘿蔔、花椰菜米炒熟。
2 以鹽、胡椒調味，加入雞胸肉攪拌均勻即可。

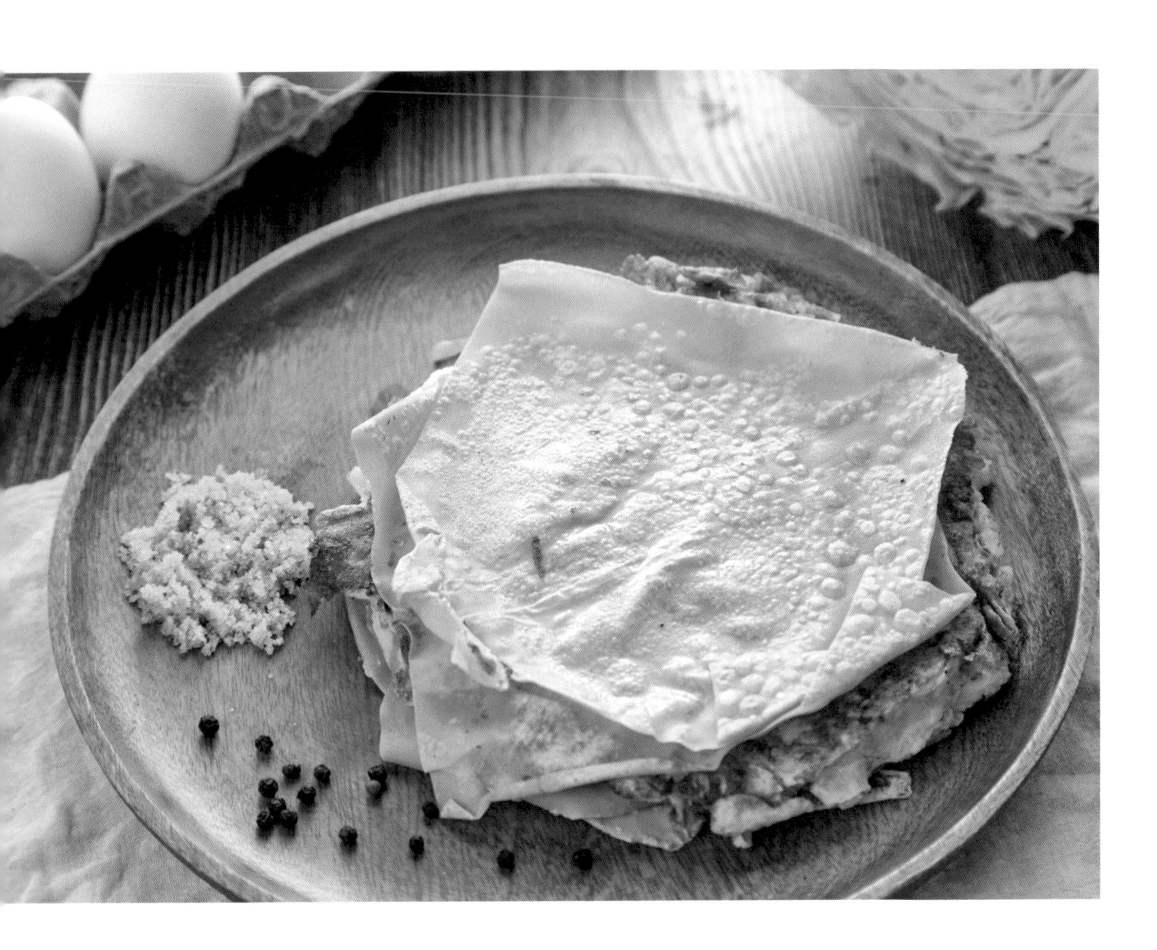

鮪魚千張蛋餅

食材

雞蛋……2顆
水煮鮪魚罐頭……30公克，剝碎
高麗菜……100公克，切絲
千張……4張
海鹽、黑胡椒、橄欖油……少許

作法

1. 將雞蛋打散，放入鮪魚、高麗菜絲、黑胡椒、海鹽混合均勻。
2. 將平底鍋加熱，倒入蛋液，鋪上2張千張。翻面再鋪上另外2張，煎至表面金黃即可。

薑黃蝦仁毛豆炒花椰菜米

食材

花椰菜米……160公克
蝦仁……7尾，去腸線
毛豆仁……50公克
紅甜椒……50公克，切丁
黑木耳……50 公克，切絲
袖珍菇……50公克
薑黃粉……5公克
海鹽、黑胡椒、橄欖油……少許

作法

1 於鍋中注油，放入紅甜椒、黑木耳、袖珍菇炒香。加入花椰菜米、蝦仁、毛豆仁拌炒。
2 取小碗將薑黃粉與少量水拌勻，倒入鍋中拌炒。以海鹽、黑胡椒、橄欖油調味即可。

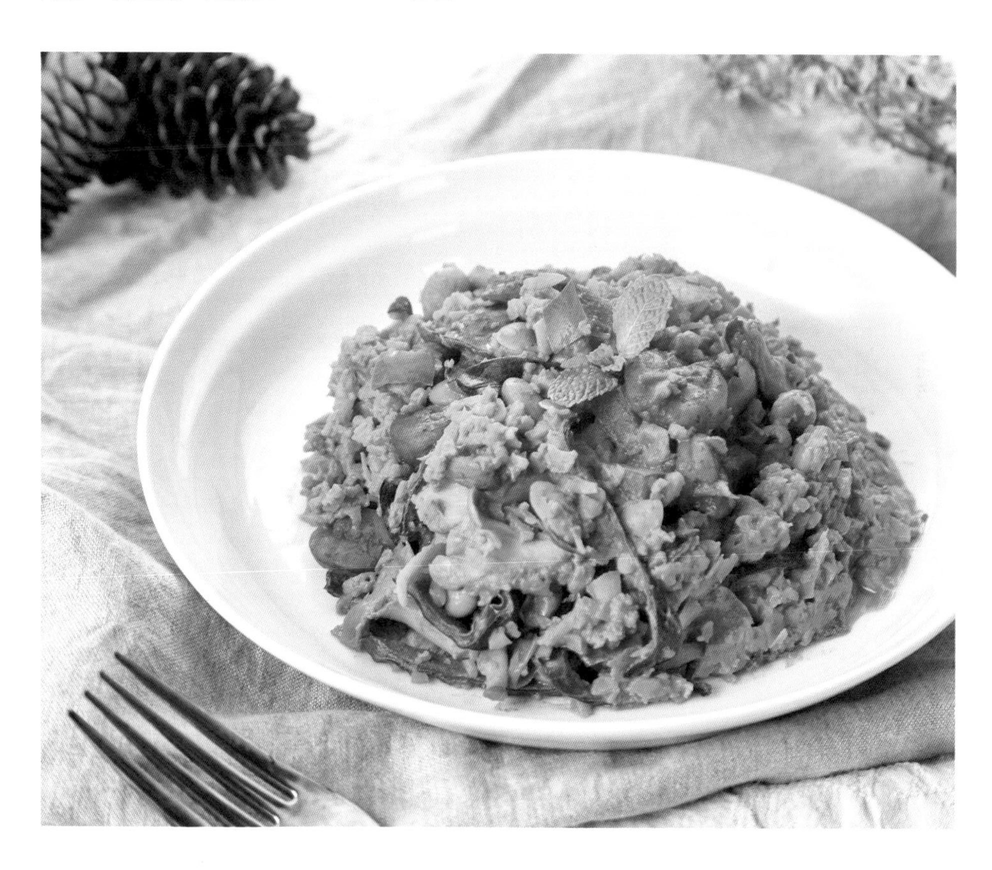

泡菜豬肉藜麥麵

食材

食材	份量
藜麥麵	乾重60公克
泡菜	80公克
豬里肌肉片	90公克
金針菇	50公克
洋蔥	¼顆，切碎
水	500毫升
橄欖油	適量

作法

1. 於鍋中注油，放入洋蔥炒至半熟。加入豬里肌肉片、金針菇炒至半熟。
2. 加入泡菜和水煮滾，最後加入藜麥麵煮熟即可。

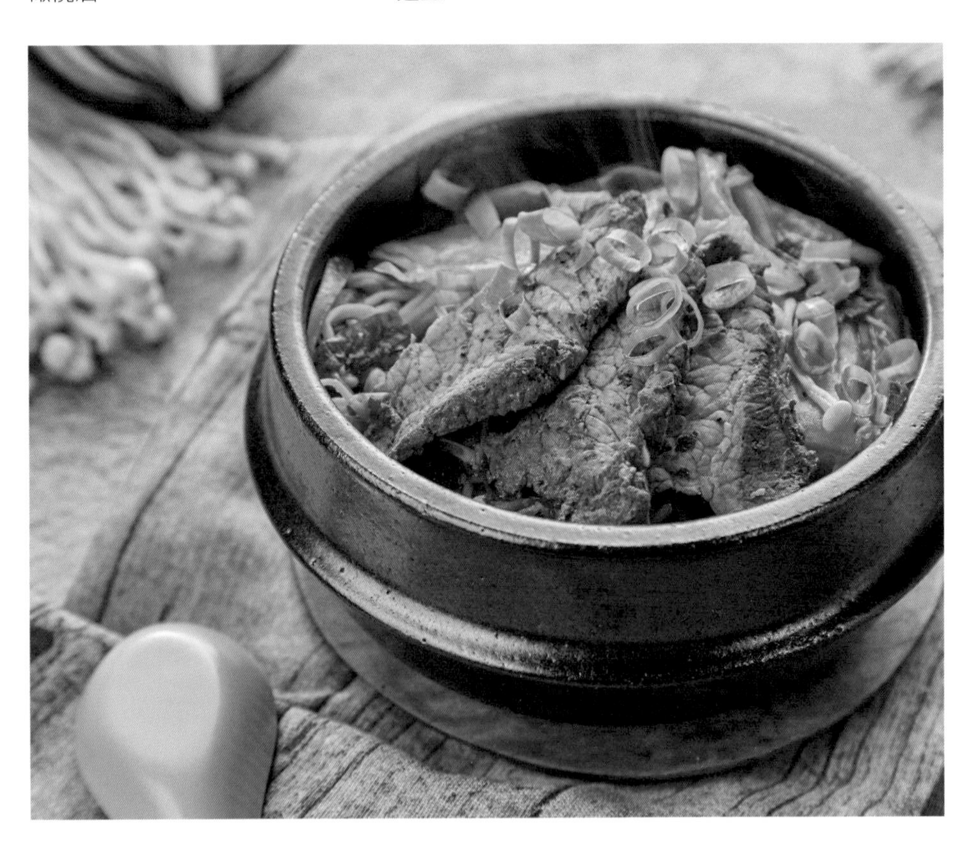

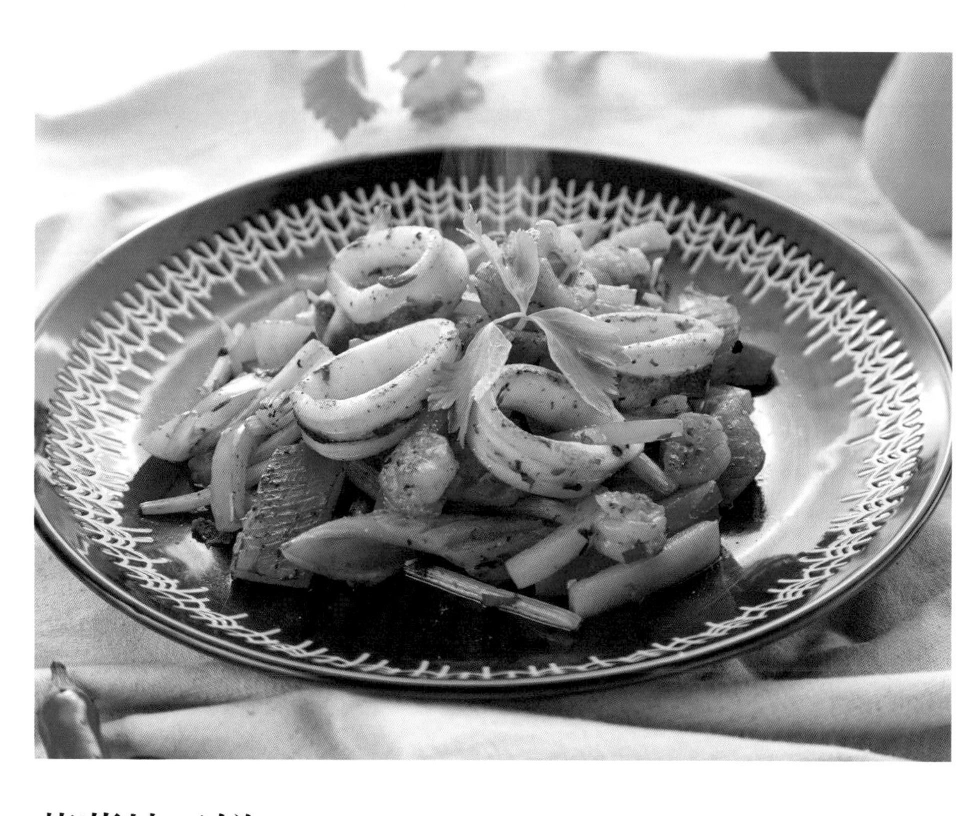

芹菜炒三鮮

食材

小卷……半尾，切圈
魷魚……半尾，切片
蝦仁……7尾，去腸線
芹菜……70公克，切段
紅甜椒……30公克，切絲
黃甜椒……30公克，切絲
大蒜……1瓣，切碎
辣椒……⅓根，切碎
橄欖油……2湯匙
海鹽、黑胡椒……少許

作法

1 於鍋中注油，加入大蒜爆香，放入海鮮類快炒。
2 加入芹菜、紅黃甜椒、辣椒快炒。最後以海鹽、黑胡椒調味即可。

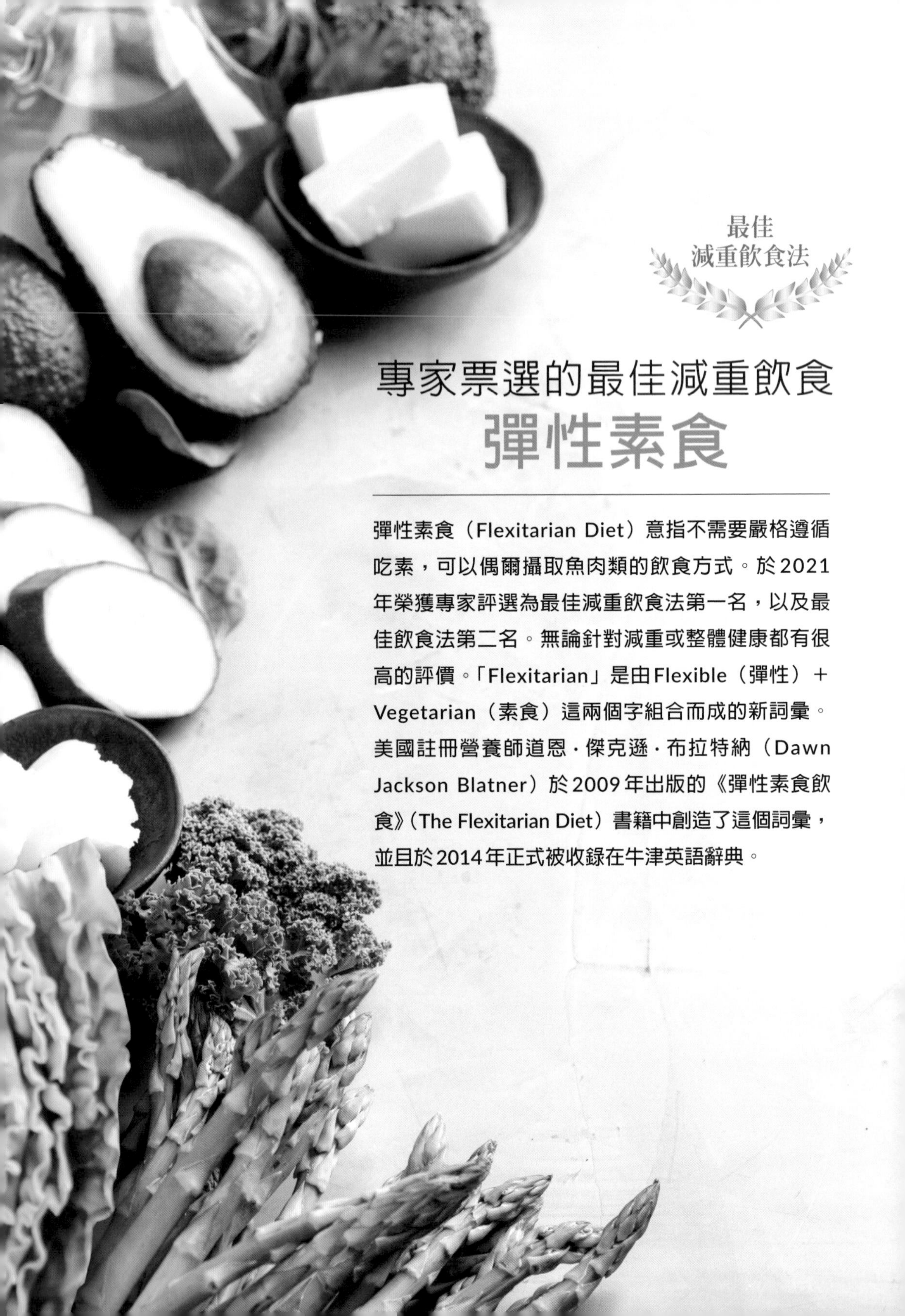

專家票選的最佳減重飲食

彈性素食

彈性素食（Flexitarian Diet）意指不需要嚴格遵循吃素，可以偶爾攝取魚肉類的飲食方式。於2021年榮獲專家評選為最佳減重飲食法第一名，以及最佳飲食法第二名。無論針對減重或整體健康都有很高的評價。「Flexitarian」是由Flexible（彈性）+ Vegetarian（素食）這兩個字組合而成的新詞彙。美國註冊營養師道恩．傑克遜．布拉特納（Dawn Jackson Blatner）於2009年出版的《彈性素食飲食》（The Flexitarian Diet）書籍中創造了這個詞彙，並且於2014年正式被收錄在牛津英語辭典。

減重原理

植物性食物的熱量密度低、膳食纖維含量高

原型的植物性食物（例如：蔬菜、水果）與相同重量的肉類相比含水量更多，屬於熱量密度較低的食物。此外，全穀類與豆類食物亦含有膳食纖維成分，可以提供飽腹感。如果飲食內容以植物性食物爲主，能夠自然地降低每日的總熱量攝取。有研究發現飲食內容的植物性食物比例越高，減重的效果越好。美國於2013年進行了一項植物性飲食與減重影響的實驗，將63名超重/肥胖的成人（BMI介於25-49.9），分成下列5個組別。

1. **純素**（vegan，n=12）：飲食中不含任何動物產品（肉類、魚類、家禽類、蛋、乳製品）。
2. **蛋奶素**（Lacto-ovo vegetarian，n=13）：飲食中不含肉類、魚類、家禽類，但是含有蛋、乳製品。
3. **魚素**（Pescatarian，n=13）：飲食中不含肉類或家禽類，但是含有魚貝類、蛋、乳製品。
4. **半素食**（Semi-vegetarian，n=13）：飲食以植物性食物爲主，可以偶爾攝取肉類、家禽類、魚貝類、蛋、乳製品。限制紅肉每週攝取1次、家禽類每週攝取不超過5次。
5. **雜食**（Omnivorous，n=12）：飲食中包含所有食物。

這5種類型的飲食攝取在沒有限制熱量的情況下，執行至第2個月時發現，體重降幅如下：

純素 ≒ 蛋奶素 > 魚素 > 半素食 > 雜食

實驗結果顯示飲食中的植物性食物比例越高，體重降幅越大。然而，研究持續進行至第6個月時發現，只剩下純素組（-7.5 ± 4.5%）與蛋奶素組（-6.3 ± 6.6%）的體重有顯著降低[1]。

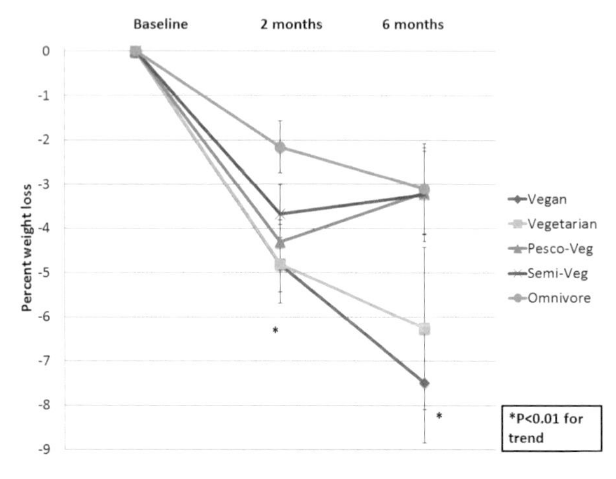

© Nutrition. 2015 Feb;31(2):350-8. Comparative effectiveness of plant-based diets for weight loss: a randomized controlled trial of five different diets

飽和脂肪的攝取量減少，降低胰島素阻抗

高比例植物性食物的飲食型態，通常整體的脂肪攝取量會自然減少。動物性食物是日常飲食中主要的飽和脂肪來源，攝取過多飽和脂肪與增加胰島素阻抗具有相關性。同時胰島素阻抗造成的高胰島素狀態，會進一步促使脂肪堆積。探討低脂素食飲食的研究顯示，減少飲食中的飽和脂肪與反式脂肪、增加多元不飽和脂肪酸，針對影響與減少體脂肪量和降低胰島素抵抗有關性[2]。

增加植物性蛋白質，提高脂肪代謝

植物性蛋白質提供的非必需胺基酸，可以減少胰島素分泌、增加升糖素活性、促進糖質新生作用與肝臟脂質氧化、促進脂肪分解、減少類胰島素生長因子1（IGF-1）活性，有助於減輕體重。動物性蛋白質因爲可以提供較多完整的必需胺基酸，例如組胺酸（histidine）、蘇胺酸（threonine）、白胺酸（leucine）、離胺酸（lysine）、甲硫胺酸（methionine），目前發現這些必需胺基酸會刺激胰島素分泌，並且提高IGF-1。

一項於2018年進行的前瞻性研究邀請到超過1,200名健康成人當作受試者，平均追蹤2.3年，結果顯示較高的支鏈氨基酸攝入量（BCAA），特別是白胺酸（leucine），會增加胰島素阻抗。高血清支鏈胺基酸（BCAA）水平，將激活哺乳動物雷帕黴素靶點複合物1（mTORC1）的信號通路，導致抑制肌肉和脂肪組織中的葡萄糖轉運。然而肉類與乳製品中的動物性蛋白質便含有高比例的白胺酸（leucine）。因此，這些食物可能會刺激mTORC1的通路，進而促進胰島素阻抗與肥胖[3]。

另一項同樣於2018年進行爲期16週的隨機臨床試驗亦證實，將植物性蛋白質當作植物性飲食的一部分，並且由此限制攝取白胺酸（leucine）和組胺酸（histidine），可以顯著減少體重（平均-6.5公斤）、降低體脂（平均-4.3%）、改善胰島素抵抗。研究學者認爲植物性飲食可以當作治療肥胖症的有效策略[4]。

正確執行方式

布拉特納營養師表示彈性素食不需要完全禁食肉類，亦能夠獲得純素飲食相關的健康益處。只要大部分的時間吃素，當吃肉的衝動來臨時，依然可以享用漢堡或牛排。

循序漸進地減少吃肉次數（以每週 21 餐為例）

- **初級階段：**每週2天/每週6-8餐不吃肉類。其他5天的肉類總攝取量不超過737公克（包含魚肉、禽肉、紅肉），大約不超過13個掌心大小*。
- **高級階段：**每週3-4天/每週9-14餐不吃肉類。其餘時間的肉類總攝取量不超過510公克，大約不超過9個掌心大小。
- **專家階段：**每週至少5天/每週超過15 餐不吃肉類。其他2天可以攝取肉類255公克。大約4.5個掌心大小。

一個掌心（不包含手指）的大小與厚度大約是57公克。

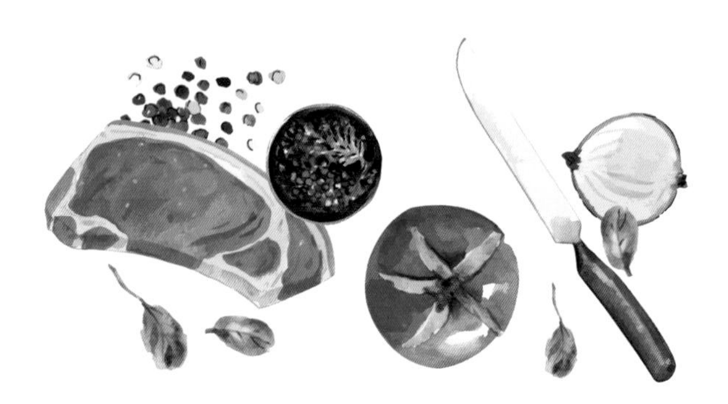

攝取天然食物，減少精緻加工食品

彈性素食的飲食內容主要是蔬菜、水果、豆類、全穀類、堅果，適量攝取蛋與乳製品。並且減少食用精緻加工食物，例如：精白米、白麵條、白麵包、含糖飲料、果汁、餅乾、甜點，盡量只攝取天然原型食物。

345 卡路里飲食規劃

執行彈性素食如果期待快速達到減重成效，還是會建議限制熱量。早餐約300大卡、午餐400大卡、晚餐500大卡。點心每份約150大卡，可以添加兩份，每日總熱量攝取限制為1,500大卡。

嫚嫚的營養減重教室

其他研究確實發現，如果單純執行半素食飲食，在未限制熱量的情況下，很難觀察到體重有明顯降幅，或是只會在初期稍微下降，拉長時間來看，效果並不明顯。如果可以在飲食計畫中加入熱量限制，相信減重成效會更好！

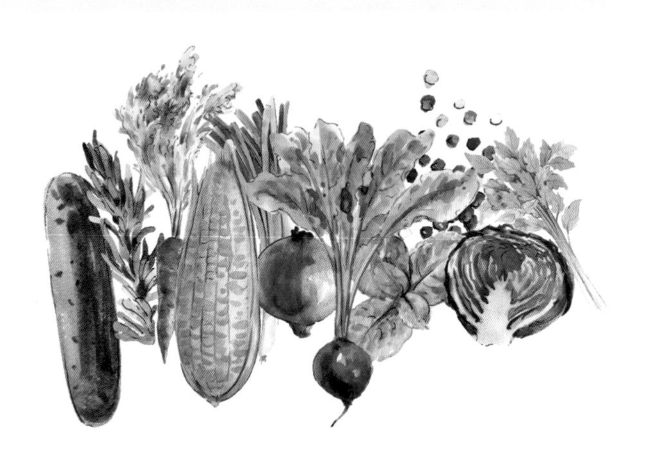

常見失敗原因

食用過多加工食品、精緻醣類、水果

台灣的素食加工食品相當多元化，有各種素料、素雞、素魚、素火腿。然而，加工食品的問題通常在於含有太多油、鹽、糖、香料、調味料等添加物，加上這些食品被製作得色香味俱全，不經意就會吃很多。

此外，素食者經常會發生的飲食狀況是攝取高比例的精緻醣類，例如饅頭、白飯、白麵條、麵線、米粉、麵包、糕餅，再加上台灣的水果很甜、很好吃，素食者經常有過量食用的問題。這類含醣食物一旦過量食用，並且沒有注意蛋白質的攝取量，最常產生的健康問題就是高三酸甘油酯血症、脂肪肝等，還容易越吃越胖。

目前研究亦指出不健康的植物性飲食模式，例如飲食中含有過多果汁、精製穀物、甜點、含糖飲料，可能會增加16%罹患第二型糖尿病的風險[5]。

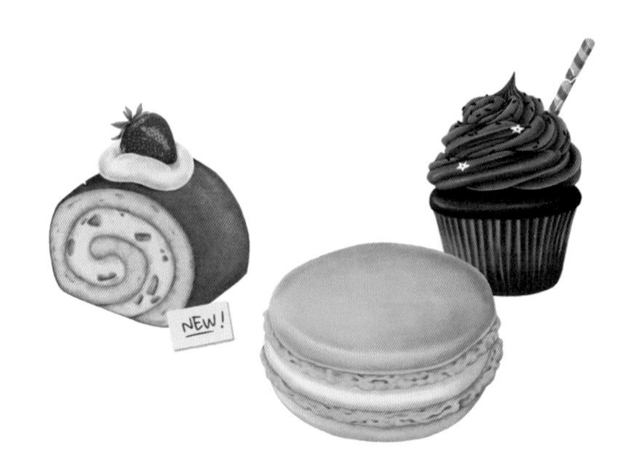

嫚嫚的營養減重教室

大家應該有遇過體型比較福態的素食者吧？我在減重班曾經遇到遵循全素飲食的學員，雖然還不到肥胖，不過真的是過重體型、體脂也相當高。這位學員最大的問題是每天食用很多水果，有時候甚至只吃水果代替正餐，並且經常吃糕餅、簡單的麵食、甜點，每天的進食量雖然還算正常，不過卻逐年增胖。

另外一個例子是我的媽媽。她遵循蛋奶素超過50年，在我就讀營養系之前（約15年前），媽媽的體型雖然不到肥胖，卻稍微呈現豐腴狀態。有時候正餐真的只吃麵包或饅頭解決。後來我跟媽媽說明蛋白質的重要性，每天至少需要吃1顆蛋，經常喝豆漿、吃豆腐，維持飲食均衡。現在媽媽已經是健康體型，看起來也是苗條的狀態。

這裡要特別提醒，執行植物性飲食的時候，攝取什麼食物真的非常重要。建議還是盡量選擇天然非精緻的食材，例如糙米、燕麥、蕎麥、地瓜、南瓜、藜麥、薏仁等全穀類食物。才不會吃錯食物，反而越吃越胖。

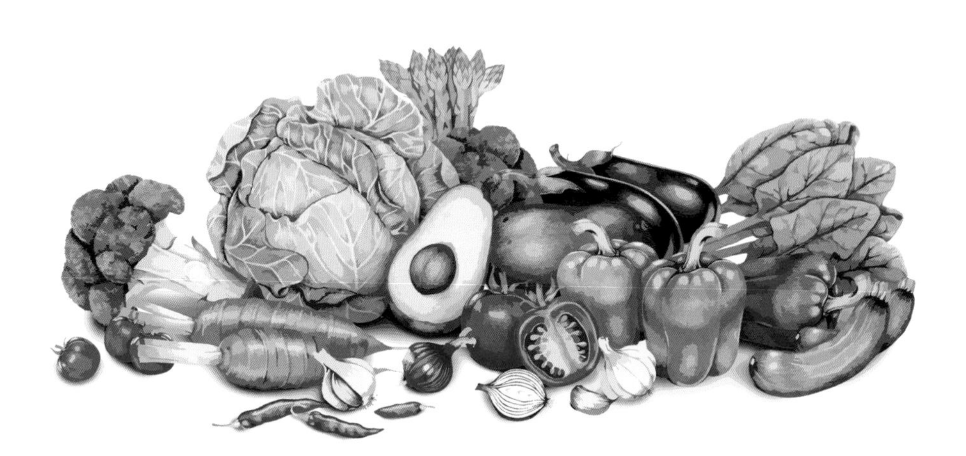

重口味的烹調方式

外食的素食料理，經常爲了增添食物風味，以重口味的方式烹調，例如苟芡、紅燒、醬燒等濃郁醬汁。抑或爲了增加食物的油脂量，以油炸方式處理，藉此提升飽足感。這些烹調方式都會不經易地攝取過多糖與油脂。

嫚嫚的營養減重教室

以我自己曾經去素食自助餐廳的經驗來看，許多料理真的都會先炸過，或是淋上大量醬汁。很多時候會覺得好吃，這是因為口味很重！這個部分也需要多加留意，盡量選擇口味清淡、烹調方式簡單的料理。

無法執行熱量控制

計算熱量對許多人而言，不是一件容易的事。因此可能會有估算錯誤，或是不知道如何計算的困擾，導致無法順利控制熱量。

減重成效

減重比率

綜合12個隨機性臨床試驗、總計1151名受試者的統計分析結果顯示，時間中位數爲18週，平均體重可以減少2.02 公斤[6]。此外，美國於2016年做的隨機性臨床試驗，參與者爲72位無疾病的肥胖成人，BMI介於28-40，總計16週時間。將每日總熱量攝取控制在約1500大卡，執行低脂素食飲食（脂肪量17%），體重平均可以減去6.5公斤、體脂率減少4.3%[7]。

其他好處

- **降低總膽固醇、低密度脂蛋白膽固醇（LDL-C）**：2016年於美國進行一項為期12週的隨機分組實驗，總計邀請到146位無疾病成人，BMI介於18.5-35。將這些受試者依照飲食中的動物性與植物性食物比例分成3組，各組的每日總熱量攝取皆為2000大卡。結果顯示植物性飲食組血液中的總膽固醇、低密度脂蛋白皆有顯著性地下降[8]。

● 動物性飲食：70%動物性食物＋30%植物性食物

■ 50/50飲食：50%動物性食物＋50%植物性食物

▲ 植物性飲食：30%動物性食物＋70%植物性食物

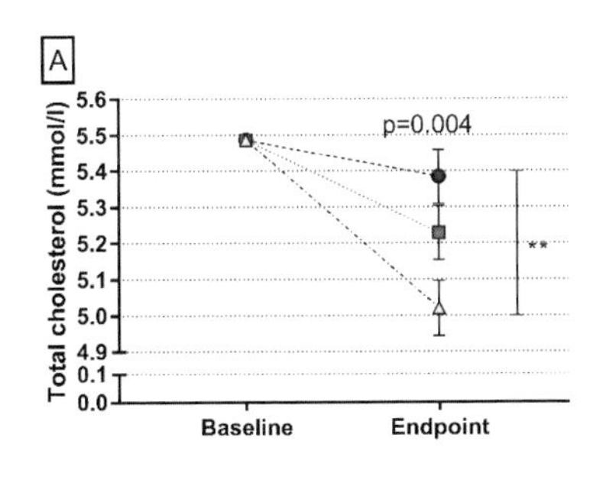

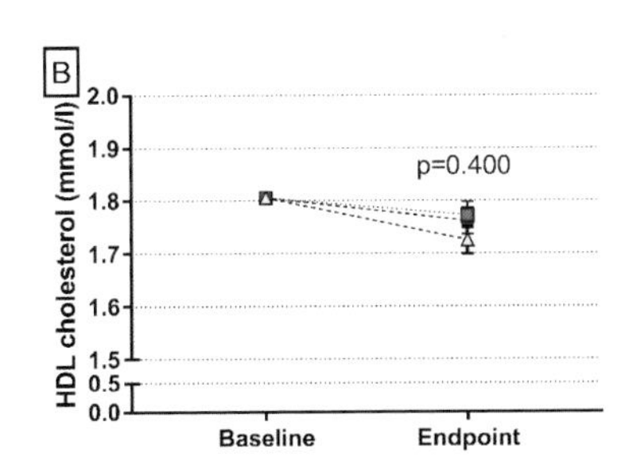

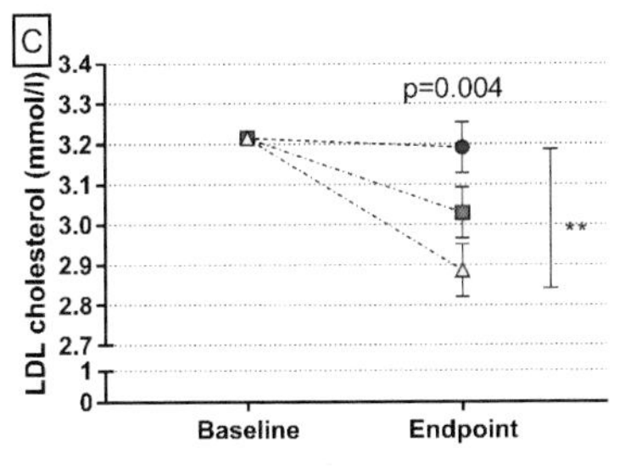

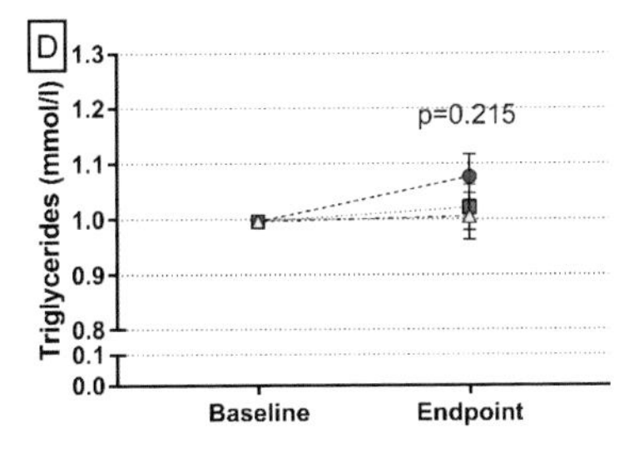

© Nutrients. 2020 Mar 28;12(4):943. Replacing Animal-Based Proteins with Plant-Based Proteins Changes the Composition of a Whole Nordic Diet-A Randomised Clinical Trial in Healthy Finnish Adults

- **降低胰島素阻抗**：於2016年進行爲期16週的一項隨機臨床試驗證實，植物性飲食可以顯著減少HOMA-IR（胰島素阻抗指標，-1.0，p = 0.004）。證實植物性飲食能夠幫助降低胰島素阻抗[4]。

適用時間

限制熱量的情況大約6個月，之後可以遵循彈性素食原則的飲食模式。

適用對象

適合族群

- 正常體位的健康成人、無疾病的過重/肥胖者
- 糖尿病患者：可以在營養師或醫師的指導下進行。
- 高血脂症、高血壓患者
- 痛風、高尿酸血症：植物性食物可以幫助減少尿酸問題
- 孕婦、哺乳期女性、兒童、青少年：不需要限制熱量執行

不適合族群

- 腎臟病、腎功能不良者：需要注意蔬菜、水果、全穀類食物中的鉀攝取問題。

復胖率

如果能夠持續維持這種飲食模式，不太會有復胖問題。

輔助工具

無

副作用與處理方式

便秘：若短時間內將飲食內容調整爲全部以植物性食物爲主，可能會因爲膳食纖維攝取量增加，而忽略要增加飲水量，導致便秘問題產生。請注意每日飲水量必須達到「體重（公斤）X40（毫升）」。此外，也要留意攝取正常份量的油脂，才能夠潤腸、幫助排便。

搭配其他飲食法

- 地中海飲食（頁52）：可以搭配地中海飲食的烹調方式。將肉類換成豆腐、豆製品，逐漸增加無肉餐的天數/次數。並且參考地中海飲食的生活方式指導，包含每天活動、可以適量飲酒、維持社交生活。
- 211餐盤減重法（頁170）：以211餐盤的方式取代熱量計算，間接幫助控制熱量，發揮更好的減重成效。

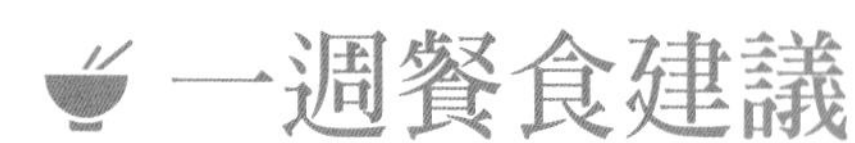

一週餐食建議

範例：每週進行 5 日蛋奶素、2 日葷食。

設定星期一、星期四可以食用肉類，其他5天以蛋奶素爲主。

熱量限制：早餐300大卡、午餐400大卡、晚餐500大卡

	一	二	三	四	五	六	日
早餐	雞肉蔬菜煎餅（頁117）、黑咖啡	奇亞籽豆漿燕麥粥	菠菜蛋捲、黑咖啡	燻雞三明治、熱紅茶	全麥野菇蛋餅（頁118）、黑咖啡	彩椒歐姆蛋（頁97）	香椿蔬菜蛋餅、黑咖啡
點心	堅果燕麥餅乾（頁119）	水果	黑芝麻布丁	水果	紅豆薏仁湯	水果	80% 黑巧克力
午餐	海鮮時蔬炒麵（頁120）	番茄豆腐燉糙米飯（頁74）	香煎豆腐排＋燙青菜＋糙米飯＋紫菜湯	日式鯖魚定食	越式蔬菜豆腐河粉（頁123）	毛豆野菇炊飯	櫛瓜豆絲春捲
午茶	水果優格	南瓜布丁	水果	水梨銀耳湯	水果	烤地瓜	水果
晚餐	烤牛肉便當	泡菜豆腐鍋（頁121）＋十穀飯	馬鈴薯蔬菜蛋餅（頁122）	豬瘦肉健康便當	墨西哥蔬菜捲餅（頁124）	蒜香豆腐鮮蔬蕎麥麵	芽菜毛豆炒蒟蒻麵
宵夜	×						

雞肉蔬菜煎餅

2 人份，約 300 大卡 / 份

食材

熟雞胸肉……200公克，剝絲
高麗菜……50公克，切絲
紅蘿蔔……30公克 ，切絲
蔥花……2湯匙
中筋麵粉……100公克
雞蛋……1顆
水……150毫升
海鹽……1茶匙

作法

1 製作麵糊：將麵粉、雞蛋、水、海鹽倒入碗中，充分混合。
2 於鍋中注油，放入高麗菜絲、蘿蔔絲拌炒至煮熟，取出備用。
3 將所有食材倒入麵糊中拌勻，將平底鍋加熱，倒入麵糊，煎至兩面金黃即可。

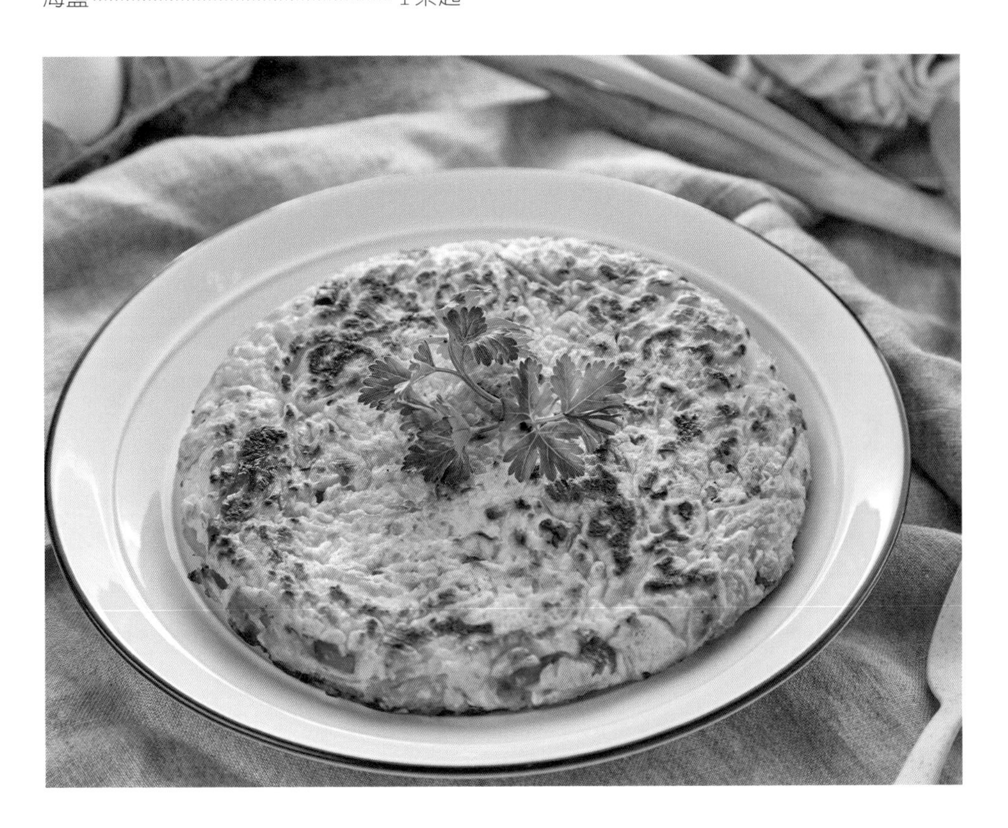

全麥野菇蛋餅

約 300 大卡 / 份

食材

全麥蛋餅皮……1張
雞蛋……1顆
舞菇……100公克，剝碎
特級初榨橄欖油……1茶匙
黑胡椒……少許

作法

1 將雞蛋打散，放入舞菇、少許黑胡椒攪拌均勻。
2 於平底鍋注入橄欖油，倒入蛋液，鋪上蛋餅皮。煎熟後翻面捲起即可。

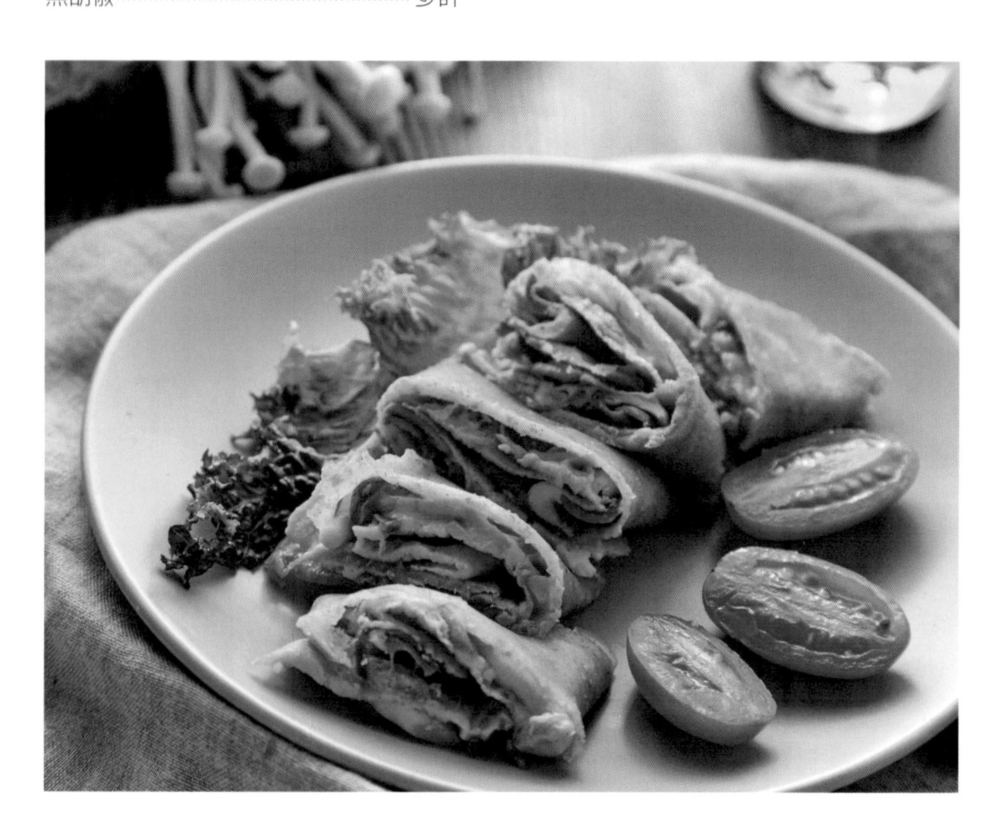

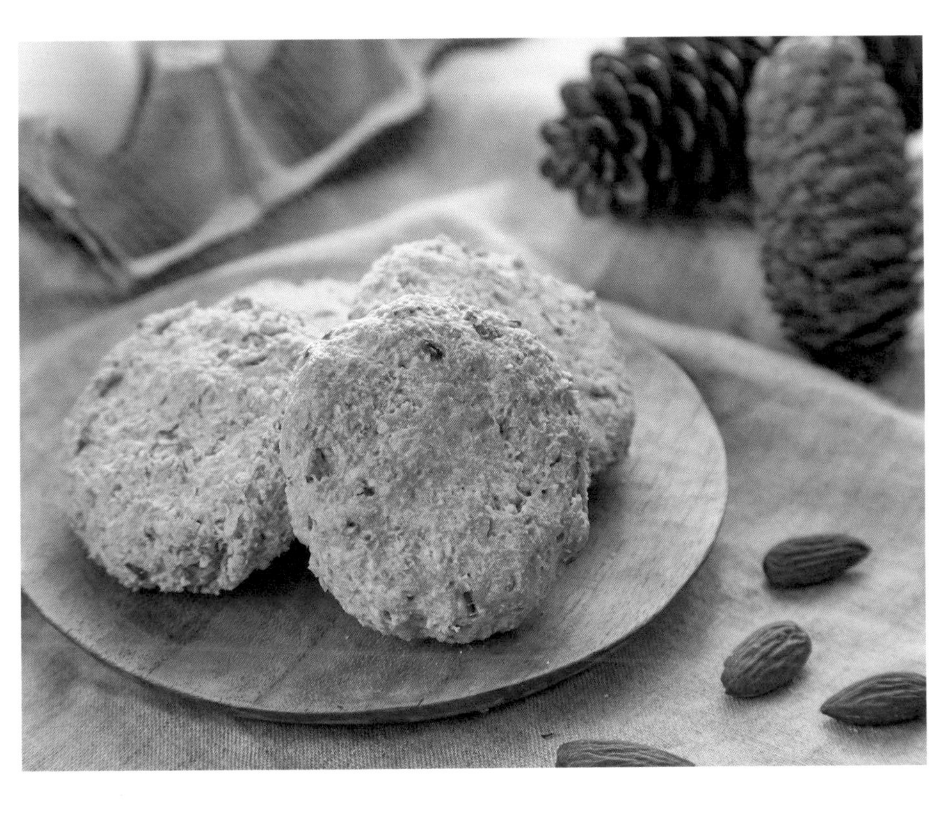

堅果燕麥餅乾

4 人份，約 160 大卡 / 份

食材

大燕麥片……60公克
低筋麵粉……60公克
雞蛋……1顆
堅果……10公克
奶油……15公克
赤藻醣醇……少許

作法

1 將烤箱預熱至180度。
2 將所有材料放入碗中拌勻。將麵團均分成4份，置於鋪有烘焙紙的烤盤上，整形成4個圓餅狀。
3 放入烤箱烘烤10-15分鐘即可。

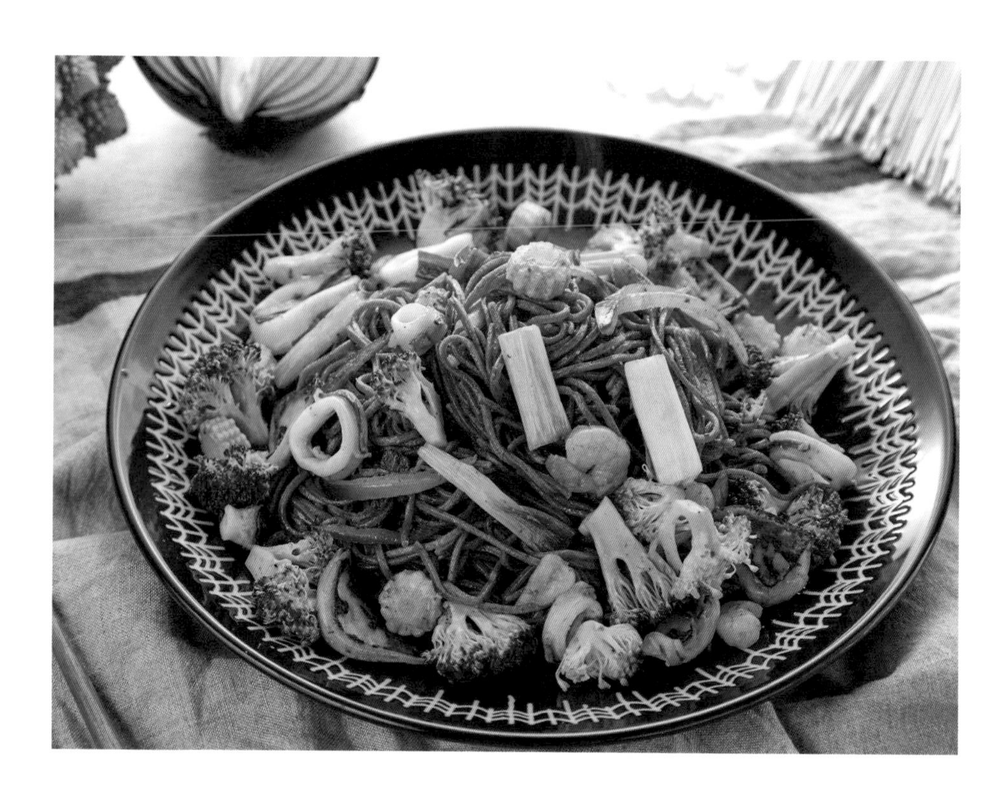

海鮮時蔬炒麵

約 400 大卡 / 份

食材

中卷……1尾，切小圈
蝦仁……8 尾，去腸線
花椰菜……50公克，切小朵
玉米筍……20公克，切小塊
蕎麥麵 / 烏龍麵……100公克
大蒜……1瓣，切碎
洋蔥……¼顆，切絲
青蔥……1根，蔥白＋½青蔥切段、½青蔥切細
水 / 高湯……100毫升
海鹽、黑胡椒、香油……少許

作法

1 熱鍋注油，加入大蒜、洋蔥、蔥段炒香。放入中卷、蝦仁炒至半熟，取出備用。
2 將花椰菜、玉米筍、麵條放入鍋中拌炒，加入水 / 高湯煮滾。
3 將海鮮放回鍋中拌炒均勻，以海鹽、黑胡椒、香油調味，起鍋前撒上青蔥即可。

泡菜豆腐鍋

約 250 大卡 / 份

食材

嫩豆腐	半盒，切塊
泡菜	50公克
金針菇	50公克
雞蛋	1顆
洋蔥	¼顆，切絲
大蒜	1瓣，切末
青蔥	1根，切細
高湯	250毫升
海鹽	少許

作法

1. 於湯鍋注油，加入洋蔥、大蒜爆香。接著加入泡菜、金針菇拌炒。
2. 加入高湯煮滾，放入嫩豆腐。以海鹽調味，加入雞蛋、撒上蔥花即可。

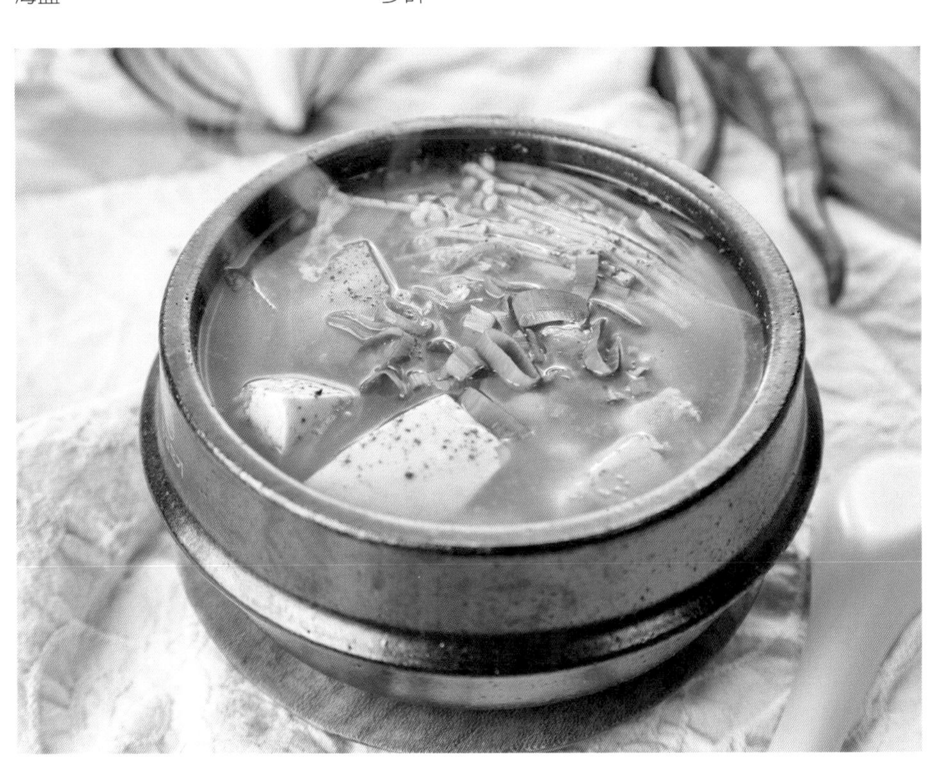

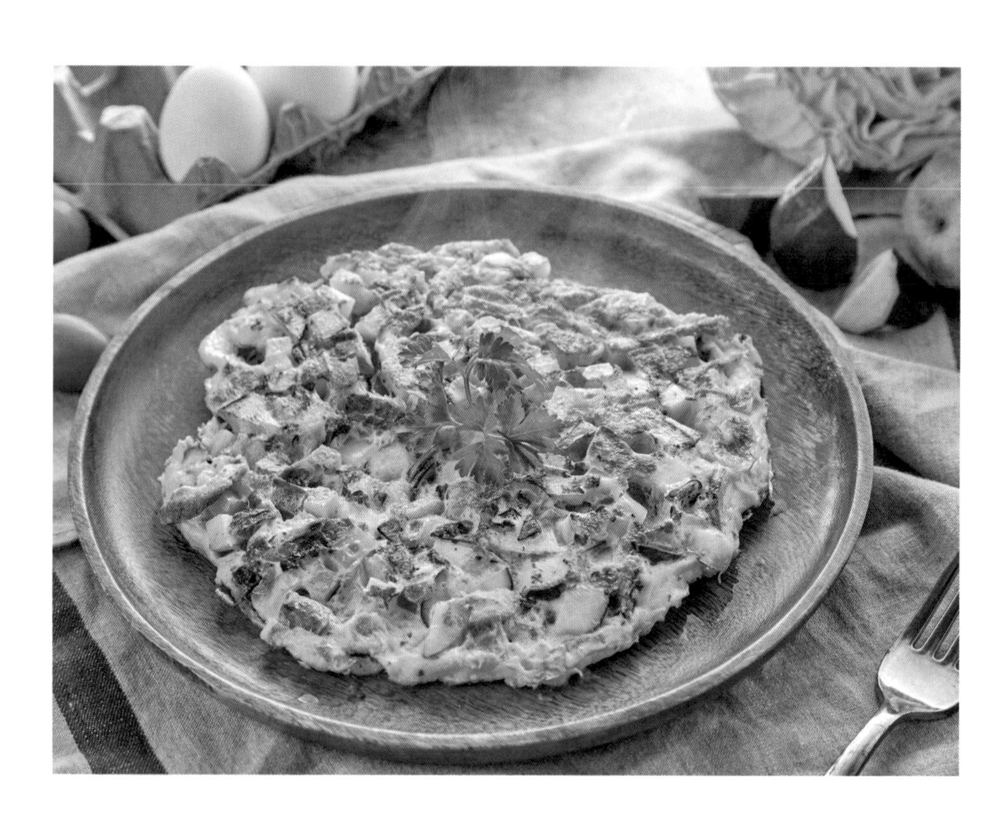

馬鈴薯蔬菜蛋餅

約 500 大卡 / 份

食材

- 雞蛋……3顆
- 馬鈴薯……90公克，切小丁
- 綠櫛瓜……25公克，切小丁
- 大番茄……25公克，切小丁
- 黃甜椒……25公克，切小丁
- 黑木耳……25公克，切碎
- 新鮮巴西里……少許，切碎
- 海鹽、橄欖油……少許

作法

1. 於平底鍋注油，放入馬鈴薯丁炒熟，取出備用。
2. 將雞蛋打散，加入馬鈴薯丁、蔬菜丁、黑木耳、巴西里、海鹽混合均勻。
3. 於熱鍋中注油，倒入混合的蛋液煎熟即可。

越式蔬菜豆腐河粉

約 400 大卡 / 份

食材

濕糙米河粉……50克
紅蘿蔔……20克，切絲
洋蔥……¼顆，切絲
豆腐……半盒，切塊
水煮蛋……1顆
萵苣……80克
青蔥……1根，切段
水……300毫升
黑胡椒、海鹽、香油、香菜……少許

醬汁

大蒜……1瓣，切碎
辣椒……⅓根，切碎
白醋……½茶匙
魚露……1茶匙
檸檬汁……¼顆
水……1茶匙

作法

1. 醬汁：將大蒜、辣椒、白醋、魚露、檸檬汁、水混合備用。
2. 將300毫升水煮沸，放入河粉、紅蘿蔔、洋蔥煮熟。加入豆腐、水煮蛋、萵苣，蓋上鍋蓋悶熟。
3. 以黑胡椒、海鹽、香油調味。最後加入蔥段、淋上醬汁，放上香菜即可。

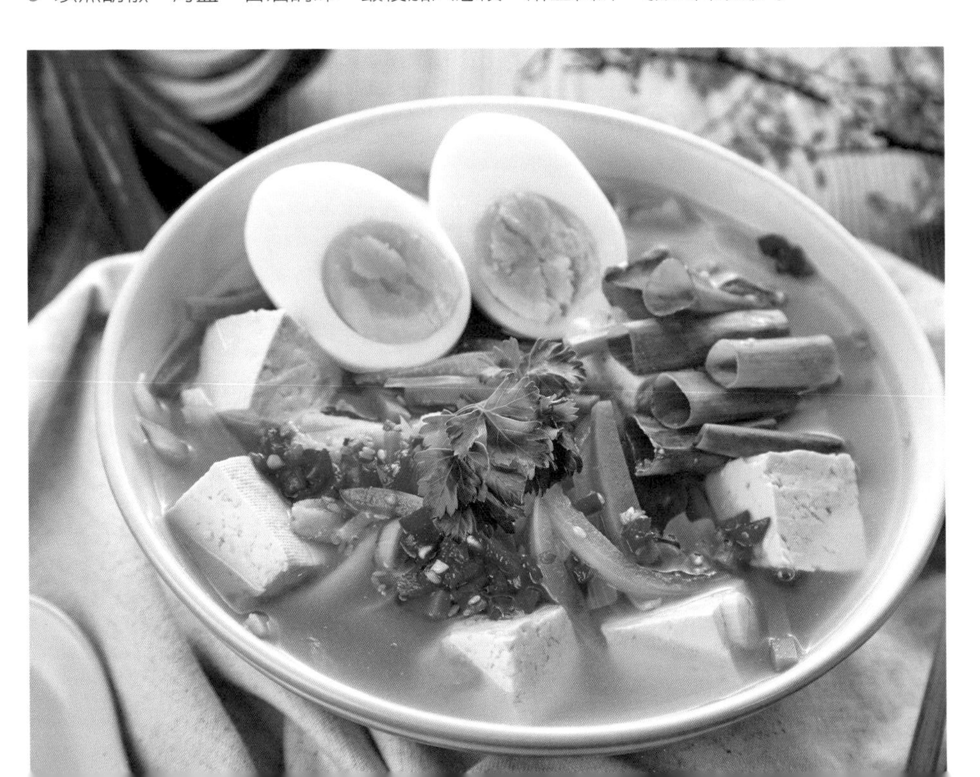

墨西哥蔬菜捲餅

約 500 大卡 / 份

食材

墨西哥餅皮……1片
芹菜……35公克，切小丁
玉米筍……35 公克，切小丁
黑木耳……30公克，切絲
雞蛋……1顆
乳酪絲……35公克
大蒜……1瓣，切末
特級初榨橄欖油……1湯匙
海鹽、黑胡椒、義大利綜合香料……少許

作法

1 將雞蛋打散，加入少許海鹽、黑胡椒調味。
2 熱鍋注油，加入大蒜爆香，放入蔬菜丁、黑木耳炒熟。
3 倒入蛋液，將蔬菜和蛋液混合拌炒備用。
4 取平底鍋，以小火微烤墨西哥餅皮。
5 放上蔬菜炒蛋、撒上乳酪絲和義大利綜合香料，捲起即可。

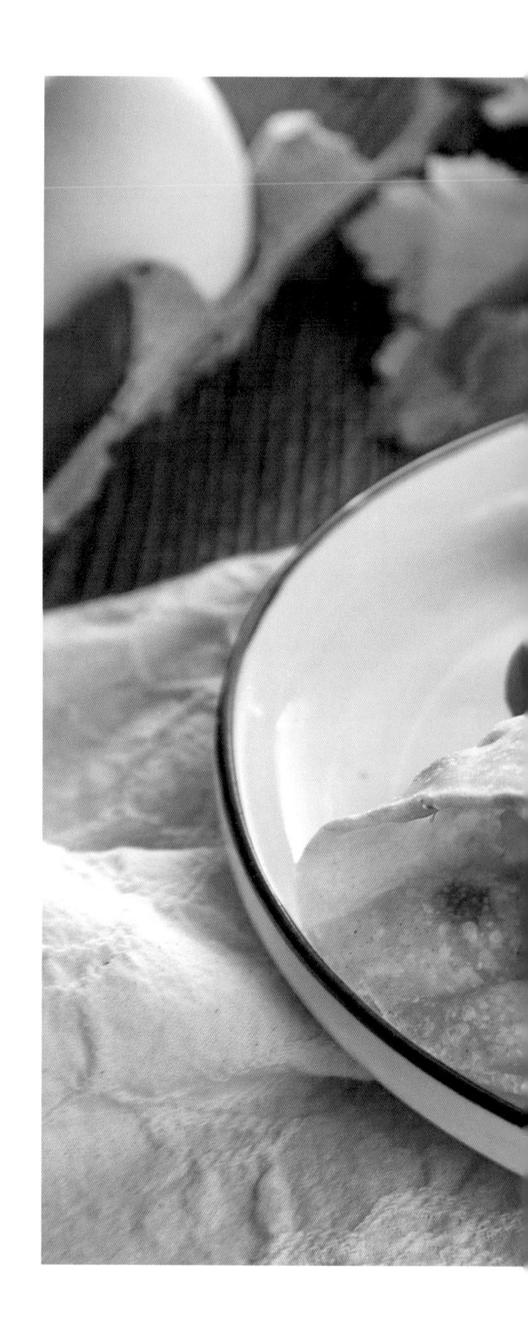

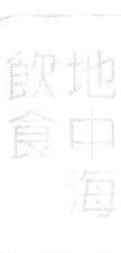

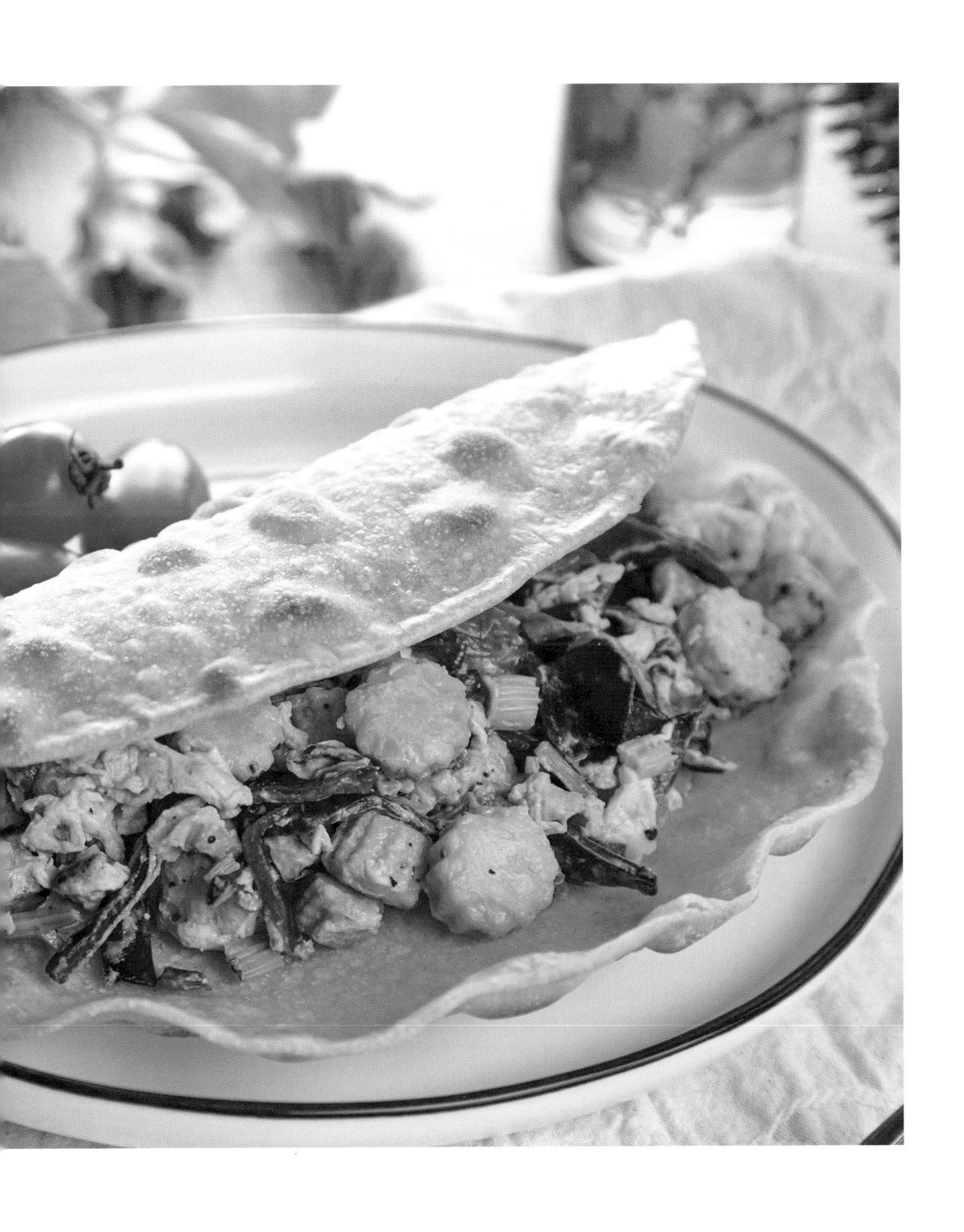

最容易
遵循飲食法

168、186、204 各種數字的
間歇性斷食

間歇性斷食法（Intermittent Fasting）的執行種類繁多。以168間歇性斷食為例，意指每天的24小時裡，持續16小時禁止攝取含熱量食物、其餘8小時可以吃含熱量食物，無需計算熱量。亦可稱為「限時飲食法」（Time-Restricted Feeding，TRF）。

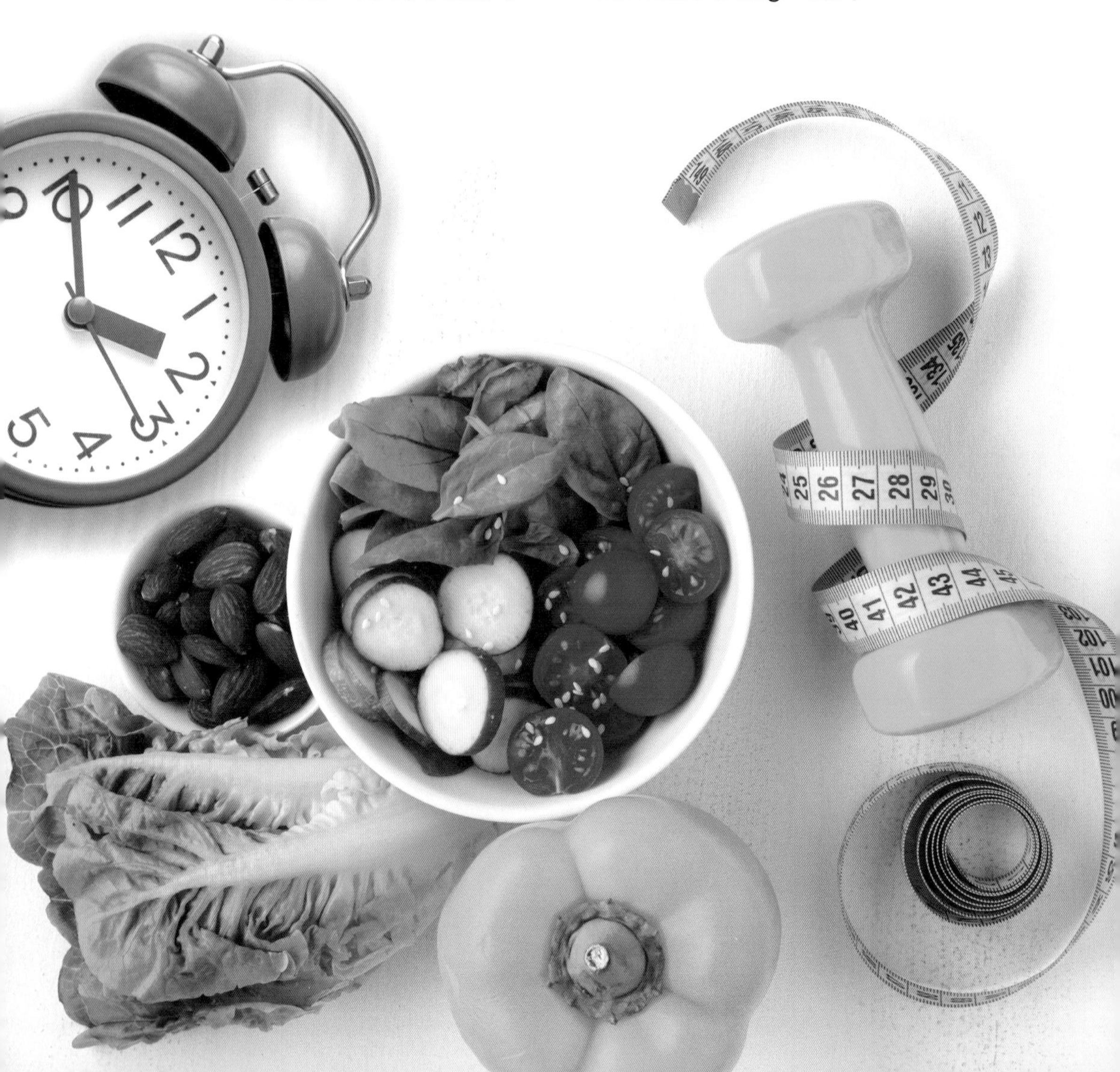

減重原理

改變細胞的能量使用來源

血液中的葡萄糖於正常用餐後會被當作首要的能量來源。當葡萄糖使用完畢，細胞會開始分解儲存於肝臟中的肝醣（Glycogen，葡萄糖在體內的儲存形式），禁食約10-14小時後肝醣會被用盡。此時脂肪細胞會開始動員，將三酸甘油酯（Triglycerides）水解成游離脂肪酸（Free Fatty Acids），釋放到血液循環中帶到肝臟，接著肝細胞再利用這些脂肪酸產生酮體（ketone bodies）：乙醯乙酸（acetoacetate）、β-羥基丁酸（β-hydroxybutyrate），提供給體內大部分的細胞作為能量來源。眾所矚目的消耗脂肪這件事，就這麼發生了[1]！

自然地減少熱量攝取

研究發現雖然限時飲食法在執行過程中，沒有要求限制食物的種類與份量，然而參與實驗的受試者每日平均攝取的總熱量皆減少約20%。許多臨床試驗都有發現，受試者經常會偏向實驗目的，自發性地改變原本的行為。這個試驗的參與者多數是女性，當她們知道自己正在參與減重試驗，自身的行為可能會傾向少吃或選擇更健康的食物。然而，在現實情況和其他試驗中，並未出現一致性的結果。許多人在執行1-2個月168間歇性斷食後，體重毫無動靜或是變胖。因此，想要真正達到減重目的，全面性調整生活模式與食物選擇還是必要的[2]。

正確執行方式

循序增加禁食時間

無法長時間禁食的朋友，例如：容易感到頭暈、飢餓感過重，建議緩慢地延長時間。禁食時間可以從12小時開始，逐漸增加到16小時。換言之先從1212斷食開始，進階到1410斷食，最後再到168斷食。如果能夠馬上適應，可以直接從禁食16小時開始，甚至將時間延長到18小時/186斷食。然而建議最多禁食18小時。因爲若是極端地執行到20小時/204斷食，很容易每天只吃1餐，變成過度節食的狀態，長期下來可能會造成負面影響。

不吃晚餐效果比較好

建議可以省略晚餐，從原本每日3餐改成2餐的模式。由於目前研究發現，於較早時段執行的限時飲食法，最好可以在下午4點前完成。換言之於8：00-16：00的時段執行，效果會比12：00-20：00的時段好。因爲較早的時段能夠配合生物晝夜節律，對於調節體內賀爾蒙平衡比較有幫助。此外，白天的活動量通常比較大，對於能量消耗會更有利。研究確實也發現於較早時段執行的限時飲食法，對於降低體重、血漿三酸甘油酯、餐後和空腹血糖的效果，比起較晚時段執行的限時飲食法更顯著[3]。此外，根據新聞報導，日本藝人木村拓哉全家都在下午3點左右便吃完晚餐，難怪全家人的身材都保持得很好。

過去也有試驗探討在每日攝取相同熱量的條件下，早餐與晚餐的熱量不同，對於體重和腰圍的影響。這項實驗總共邀請到93名肥胖/超重女性（年齡介於30-57歲、BMI平均爲32.4），她們被隨機分到2個攝取相同熱量（1400大卡）的減肥組。

早餐豐富組（BF）：早餐700大卡、午餐500大卡、晚餐200大卡

晚餐豐富組（D）：早餐200大卡、午餐500 大卡、晚餐700 大卡

進行為期12週的飲食介入實驗後發現，早餐豐富組的體重和腰圍減少幅度更大（BF組體重平均減少8.7 公斤、腰圍平均減少8.5公分；D組體重平均減少3.6公斤、腰圍平均減少3.9公分）。此外，三酸甘油酯也有顯著性地降低，平均下降33.6%。在飢餓評分方面，早餐豐富組的平均飽腹感評分亦有明顯提升[4]。

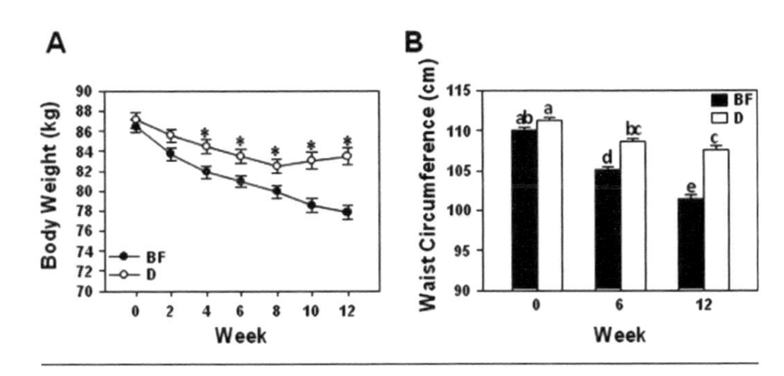

FIGURE 1 Body weight and waist circumference in the BF and D groups. (**A**) Body weight was recorded every 2 weeks for 12 weeks and (**B**) waist circumference was measured at the beginning, after 6 weeks and at the end of the experiment. Values are means ± SE; BF, breakfast group; D, dinner group; *denotes $P < 0.05$; Different letters denote significant difference $P < 0.05$.

© Obesity (Silver Spring). 2013 Dec;21(12): 2504-12.High caloric intake at breakfast vs. dinner differentially influences weight loss of overweight and obese women

注意事項

執行間歇性斷食的過程中，切忌吃太少。若每日攝取的熱量低於1200大卡，大約經過2週時間，代謝率會下降15%。可能也會有維生素、礦物質等微量營養素不足的風險。當低熱量飲食持續過久，一旦恢復正常飲食，代謝率將不容易於短期恢復，反而可能會形成易胖體質。

這項試驗結果同時符合生物晝夜節律對於能量代謝的影響。早上的攝食產熱效應（DIT）會高於下午或晚上。因此若可以減少晚餐的熱量攝入，會比減少早餐更有利於減重。

此外要特別提醒患有葡萄糖耐受不良、第二型糖尿病的族群。過去有研究發現，第二型糖尿病患者如果未吃早餐，其午餐和晚餐後的血糖值會高於有吃早餐的時候。這個現象稱作「次餐效應」。因此如果有血糖問題的朋友，還是建議要認真吃早餐，才能有助於控制血糖。

嫚嫚的營養減重教室

我曾經遇過一位作息不正常、經常要跟拍廣告到半夜的化妝師前來諮詢。她表示自己每天都吃很少，大約不到1個便當，然而體重卻不停增加。經過一陣子的飲食調整，體重雖然穩住、沒有繼續上升，卻還是難以下降。這種情況就是屬於生物晝夜節律被打亂，導致體內賀爾蒙不平衡，進而影響體重的案例。我後來只能建議她調整工作時間、維持正常作息，體重才有機會繼續減少。

此外，我有許多減重班學員沒有吃早餐的習慣。其中幾位表示，由於省略早餐所以有執行168斷食，我詢問效果如何，他們表示體重沒變、有些甚至似乎變胖了！因此，**在對的時間執行、攝取對的食物**真的很重要。

禁食前吃固體蛋白質食物

固體的蛋白質食物比較能夠增加飽足感。由於液體的胃排空速度比固體快，因此可以提供的飽足感有限。爲了幫助熬過長時間的禁食，建議選擇水煮蛋、毛豆、香煎鮭魚、鯖魚、雞胸肉、板豆腐、豬瘦肉等富含蛋白質的固體食物。如果希望加快看到減重成效，盡量避免選擇加工過的紅肉食物，例如：培根、火腿、熱狗、香腸、臘腸、肉鬆等。

此外，還有其他營養素以及含有脂肪或水溶性膳食纖維的食物，也能夠幫助延緩胃排空的速度。例如：酪梨、無調味堅果種籽、燕麥、奇亞籽、洋車前子。

每天攝取充足水分

每日需要攝取的水分建議以體重（公斤）X40（毫升）來計算。例如：80（公斤）X40（毫升）＝3200毫升。將總攝取量分配在1天內喝完，但是每小時不可以超過1000 毫升。水分包含食物中的液體水，例如：湯、茶、咖啡、豆漿、牛奶。然而禁食期間只能飲用無熱量、無糖的茶飲、黑咖啡、氣泡水等。

常見失敗原因

食物選擇沒有節制

在間歇性斷食的研究中，對於限時飲食法的執行方式，確實只有簡單描述將進食時間控制於8小時內，沒有提出熱量限制的條件。然而這種飲食策略對於體重的影響很小，很多甚至沒有減重的效果。實際的執行方式，還是需要挑選正確的食物。最好可以做到不吃加工食品、含糖食物和飲料，才有機會成功減重。

進食時間報復性飲食

許多朋友在執行168斷食期間會出現特殊的心理狀態。他們會格外珍惜進食的8小時，開始大吃特吃！因此執行一段時間後反而變胖了。這裡提醒想要嘗試斷食的朋友，還是要維持正常食量，才有可能成功。

其他間歇性斷食法

5：2輕斷食（5：2 diet）

每週7天內選擇不連續2天執行斷食，常見作法會選擇星期一、星期四。這2天需要將熱量攝取控制在男性600大卡/日、女性500大卡/日，其他5天的飲食內容無任何限制。依照這種執行方式，每週平均可以減少攝取約20-25%總熱量，屬於較溫和的減重方式。在試驗中也有較多受試者能夠成功執行。

500大卡的食物範例：便利商店三明治（約300大卡）＋全脂鮮乳290毫升（189大卡）

隔日禁食（Alternate-day fasting）/隔日改良禁食（Alternate-day modified fasting）

每週3-4天執行禁食，簡單來說就是第1天吃、第2天不吃、第3天吃、第4天不吃這樣的規律。隔日改良禁食指的是，禁食日只能於2小時內攝取25%熱量（約500大卡）的食物、非禁食日的飲食內容和份量可以完全不受限制。

嫚嫚的營養減重教室

上述兩種間歇性斷食法都是有經過人體試驗的減重方法，短期（2年）內執行的安全性都沒問題。5：2輕斷食相對容易執行，從試驗中可以看到順利完成的人數比例較高。隔日禁食雖然是所有間歇性斷食法中減重成效最好的，然而卻最不容易執行，未來的復胖率也很高。

週一斷食

在日本有一位針灸師——關口賢，出版《週一斷食計畫[5]》的書籍進行推廣。這種方式類似間歇性斷食，不過除了斷食還需要搭配一週飲食菜單執行。例如週一是斷食日、週二到週五是良食日（建議只吃蔬菜、水果、優格）、週六和週日是美食日，可以隨意吃。這個方式雖然不需要計算熱量，然而是否可以持續執行也是個問題。此外，發明者爲針灸師（非醫師），只有在診所針對患者做過試驗，沒有眞正的臨床數據，因此會建議如果眞的想嘗試，短期執行1-3個月就好。

	早	午	晚
週一 不食	斷食	斷食	斷食
週二 良食 （回復餐）	回復餐or 當令水果與優格	回復餐or 只吃配菜	・蔬菜湯 ・沙拉 ・蒸煮蔬菜 ・以蔬菜爲主的料理 可飲酒
週三 良食	當令水果與優格	只吃配菜	・蔬菜湯 ・沙拉 ・蒸煮蔬菜 ・以蔬菜爲主的料理 可飲酒
週四 良食	當令水果與優格	只吃配菜	・蔬菜湯 ・沙拉 ・蒸煮蔬菜 ・以蔬菜爲主的料理 可飲酒
週五 良食	當令水果與優格	只吃配菜	・蔬菜湯 ・沙拉 ・蒸煮蔬菜 ・以蔬菜爲主的料理 可飲酒
週六 美食	個人喜好的食物	個人喜好的食物	・個人喜好的食物 可飲酒
週日 美食	個人喜好的食物	個人喜好的食物	・個人喜好的食物 可飲酒

資料來源：《週一斷食計畫》

軍隊飲食（military diet）

軍隊飲食在韓國曾經於2018年受到熱烈討論，因爲號稱按照食譜進食一週可以減去4.5公斤，還可以吃冰淇淋。乍聽之下好像很厲害，不過看到食譜和執行方式，我都想放棄了！因爲這是類似短期低熱量的減重方法，並且營養攝取不是很均衡，不適合長期執行。執行方式是第1-3天按照食譜進食，控制每日熱量攝取不能超過1000-1400大卡，第4-7需要執行健康飲食熱量，每天控制在1500大卡以內。

這種飲食法最多建議執行1週。例如下週參加婚禮需要擠進禮服，想要加速瘦身就可以嘗試。超過1週有可能會營養不良，因此不建議。此外，這種飲食法和軍隊或軍人飲食其實沒有什麼關係，如此命名可能只是爲了有吸睛力而已。

	第1天	第2天	第3天
早餐	1片全麥吐司 2匙花生醬 1杯含咖啡因的黑咖啡／茶 ½顆柚子	1片全麥吐司 1顆雞蛋 ½根香蕉	5片蘇打餅乾 1顆蘋果 1片切達起司（cheddar cheese）
午餐	1片土司 ½罐鮪魚罐頭 1杯含咖啡因的黑咖啡／茶	5片蘇打餅乾 1顆雞蛋 1杯茅屋起司（cottage cheese）	1片全麥吐司 1顆雞蛋
晚餐	85公克肉（任何肉類皆可） 1顆小蘋果 ½根香蕉 1杯青豆 1球香草冰淇淋（約250毫升）	2根熱狗 100公克綠花椰菜 50公克紅蘿蔔 ½根香蕉	½根香蕉 1罐鮪魚罐頭 1球香草冰淇淋（約250毫升）

800大卡間歇性斷食X低碳地中海飲食[6]

這個飲食方式是由英國的麥克·莫斯里醫師（Dr.Michael Mosley）與克萊爾·貝利醫師（Dr.Clare Bailey）夫婦大約於2014年開始寫作進行推廣的飲食法。由於麥克·莫斯里醫師於2012年發現自己罹患第二型糖尿病，因此開始研究間歇性斷食的好處。他自己透過5：2斷食法減去9公斤，也讓血糖指數恢復正常。

飲食執行方式

- 第一階段：連續2-12週，每日攝取800大卡，直到接近體重目標。
- 第二階段：採取新式5：2斷食法。每週選擇不連續2天、每日攝取800大卡熱量，其他5天則遵循地中海飲食原則。
- 第三階段：以低碳地中海飲食搭配限時進食法。將每日進食時間控制在12-14小時內，其餘時間不再進食，以此方式維持體重。

嫚嫚的營養減重教室

這種飲食方式，在我看來會有幾個問題：

1. 每日熱量攝取低於800大卡屬於極低熱量飲食。如果沒有專業的飲食指導和監測，可能會有營養素攝取不足，或是產生低血糖、暈眩等問題。此外，透過這種方式快速減重，也會越快遇到停滯期，並且預估復胖的機率更大。
2. 每日熱量攝取不到1200大卡，只要2週的時間就能導致代謝率下降，長期來說可能會有負面影響。此外，低於800大卡的飲食研究尚缺乏長期的實驗數據，因此不建議輕易嘗試。
3. 每日攝取800大卡的食物份量真的不多。許多男性應該無法接受每天只能少量進食的生活。食物的準備也不容易執行，這點國外專家也有過執行不易的評論。

綜合以上分析，建議大家如果想要靠自己減重，不適合採取這麼極端的飲食方法。

減重成效

減重效率

隔日斷食 > 5：2輕斷食 > 168間歇性斷食

從減重效率來看，168在間歇性斷食法中屬於效果最差的。從大部分的研究看來，減重成效主要來自於隔日斷食，其次是5：2輕斷食的方式。

減重比率

從27個臨床試驗、總計944人的系統性分析來看，執行時間最短2週、最長52週，體重降幅為0.8-13.0%[7]。需要注意的是在這27個試驗當中，只有4個採用限時性斷食。根據這4個試驗的結果來看，體重平均降幅為2.675%。以90公斤的人換算，大約可以減少2.4公斤。

此外，其中的16個臨床試驗，執行時間為2-12週，結果顯示BMI平均下降4.3%，中位數為33.2 kg/m^2。在執行時間超過4週的試驗統計，可以發現腰圍減少3-8公分。

其他好處（限於部分人體試驗發現）

- 血糖影響：減少胰島素阻抗、增加胰島素敏感性、改善空腹血糖值。
- 血脂影響：減少低密度脂蛋白（LDL）、總膽固醇（TC）、三酸甘油酯（TG），提升高密度脂蛋白（HDL）。
- 血壓影響：降低血壓。
- 發炎反應：減少發炎反應。

嫚嫚的營養減重教室

從部分實驗可以看到上述好處，然而也有部分實驗的結果未顯示改善。我們可以試想一個現實情況，在抽血檢查前，大多都會要求空腹8-12小時，這段時間與讓體內激素平穩是相同的道理。因此看到血糖、血壓、血脂的指標有所改善，可能是暫時性的結果，未來還需要更多實驗才能驗證這些好處。

適用時間

建議1-3年。目前間歇性斷食尚缺乏長期研究，最長的實驗觀察期爲36個月。

嫚嫚的營養減重教室

執行時間或許可以參考伊斯蘭教的齋戒月。在齋戒月期間，從黎明到日落前（約13小時）需要禁水、禁食為期1個月。並且這項傳統已經流傳幾個世紀，目前也沒有研究發現會對健康造成負面影響。因此限時性間歇性斷食或許也可以長期執行。

適用對象

適合族群

- **健康成人、無疾病的過重/肥胖者**：特別是飲食習慣可以適應每日兩餐，以及上班時間爲正常日班制的人。
- **糖尿病肥胖者**：由於飲食內容需要配合藥物調整，請與醫師或營養師討論評估後才可以執行。因爲目前許多間歇性斷食的研究對象正是以糖尿病肥胖者爲試驗者，對於體重、血脂、血糖指標也有正面影響。

不適合族群

- **工作勞動力大的族群**：每日需要較多能量，食物攝取不足容易沒力氣、頭暈。
- **孕婦、哺乳期女性**：通常會建議控制體重上升速度，不會建議進行減重。
- **妊娠糖尿病**：目前有病例報告發現血糖和情緒能獲得控制[8]。不過需要密切配合醫師或營養師的治療才可以考慮執行。
- **青少年、兒童**：發育階段不適合減少飲食量進行減重。
- **消化道疾病、有疾病史**：長時間空腹可能會加劇胃痛、胃部不適、胃潰瘍、十二指腸潰瘍、其他消化道疾病問題，或是有復發的危險。
- **生理期**：生理期的身體不適困擾著許多女性。這段期間希望可以好好休息、暫停減重。伊斯蘭教的齋戒月也允許生理期女性不需要執行禁食活動。
- **飲食失調**：容易暴飲暴食的人很不合適執行。因爲無法控制好在8小時限時進食的食物量，即便執行可能也無法看到成效。
- **年長者**：需要考慮情況使用。有研究顯示間歇性斷食會增加四肢肌肉的流失量。每個人從40歲開始肌肉量就會逐年流失，在沒有飲食和運動的刺激下，容易引起肌少症。因此不建議有肌少症風險的年長者使用。
- **有膽結石病史的族群**

復胖率

許多研究發現試驗終止後，受測者的體重都有恢復，因爲不容易堅持。因此建議執行期間，還是需要培養正確的飲食觀念與習慣。針對齋戒月族群的體重觀察發現，完成齋戒月時體重會稍微下降，不過在1個月恢復原本的飲食後，體重幾乎都會回到之前的狀態。

輔助工具

執行期間需要多注意飲水量。建議可以下載提醒喝水的App，提醒自己補充水分。目前有許多App可以幫助提醒和安排計畫，也可以自行設定手機鬧鐘提醒。

168斷食
間歇性斷食追蹤器，Fasting

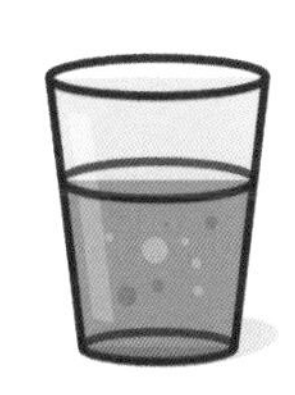

喝水時間
健康喝水提醒助手

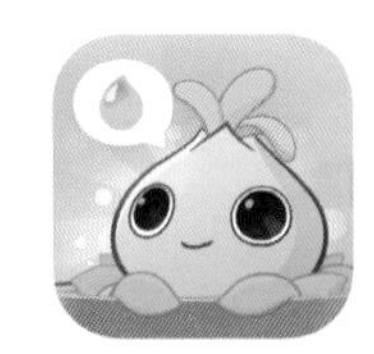

Plant Nanny²
植物保姆² 喝水提醒

副作用與處理方式

在能力範圍內執行限時性飲食都是安全的，不太會有副作用的問題。

一週餐食建議

- 控制進食時間，建議執行時段爲08：00-16：00。
- 餐食內容建議可參考地中海飲食（頁68）、不限制熱量的彈性素食（頁116）或是211餐盤法（頁182）。

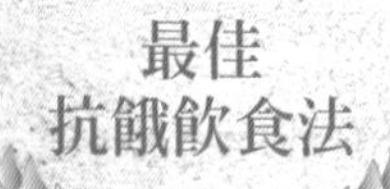

不用餓肚子也能瘦的
生酮飲食

生酮飲食（Ketogenic Diet）在一百年前是用來治療兒童癲癇（Epilepsy）以及胰島素問世前的糖尿病飲食策略。然而由於研究發現執行生酮飲食會有減輕體重的副作用，因此在近20年來受到廣大關注。藉由攝取脂肪來燃燒脂肪的概念，讓身體模擬禁食狀態的代謝方式，不用承受飢餓感就能夠減輕體重。

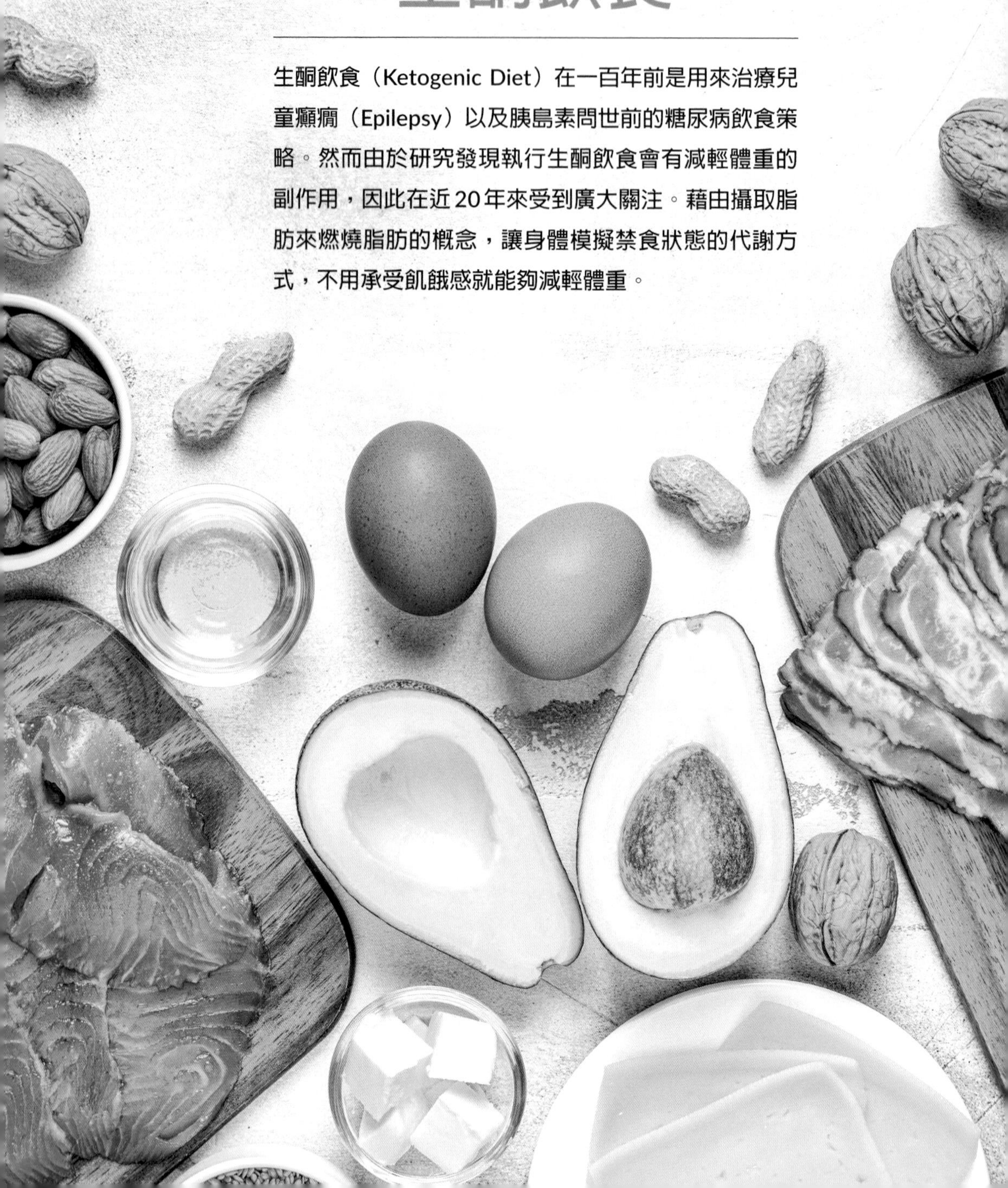

減重原理

提供飽足感，減少食慾

生酮飲食攝取的脂肪量高達75-80%，加上適量蛋白質10-15%，以及極少量碳水化合物5-10%。由於大量脂肪會減緩胃排空速度，可以提供長時間的飽足感。此外亦可減少胰島素（Insulin）和飢餓素（ghrelin）的分泌，導致食慾降低[1]。可以不用忍受挨餓，以比較無痛的方式減少進食。

嫚嫚的營養減重教室

飲食中含有如此大量的脂肪確實能夠很好地提供飽足感。然而研究中發現，許多受試者因為副作用[2]的關係，以及無法克制想吃碳水化合物的慾望，導致無法持續堅持。

剛開始瞭解生酮飲食的時候，我真的也很想親身嘗試。不過看到相關副作用竟然有口臭和便秘，我就瞬間熄火。此外，台灣有各種美食小吃，加上碳水化合物是從小吃到大的食物，要如此用力地拒絕，我認為實在太困難，反而會造成額外的心理壓力。

生酮飲食常見副作用

口臭、便秘、噁心、嘔吐、食慾下降、脫水、低血糖、頭痛、疲勞、抽筋，亦可稱為酮流感（Keto flu）。比較嚴重的副作用可能有肝炎、胰腺炎、高尿酸血症、低鎂血症和低鈉血症。

燃燒脂肪產生酮體

人體在攝取極少量碳水化合物的情況下，體內主要的能量供應來源會由代謝脂肪酸產生的酮體（Keto body）取代原本的葡萄糖，這個狀態稱作營養性酮症*。此時血液中的酮體值會達到約0.5-3毫莫耳（mM）。這樣的代謝循環會增加體脂肪的消耗，並且酮體也會產生壓抑食慾的作用。

營養性酮症（Nutritional ketosis）

藉由飲食調整增加血液中的酮體值，不同於發生在糖尿病患的酮酸中毒。糖尿病患由於體內缺乏胰島素作用，會導致血糖（>240 mg/dL）與酮體（>20 mM）同時升高。此時血液的酸鹼值會降低（pH<7.3），稱作**酮酸中毒**。處於這個狀況會有死亡風險，必須立即就醫治療。此外，在禁食、飢餓或運動後可能也會提高血液中的酮體值（1-4 mM）。這種現象稱作**生理性酮症**，意指人體正在燃燒脂肪的狀態。

體內酮體升高的 3 種情況[3]

	血中酮體濃度	血醣是否升高	誘發因素
營養性酮症	0.5-3.0 mM	否	改變營養素的攝取比例：脂肪提高、醣類降低
生理性酮症	1.0-4.0 mM	否	禁食、飢餓或運動
酮酸中毒	>20 mM	血糖>240 mg/dL	胰島素分泌不足

減少胰島素分泌，改變能量使用方式

一般來說，攝取高碳水化合物的食物會提升胰島素分泌，抑制酮體生成，促進脂肪堆積。然而，生酮飲食可以讓胰島素維持在低水平狀態，此時升糖素（glucagon）會提升，促進脂肪組織的脂解酶（Lipase）將脂肪分解，使脂肪酸進入肝臟進行酮體生成作用，接著將酮體視爲緊急發電能量來源，提供給多數細胞使用。此外，體內會開始利用三酸甘油酯和胺基酸，在肝臟進行醣質新生作用，產生內生性葡萄糖，提供給只能使用葡萄糖的細胞使用[4]。這種能量使用的變化，除了能夠增加脂肪分解，亦會提高能量轉換消耗，估計每日可以額外增加400-600大卡能量消耗[5]。

嫚嫚的營養減重教室

過去有多項關於生酮飲食對於肥胖及第二型糖尿病影響的研究發現，這種飲食法確實有助於降低空腹血糖、糖化血色素（HbA1c），並且改善胰島素阻抗。亦有專家指出，肥胖及糖尿病患可以在醫療人員的監督下，適當執行生酮飲食[6]。

然而需要注意的是，生酮飲食在提高能量消耗的研究上，目前發現只有前幾週會明顯增加。之後可能由於甲狀腺賀爾蒙的分泌減少，導致代謝率下降，因而抵銷糖質新生以及脂解生酮作用所產生的代謝能量消耗[7]。

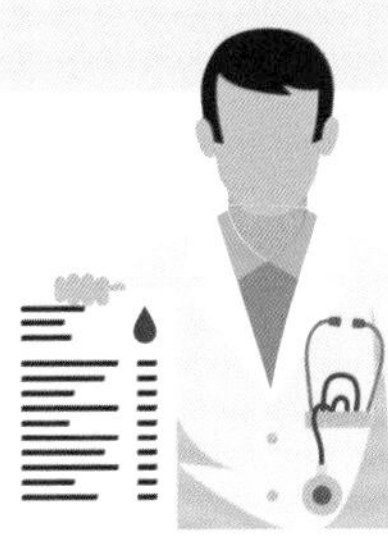

正確執行方式

認識飲食中的碳水化合物（醣類）

爲了達到營養性酮症，醣類攝取量要降低至5-10%。設定這個範圍是因爲每個人可以攝取的碳水化合物總量不同。有些人降低至10%就可以生酮，有些人則需要降低至5%才會生酮，這個現象可能與個體儲存的肝糖總量（400-500公克）差異有關。比較簡單的計算方式是，先將每日「醣類」攝取量限制在20-50公克執行。食物中含有醣類的類別包含全穀雜糧類、蔬菜類、乳品類、水果類。

食物代換表

品名（份）	蛋白質（公克）	脂肪（公克）	醣類（公克）	熱量（大卡）
乳品類（全脂）	8	8	12	150
（低脂）	8	4	12	120
（脫脂）	8	微量	12	80
豆、魚、蛋、肉類				
（低脂）	7	3	微量	55
（中脂）	7	5	微量	75
（高脂）	7	10	微量	120
全穀雜糧類	2	微量	15	70
蔬菜類	1		5	25
水果類	微量		15	60
油脂與堅果種籽類		5		45

資料來源：衛生福利部國民健康署

執行方式

1) 優先排除飲食中的全穀雜糧類，因為很容易不注意就過量攝取。
2) 選擇葉菜類的蔬菜：每日3份（總計15公克醣類）。以煮熟蔬菜為例，每份約半碗-8分滿。
3) 乳製品：可以選擇1杯全脂鮮乳（240毫升，12公克醣類）或2片全脂起司（12公克醣類）
4) 水果：選擇醣份少的莓果類，例如：草莓、藍莓、蔓越莓等。大約1個拳頭份量（15公克醣類）

此外，還要注意飲食中的添加糖類，例如：含糖飲料、各式醬料、加工食品等。執行生酮飲食期間都需要先排除。

選擇生酮需要的食材

營養性酮症的成功關鍵之一，就是要大量提高脂肪來源。食材選擇建議以天然健康的種類為主，避免食品加工物所含的添加糖與添加物。可以自行準備的食材如下：

- **油脂類**：草飼奶油、中鏈三酸甘油酯油（MCT油）、酪梨油、橄欖油、椰子油、亞麻籽油、魚油、酪梨、85%以上黑巧克力等。
- **蛋肉類**：鮭魚、鮪魚、鯖魚、牛肉、豬肉、蛋、雞肉（雞胸肉脂肪量少，不建議選擇）等。
- **堅果類**：無調味杏仁、核桃、開心果、夏威夷豆、葵花籽等。

每天攝取足夠水分

水分攝取量建議以體重（公斤）X40（毫升）來計算每日所需飲水量。例如：80（公斤）X40（毫升）＝3200（毫升），於一天內分配飲用，每小時不可攝取超過1000 毫升。水分攝取亦包含食物中的液體水，例如：湯、茶、咖啡、牛奶等，必須選擇不含添加糖類的飲料補充。由於人體在營養性酮症狀態會增加尿鈉排泄，加上由胰島素水平降低所引起的利尿作用，因此需要做好水分補充。

監測與檢討酮化指數

執行生酮飲食成功與否，需要確認是否達到營養性酮症。建議務必要進行監測，否則很多時候都是自以爲有做到生酮，實際上只是在執行普通的低醣飲食。監測酮體的方式有3種：

- **尿酮**：可以使用藥局販售的試紙檢測。價格最便宜、測量最方便，但是結果最不精確。因爲當身體適應酮症後，尿液中的酮體就有可能消失。尿酮主要測量的酮體爲乙醯乙酸。
- **血酮**：使用血酮機檢測。檢測試紙昂貴、需要扎針採血，但是結果較爲精確。營養性酮症的標準是血酮水平爲 0.5-3.0毫莫耳、血酮中有78%酮體爲β-羥基丁酸。
- **呼吸酮**：檢測計尚未大規模販售，不好購買。呼吸主要測量的酮體爲丙酮。

如果想要短期嘗試，並且不希望花費過多成本，建議可以選擇檢測尿酮。雖然結果未必精確，但是執行期間若有每天測試，至少可以知道是否有產生酮症狀態。假設發現沒有產生酮體，可能需要調整營養攝取比例，將醣類攝取再降低、脂肪攝取再提高。

常見失敗原因

攝取過多蛋白質

許多人以爲只要捨棄澱粉改吃肉類，就是在執行生酮飲食？然而，這種方式很多時候都只能算是高蛋白飲食。人體於24小時內攝取超過30-34公克蛋白質便會刺激胰島素分泌，而胰島素會抑制肝臟產生酮體。此外，如同前面減重原理所提到的「改變能量使用方式」，其中的醣質新生作用——當蛋白質攝取過量，體內產生的葡萄糖會變多，進而抑制酮體生成。

因此生酮飲食建議的蛋白質攝取量爲每公斤體重約1公克，或是將每餐蛋白質控制在30公克以內，並且每日總量不超過140公克。如果每公斤體重攝取超過2公克蛋白質，身體可能就無法順利生酮。

以體重70公斤、每日攝取70公克蛋白質來計算：

1杯牛奶或2片起司含有8公克蛋白質，70公克－8公克＝62公克。
62公克/7公克（每份魚肉蛋類的蛋白質含量）≒9份。
1份肉類約半個手掌心大小、1顆蛋。

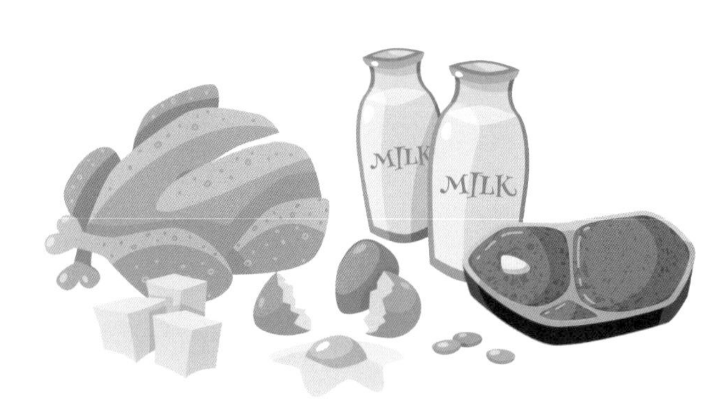

不清楚哪些食物含碳水化合物

大家比較容易認得的醣類食物包含飯、麵、饅頭、麵包等。然而，還有許多不容易被認出是醣類的食物，皆有可能影響進入營養性酮症。

- 全穀根莖類：玉米、地瓜、南瓜、荸薺、馬鈴薯、芋頭、雪蓮豆、紅豆、綠豆、栗子、菱角等。
- 蔬菜類：含醣量較高的洋蔥、紅蘿蔔、牛蒡等。
- 醬料類：含有許多添加糖的烤肉醬、甜辣醬、醬燒、紅燒等。
- 酒類：特別是帶有甜味的水果酒亦含有醣類。

其他身體因素

每個人的身體狀態不同，不表示斷醣或低醣就能生酮。有些人可能需要攝取很高的脂肪量才能生酮；或是正處於慢性壓力、睡眠不好的狀態，這種時候可能會增加壓力性荷爾蒙——可體松的分泌，增加飢餓感與血糖值，導致身體無法進入營養性酮症。因此不一定每個人都適合使用生酮飲食喔！

嫚嫚的營養減重教室

為了使身體產生酮體，個體差異性真的很大。我認識一位醫師朋友，他是藉由斷食方式來產生酮體。然而，以他自行測試的結果發現，斷食時間平均要達到48小時，才會產生足夠的酮體濃度。因此建議想執行的朋友，真的需要進行自我檢測，才能夠知道是否確實達到「營養性酮症」或「生理性酮症」的狀態！

此外也要提醒大家，正確的執行方式很重要。我有認識一位朋友就是執行方式不正確，每天吃肉吃得很開心，最後變得更胖了！

減重成效

減重比率

針對由平均BMI>30的肥胖者所進行的14項臨床試驗薈萃分析數據來看，體重平均可以顯著地減少3.81公斤。在這14項研究中，若以其中8個研究對象為合併有糖尿病的族群來看，體重平均可以顯著地減少7.78公斤[8]。不過這14項數據的研究人數平均都在50人以下（每組低於25人），研究時間大多在6個月內，皆屬於小規模研究。

其他好處

- **控制血糖**

執行生酮飲食3-12個月對於血糖控制的效果較佳。對於糖尿病患而言，糖化血色素（HbA1c）平均可以顯著減少0.5%、HOMA值（胰島素阻抗指標）可以顯著減少0.42%。

嫚嫚的營養減重教室

- 生酮飲食在執行初期的體重減輕速度可能會很快。很大的因素來自尿鈉排泄增加，因此主要減少的是水分。當體內的肝醣量減少，水分亦會減少，因為每公克醣會攜帶3公克的水[9]。
- 雖然在薈萃分析中發現，生酮飲食對於血糖控制有正面影響。然而，這個現象似乎只有在前3-6個月最明顯，6個月後的控制效果比較不明顯。並且這個實驗是針對肥胖或合併有糖尿病的族群，對於其他族群不一定有相同效果。

- **改善血脂**

由實驗爲期4天到長達2年的生酮飲食研究薈萃分析發現，對於糖尿病患者而言，三酸甘油酯平均能夠顯著減少35.12 mg/dL；對於所有患者而言，三酸甘油酯平均能夠顯著減少20.65 mg/dL。

嫚嫚的營養減重教室

雖然在三酸甘油酯有看到改善，不過在總膽固醇、低密度脂蛋白（LDL）則看到上升趨勢。可能還是會增加心血管疾病的風險，需要有更長期的大型研究才能驗證。

「一分鐘健身教室」的創辦人——史考特醫師曾經親身嘗試生酮飲食8週時間，體重從80.3公斤下降至78.3公斤。然而所有的血脂指標皆惡化：總膽固醇、低密度脂蛋白（LDL）、三酸甘油酯升高，高密度脂蛋白（HDL）下降。因此這種飲食法未必真的適合每一個人，建議執行前最好先測量血液生化值。

適用時間

建議3-6個月就好。不過要達到營養性酮症、看到減重效果，至少需要2-6週時間。

不建議長時間執行。因爲長期生酮飲食在過去的癲癇治療研究以及動物實驗皆有看到部分負面影響，包含增加腎結石與骨質疏鬆症的風險，以及增加血液中的尿酸水平（痛風的危險因素）。對於血脂異常可能引起的心血管疾病風險也尚未確立，此外還有可能出現營養缺乏症等[10]。短期治療的研究顯示，未能明顯改善健康人類的記憶力與學習能力[11]。藉由長期使用加強體重減輕效果與保持身體活動的能力仍然未知[12]。

適用對象

適合族群

- **BMI＞30健康者**：以目前多數研究對象來看，皆是針對BMI>30的中度以上肥胖者。不過還是建議至少每3個月量測一次血脂，觀察變化。
- **BMI＞30、合併第二型糖尿病/糖尿病前期**：先說重要事項，一定要在醫師和營養師的指導與監測下才可以考慮執行。目前的生酮飲食人體試驗中，肥胖合併第二型糖尿病是主要研究對象之一。美國糖尿病協會（ADA）於2019 年認可將低碳水化合物飲食當作飲食調整的一部分。從臨床證據來看，透過極低碳水化合物飲食增強血糖控制，以及誘導營養性酮症對於肥胖的第二型糖尿病患者，已經顯示能夠減少降血糖藥的使用。然而ADA亦高度強調這種飲食計畫仍存在長期可持續性的問題，並且於3-6個月後血糖效果會變差，因此需要謹慎考慮[13]。

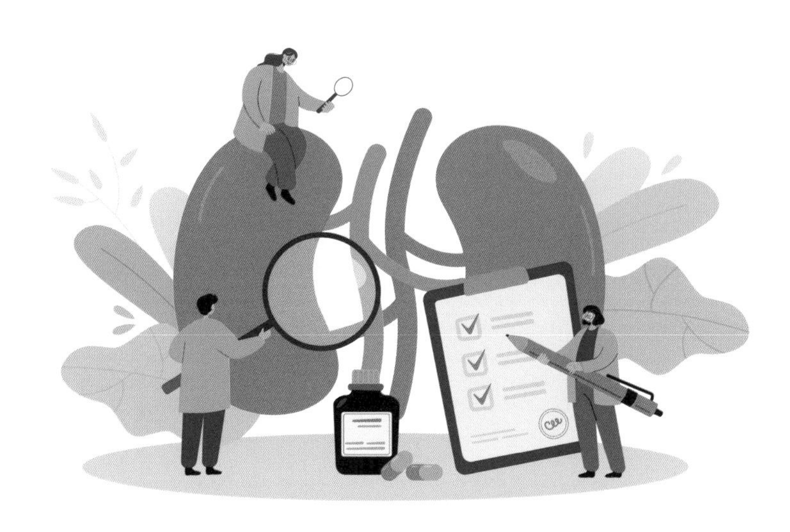

不適合族群

- **孕婦、哺乳期女性**：懷孕婦女爲了提供胎兒生長所需營養，每日醣類建議攝取量爲175公克；哺乳期女性由於產生乳汁會消耗大量醣份，每日建議攝取量爲210公克，因此不建議使用這種方式進行體重控制。
- **青少年、兒童**：正處於發育階段，每日醣類建議攝取量爲130公克，以維持生長發育所需營養，因此不適合以這種方式進行體重控制。
- **消化道疾病、有疾病史**：高脂肪飲食經常引起腸胃道副作用。
- **大於60歲年長者**：從臨床實驗的族群年紀來看，大約爲30-50歲。由於年紀更大的長者會有肌肉流失與消化道能力減弱的狀況，不適合執行高脂飲食。
- **健身族**：雖然少數研究有發現生酮飲食可以減少體脂、保留瘦體組織。然而生酮飲食的蛋白質攝取量，還不足以幫助增加肌肉增長，因此對於想要增肌的族群，可能就不太適合。
- **痛風病史**：許多痛風者亦有體重過重的問題。減重有益於病情控制，然而生酮飲食以動物性蛋白質的食物爲主，容易引發高尿酸問題，可能會加劇發作次數。
- **腎結石病史**：動物性蛋白的攝取量高會增加尿鈣、提高結石產生的機會。過去亦有研究指出腎結石是生酮飲食的不良事件，因此不建議執行。
- **心血管疾病、血脂異常者**：生酮飲食對於血脂還是有大的影響，因此無論是已經有心血管疾病或是可能罹患心血管疾病都不適合。
- **素食者**：生酮飲食的食物選擇本來就不多，對於素食者的選擇就更少。加上透過素食飲食達到生酮非常不容易，因此不適合。

復胖率

少數研究亦發現執行生酮飲食6個月後，體重降幅有趨緩的現象。推測停止生酮飲食、恢復原本的飲食後，復胖率會很高。除非可以接續執行其他健康的飲食模式，才有可能維持減去的體重。

針對復胖問題也有著名的案例。美國有一位生酮飲食名人吉米·摩爾（Jimmy Moore），雖然他從186公斤成功減重至82公斤，然而從2018年的照片可以看到他明顯復胖回原本的模樣。他在網路影片上針對復胖問題的回答是：我的體重確實有上升（應該是上升很多？），不過血液指標還算正常，尤其是C反應蛋白（CRP，測試發炎指數的蛋白質）都很正常。聽到他這樣說，我還是請大家直接觀看影片，比較他執行生銅飲食的前後對照圖，以及於2018年發表演說的狀態吧！

碳水化合物、高脂肪、生酮飲食
低碳美國演說者系列 | 西棕梠灘2018

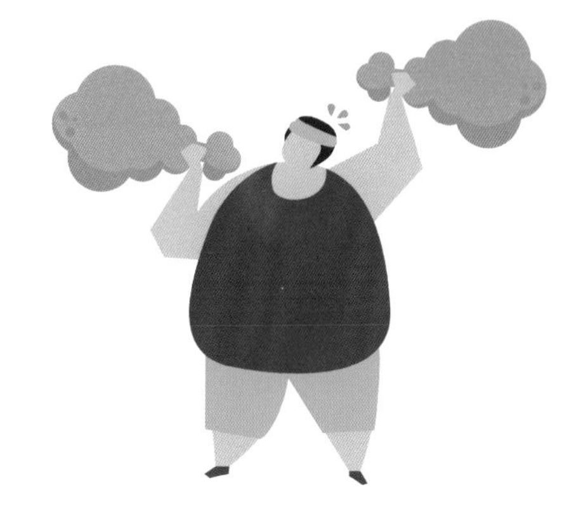

他的現狀要推薦自己的生酮飲食書籍，似乎不太有說服力。看到他在facebook（@Jimmy Moore）的近期照片，只能說真的很讓人替他的健康擔憂。吉米・摩爾面對外界質疑的回覆是：雖然我的體重有增加，不過發炎指數（hsCRP）很低，所以還是健康的。關於這個說法，我認為有些問題。因為肥胖的狀態可以分成4種亞型[14]，以BMI≧25的族群來說，包含以下兩類：

- **代謝不健康肥胖**（Metabolically unhealthy obese, MUO）
  屬於肥胖合併有代謝性症候群，包含糖尿病、心腦血管疾病、高血壓、高血脂等代謝異常狀態。
- **代謝健康肥胖**（Metabolically healthy obese, MHO）
  尚未出現代謝性疾病，體內的HOMA（胰島素阻抗指標）指數、高敏感度C反應蛋白（hsCRP）、介白素-6（IL-6）亦接近健康族群。對於代謝健康型的肥胖族群而言，雖然暫時還沒有代謝性疾病，然而未來發展成糖尿病、心血管疾病、高血壓等疾病風險，還是比健康體重者高。我認為這位生酮飲食達人，就是屬於這種代謝健康型肥胖。

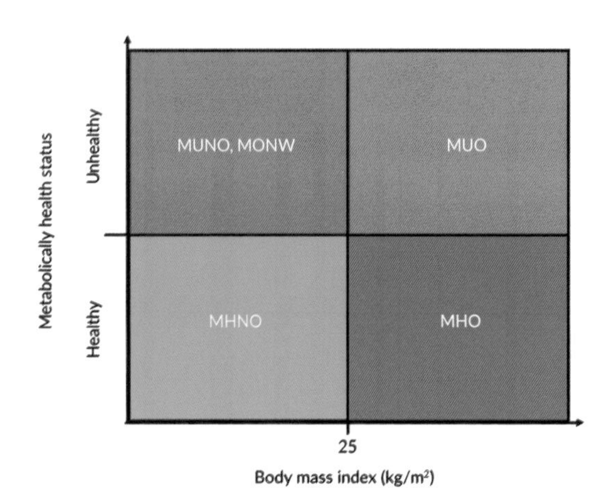

© Korean J Intern Med. 2017 Jul;32 (4)：611-621. doi：10.3904/kjim.2016.259. Epub 2017 Jun 5. Metabolically healthy obesity：a friend or foe?

輔助工具

血糖機：爲了安全性，建議要監測血糖狀態，避免低血糖問題發生。同時有助於瞭解是否有血糖太高，無法進入營養性酮症的狀態。

尿酮試紙：如果希望省錢可以將試紙裁剪一半使用，測試到粉紅色或紫色才算是有酮體產生。

血酮機：主要可以測量β-羥基丁酸，屬於比較精確的方式。

副作用與處理方式

- **酮流感**：出現酮流感症狀時，可以嘗試補充電解質以及含鉀、鎂的食物。

  補充電解質：使用牛肉湯塊或雞湯塊，煮成湯來喝。

  補充含鉀食物：酪梨

  補充含鎂食物：生菠菜、巴西堅果、杏仁、魚、85%黑巧克力

- **口臭**：可能由於丙酮的氣味或是攝取過多蛋白質所引起。建議多喝水、咀嚼薄荷葉、肉桂片、含有糖醇的口香糖（赤顯糖醇、山梨糖醇、木糖醇）。

搭配其他飲食法

防彈飲食（頁222）：可以搭配防彈咖啡當作早餐。

間歇性斷食（頁126）：由於攝取高脂肪食物很抗餓，可以更容易執行斷食。

另類浮誇系低碳水化合物飲食
30天全食療法

30天全食療法（The Whole 30[15]）是由瑪莉薩．哈維格（Melissa Hartwig）、達拉斯·哈維格（Dallas Hagwig）兩位營養師於2009年所創立。這個飲食法強調不是用來減重，而是可以改變人生的飲食法。透過30天的時間，重新設定自己和食物不健康的關係與習慣。藉由消除不良飲食渴望，重新平衡荷爾蒙、治療消化問題，以及降低過度的免疫反應。

基本飲食原則

可以攝取：肉類、海鮮、蛋、蔬菜、水果、天然油脂

不可以攝取：糖、酒精、穀類、豆類、乳製品、烘焙食品、點心

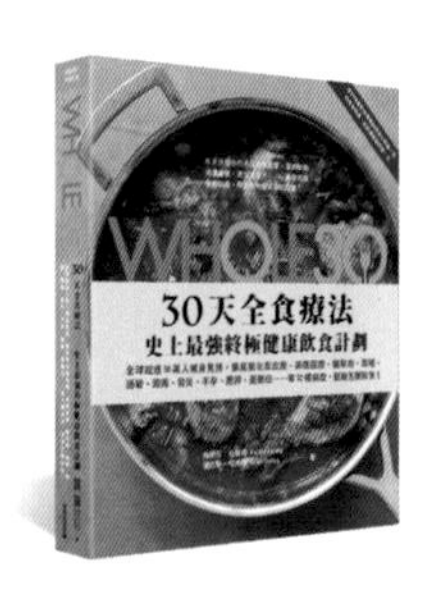

因爲作者將上述食物歸類爲會引起發炎問題的食物。並且要求執行期間不能稱量體重，也不需要計算熱量。

嫚嫚的營養減重教室

這種飲食法乍看之下好像有點類似生酮飲食，然而由於水果和蔬菜也含有碳水化合物，因此不太可能達到生酮狀態。此外，作者於書中羅列超過100種執行30天全食計畫的健康好處，例如：皮膚帶有光澤、腹部更平坦、改善關節疼痛、血壓以及血糖調節等。並且表示孕婦、哺乳期女性、兒童皆適用，我認為可能太浮誇了。從安全性方面來看，30天全食療法的飲食限制不像生酮飲食這麼嚴格。因此如果短暫執行30天到半年的時間，我認為沒有問題。

一週餐食建議

以外食方式進行生酮飲食會比較困難，因此要有自備餐盒的心理準備。此外，請將經濟狀況納入考量，因爲準備食材的花費會比較高。

	一	二	三	四	五	六	日
早餐	生酮酪梨蛋（頁158）	義式烘蛋披薩（頁160）	酪梨鮪魚沙拉（頁163）	肉末奶油炒蛋（頁166）	雞蛋酪梨沙拉（頁167）	焗烤蝦仁白花椰菜（頁169）	生酮酪梨蛋（頁158）
點心	夏威夷豆（視需求食用）	杏仁椰子棒（頁161，視需求食用）	生酮巧克力球（頁164，視需求食用）	防彈咖啡（頁225，視需求食用）	夏威夷豆（視需求食用）	85%黑巧克力（視需求食用）	杏仁椰子棒（頁161，視需求食用）
午餐／晚餐	蘑菇牛肉漢堡排（頁159）	香煎鮭魚排佐綠花椰菜（頁162）	生酮起司烤雞（頁165）	烤鯖魚佐綠花椰菜	義式番茄燉牛肉（頁168）	蘑菇牛肉漢堡排（頁159）	香煎鮭魚排佐綠花椰菜（頁162）

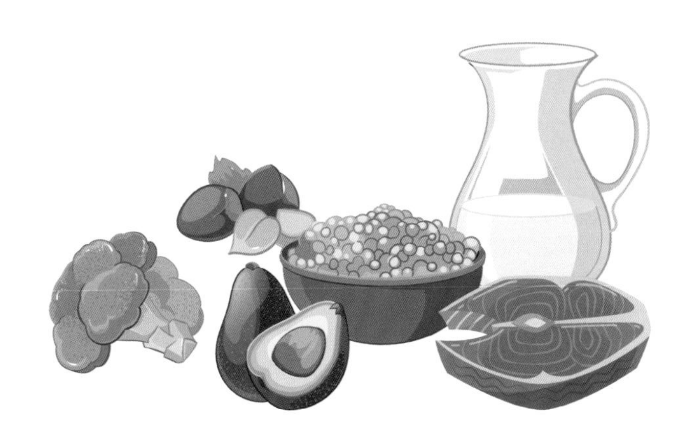

生酮酪梨蛋

食材

- 酪梨……半顆，切片
- 放牧雞蛋……3顆
- 豬肉片/牛肉片……60公克
- 草飼奶油/橄欖油……60-80毫升
- 海鹽、黑胡椒……少許

作法

1. 將烤箱預熱至200度。
2. 準備耐烘烤的鍋子稍微加熱，抹上奶油/橄欖油，關火，於鍋底鋪上酪梨片。
3. 將雞蛋打散，加入少許海鹽拌勻。將蛋液倒在酪梨片上、均勻地鋪上肉片、撒上黑胡椒粉。
4. 放入烤箱烘烤約15分鐘，確認肉片和蛋液熟透即可。

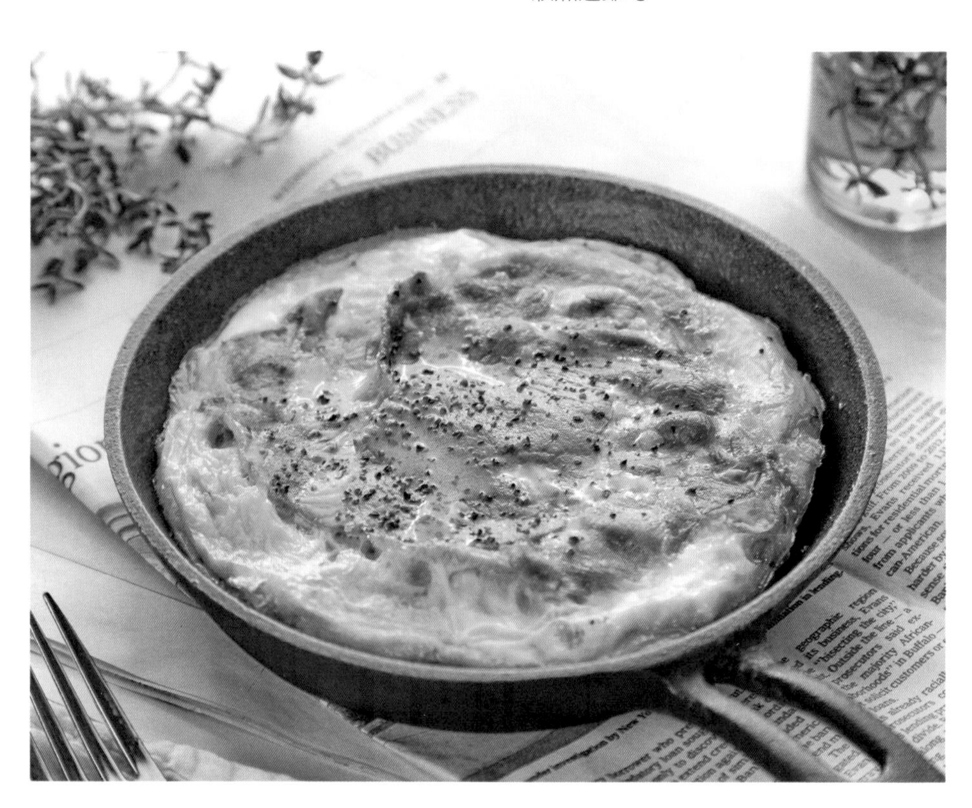

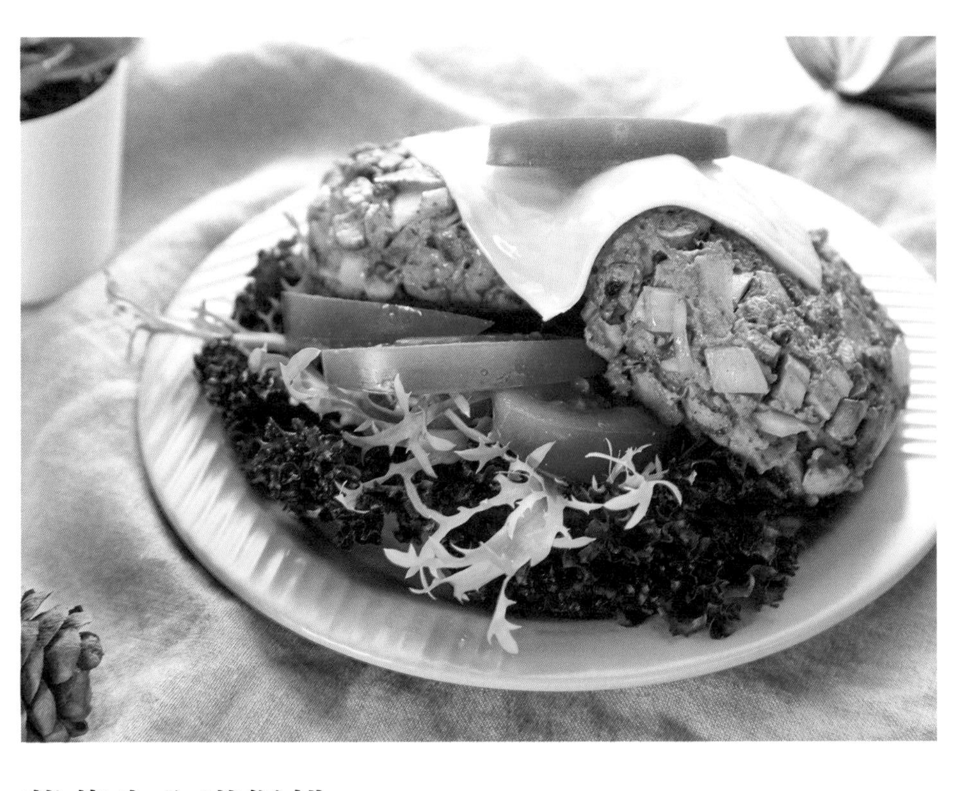

蘑菇牛肉漢堡排

食材

牛絞肉……200公克
新鮮蘑菇……70公克，切碎
洋蔥……½顆，切碎
大蒜……1瓣，切碎
草飼奶油……10公克
生菜……2片
起司……1片
大番茄……1片
海鹽……1½茶匙
現磨黑胡椒……½茶匙

作法

1 於大型鋼盆將牛絞肉、蘑菇、洋蔥、大蒜、奶油、海鹽、黑胡椒混合均勻，做成漢堡排狀。
2 熱鍋注油，放入漢堡排煎至兩面呈金黃色，取出備用。
3 於餐盤擺上生菜、番茄片，放上漢堡排，最後加上起司片即可。

義式烘蛋披薩

食材

豬肉片…50公克（可使用少許鹽麴醃製）
雞蛋……2顆
乳酪……20公克
甜椒……½顆，切絲
橄欖……10公克，切片
番茄醬……1湯匙
乾燥羅勒……½茶匙
乾燥奧勒岡葉……½茶匙
大蒜粉……1湯匙
海鹽、黑胡椒……少許

作法

1 將烤箱預熱至200度。
2 將雞蛋打散，加入乳酪、少許海鹽、黑胡椒混合均勻。倒入圓形平底鍋，放入烤箱烘烤15分鐘，取出放涼。將烤箱溫度調整至225度。
3 於烘蛋表面均勻地抹上番茄醬，鋪上肉片、甜椒、橄欖，撒上乾燥羅勒、奧勒岡葉、大蒜粉。
4 放入烤箱烘烤約5-7分鐘，待肉片熟透即可。

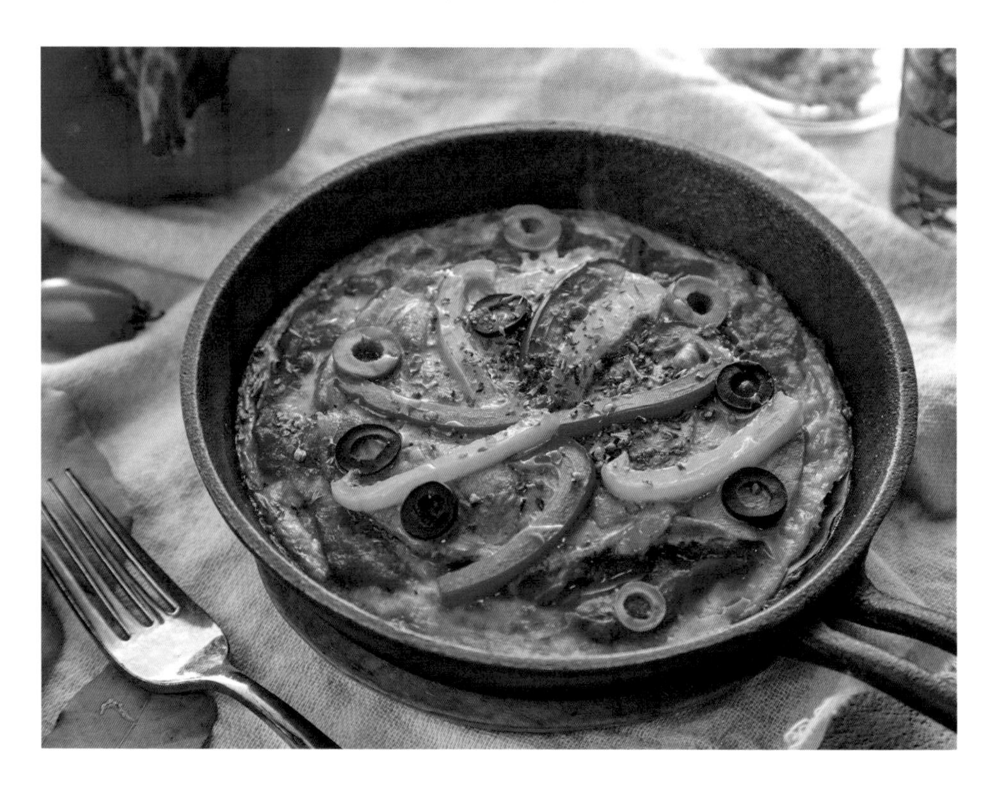

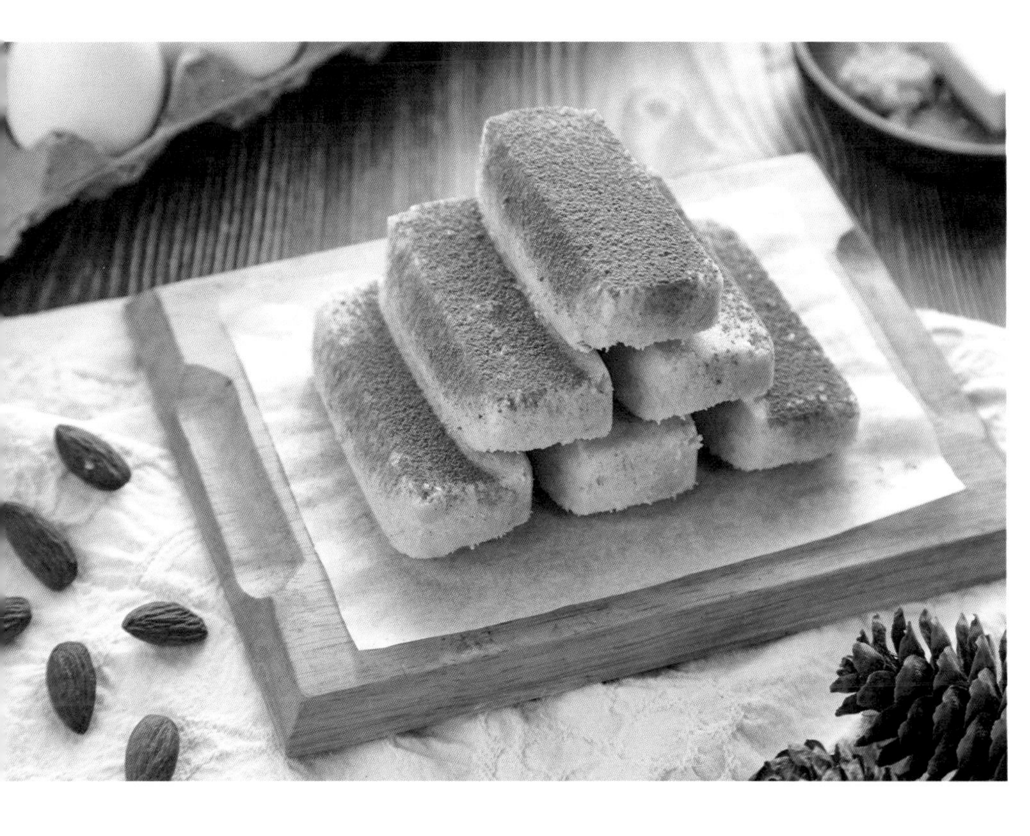

杏仁椰子棒

食材

杏仁粉……120公克
椰子粉……30公克
杏仁角……40公克
赤藻醣醇……30公克
海鹽……少許
草飼奶油……30公克
（若需要可以增加用量至定型）
肉桂粉……1茶匙

作法

1. 將奶油融化，拌入杏仁粉、椰子粉、杏仁角、赤藻醣醇、海鹽，混合均勻。
2. 將麵團均分，置於烘焙紙上，冷藏2小時，取出後撒上肉桂粉即可。

香煎鮭魚排佐綠花椰菜

食材

鮭魚排……180公克
綠花椰菜……20公克
橄欖油、海鹽、黑胡椒……少許

作法

1 於鍋中注油，將鮭魚排煎至兩面金黃。可以將花椰菜放入鍋中一起煎熟。
2 將鮭魚排盛盤，撒上黑胡椒、海鹽即可。

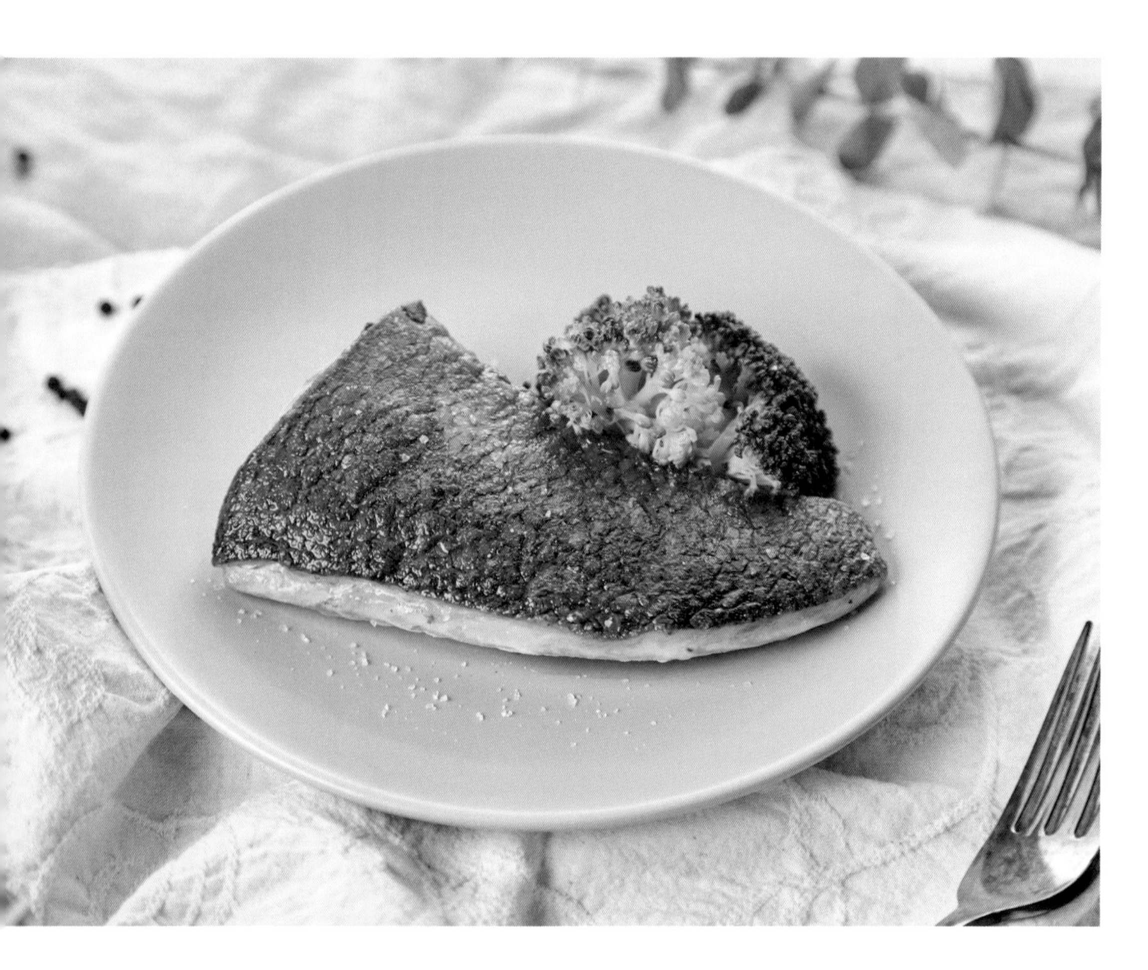

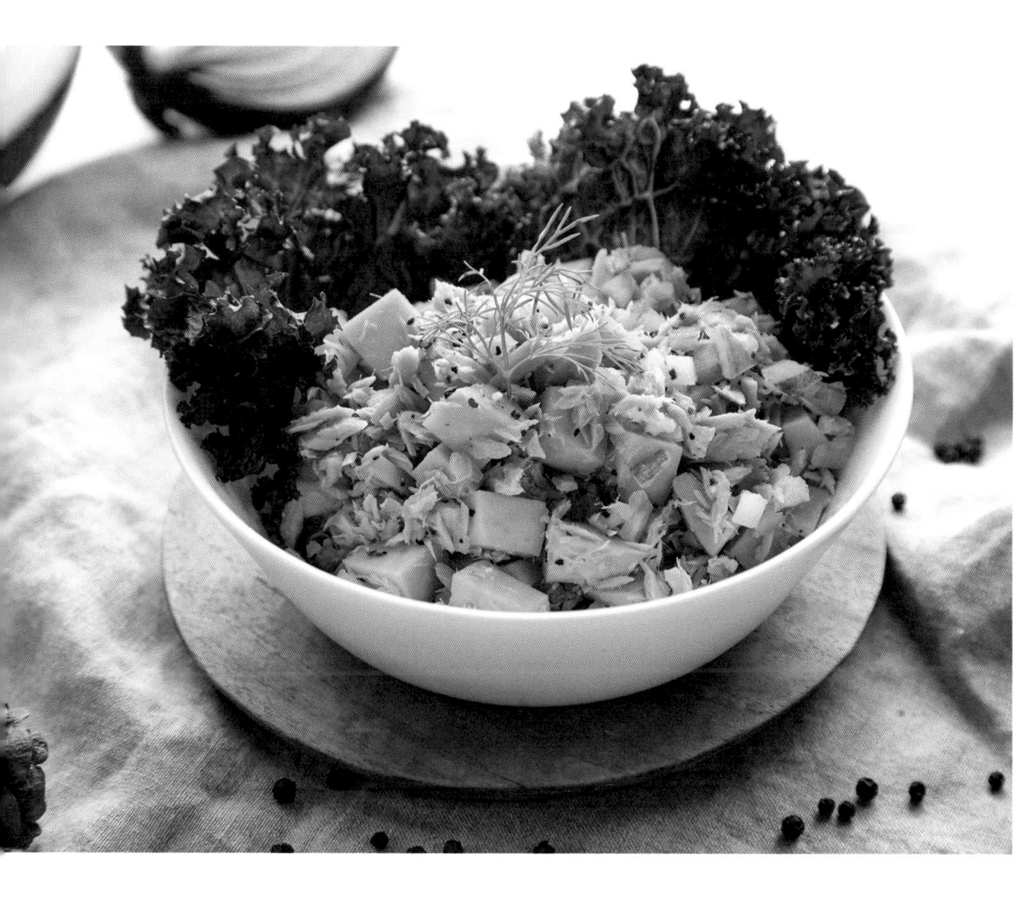

酪梨鮪魚沙拉

食材

水煮鮪魚罐頭……1 罐
酪梨……1 顆，去皮、切小丁
紫洋蔥……¼ 顆，切碎
黑胡椒……少許

作法

1 將鮪魚罐頭瀝乾、魚肉分成小塊。
2 將所有食材混合，攪拌均勻後盛盤即可。

生酮巧克力球

食材

無糖椰子粉

杏仁粉	3湯匙
可可粉	½湯匙
可可脂	2湯匙
泡打粉	½湯匙
杏仁奶	1湯匙
雞蛋	1顆
赤藻醣醇	1湯匙
草飼奶油	20公克

作法

1. 將椰子粉以外的所有食材倒入鋼盆，混合均勻。
2. 將混合好的食材裝入偏好的模具，放入微波爐加熱1-2分鐘。
3. 確認定型後即可脫模，均勻地裹上椰子粉。

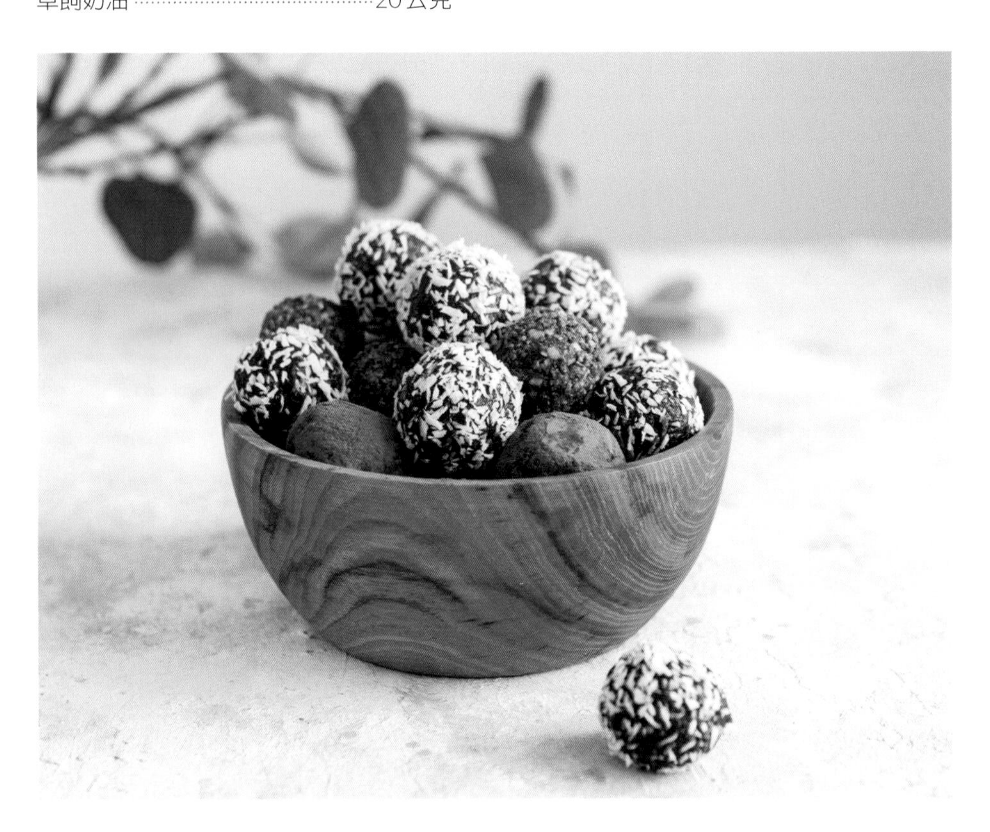

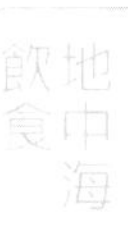

飲食 地中海
飲食 低醣
素食 彈性
斷食 間歇性
飲食 生酮
減重法 211餐盤
飲食 低GI
燃脂飲食 激瘦食物
減重法 綠茶咖啡
飲食 防彈

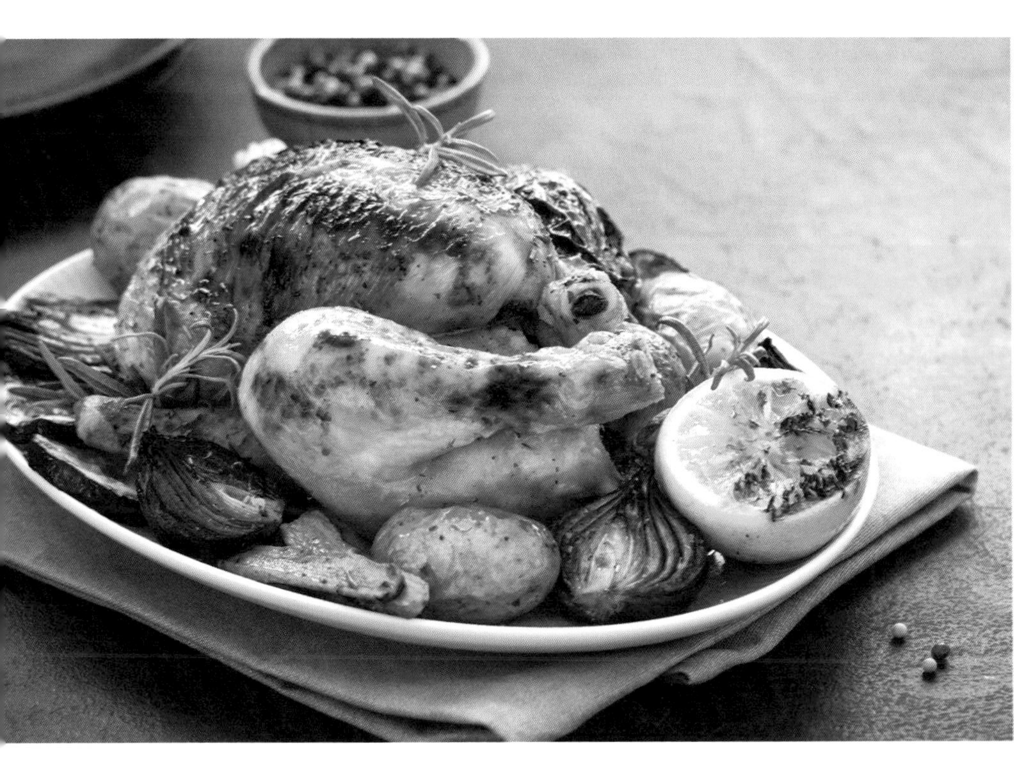

生酮起司烤雞

四人份

食材

- 全雞……1隻（約1公斤）
- 綠花椰菜……50公克
- 新鮮百里香……1把
- 檸檬……1顆，對切
- 大蒜……1顆，對切
- 奶油乳酪……100公克
- 乳酪絲……50公克
- 初榨橄欖油……2茶匙
- 海鹽、現磨黑胡椒……適量

作法

1. 將烤箱預熱至220度。
2. 去除全雞內臟、洗淨後晾乾。於全雞內部隨意撒上海鹽、黑胡椒。
3. 將百里香、檸檬、大蒜，奶油乳酪、乳酪絲塞入全雞內部。表面塗上橄欖油、撒上海鹽及黑胡椒。
4. 使用棉繩綑綁雞腳，將雞翅塞入雞身下方。於烤盤角落放上花椰菜，放入烤箱烘烤30分鐘，或是直到流出雞汁即可。

肉末奶油炒蛋

食材

豬絞肉……100公克
雞蛋……2顆
青蔥……1湯匙
草飼無鹽奶油……20公克
橄欖油、海鹽、黑胡椒……少許

作法

1. 將豬絞肉、少許海鹽、黑胡椒、青蔥混合均勻。倒入鍋中炒熟，取出備用。
2. 將雞蛋打散，加入少許海鹽。將奶油放入鍋中融化，倒入蛋液，快速翻炒成炒蛋。盛盤，搭配豬肉末享用。

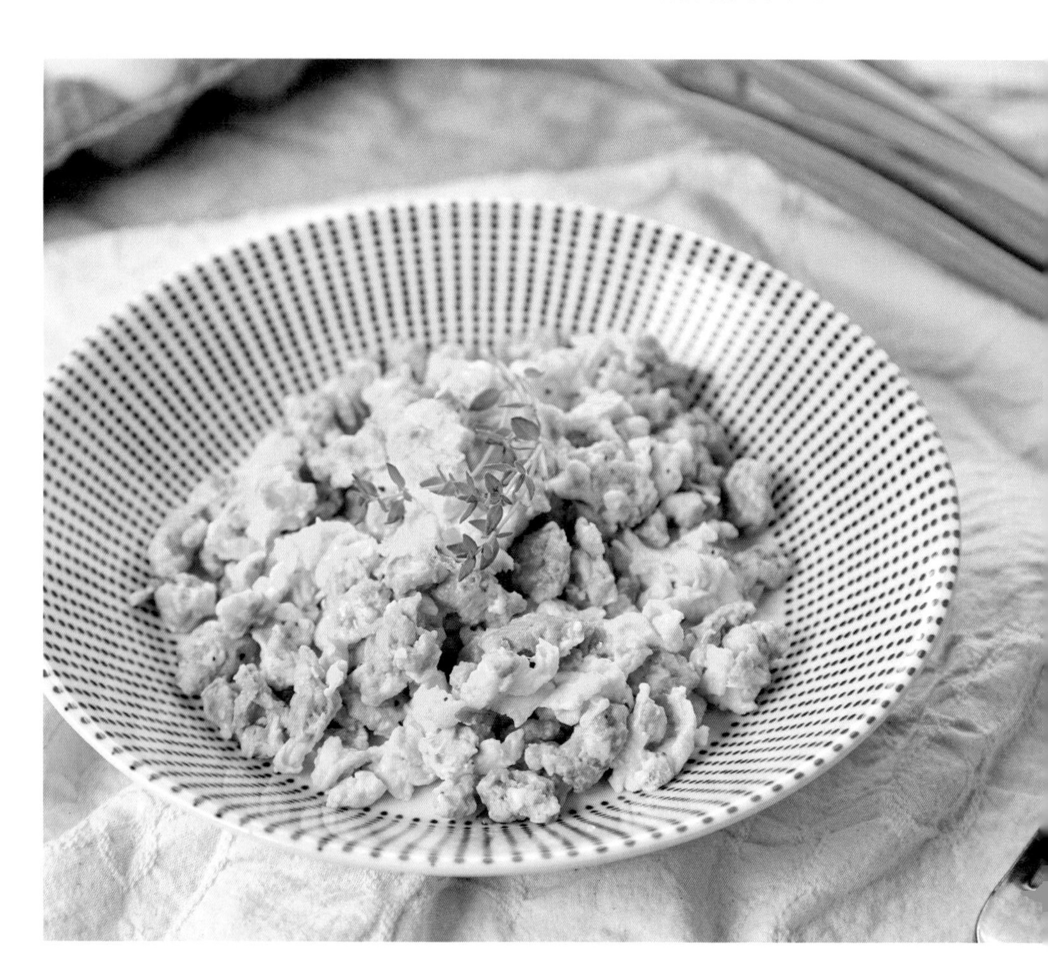

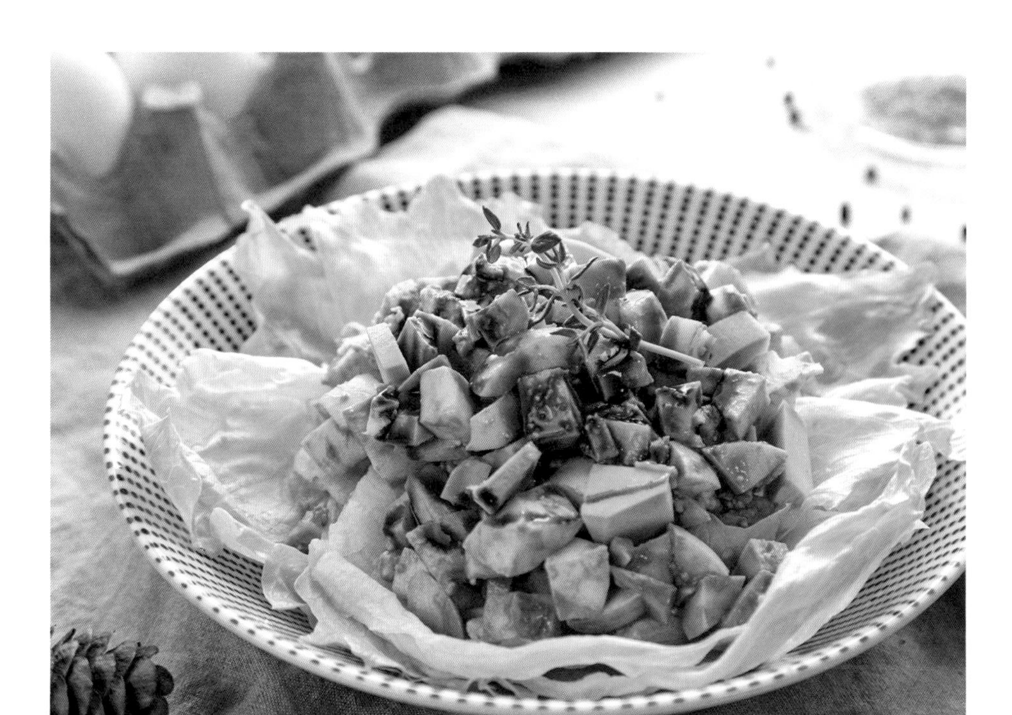

雞蛋酪梨沙拉

食材

水煮蛋……2顆，切碎
酪梨……1顆，切小丁
萵苣……50公克
橄欖油……1湯匙
巴薩米克醋……2茶匙
海鹽……少許

作法

1 將萵苣以外的所有食材混合均勻。
2 於餐盤中放入萵苣鋪底，將酪梨混合物盛盤即可。

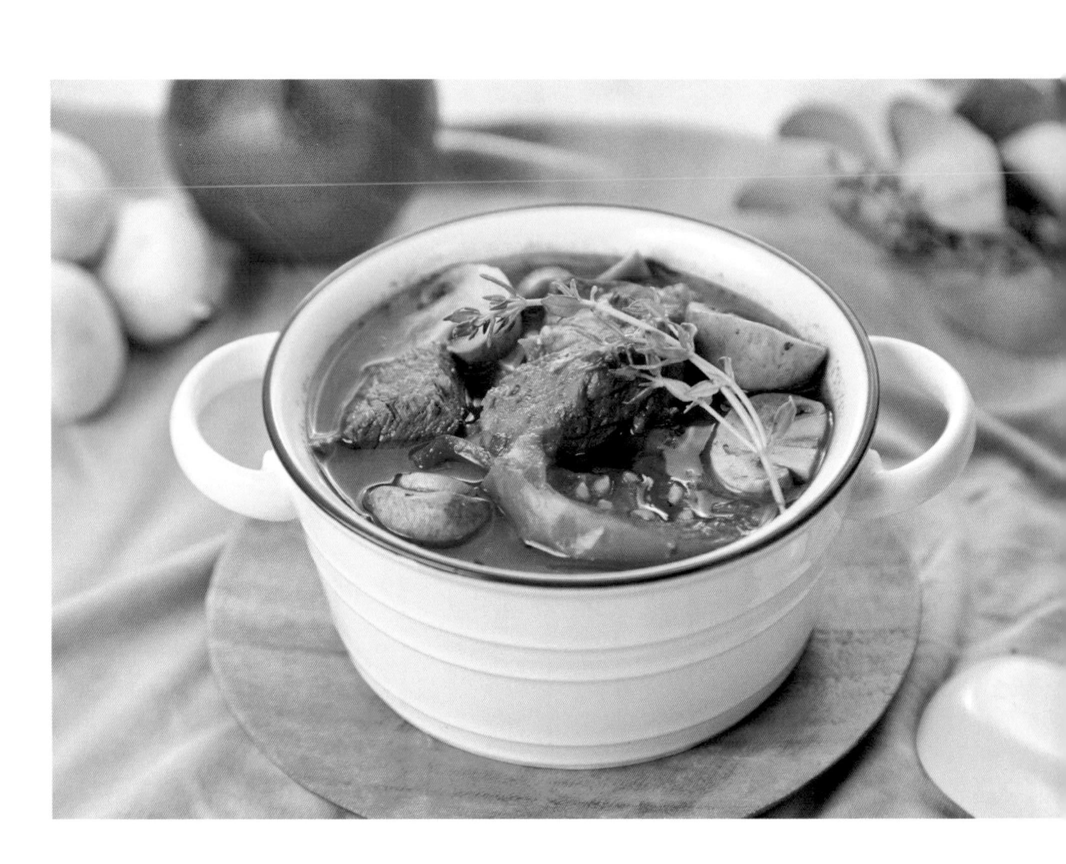

義式番茄燉牛肉

食材

牛肋條……150公克，切塊
牛肉高湯……60毫升
蘑菇……100公克，對切
大番茄……¼顆，切塊
大蒜……1茶匙，切碎
奶油……15公克
橄欖油……1湯匙
海鹽、黑胡椒、義大利綜合香料……少許

作法

1. 於牛肉表面塗抹海鹽、黑胡椒。於鍋中注油，以中火將牛肉表面煎至金黃色。
2. 將火力轉小，倒入牛肉高湯，蓋上鍋蓋、悶煮10分鐘。
3. 加入蘑菇、番茄、大蒜、奶油，繼續悶煮15分鐘。最後撒上義大利綜合香料即可。

焗烤蝦仁白花椰菜

食材

白花椰菜……¼顆，切大朵
蝦仁……7尾，去腸線
雞蛋……1顆
切片起司……2片
黑胡椒……¼茶匙
海鹽……¼茶匙

作法

1. 將烤箱預熱至230度。
2. 將白花椰菜、蝦仁、黑胡椒、海鹽混合均勻、放入烤盤/烤皿。
3. 於表面打入雞蛋，周圍鋪上起司片，烘烤15分鐘即可出爐。

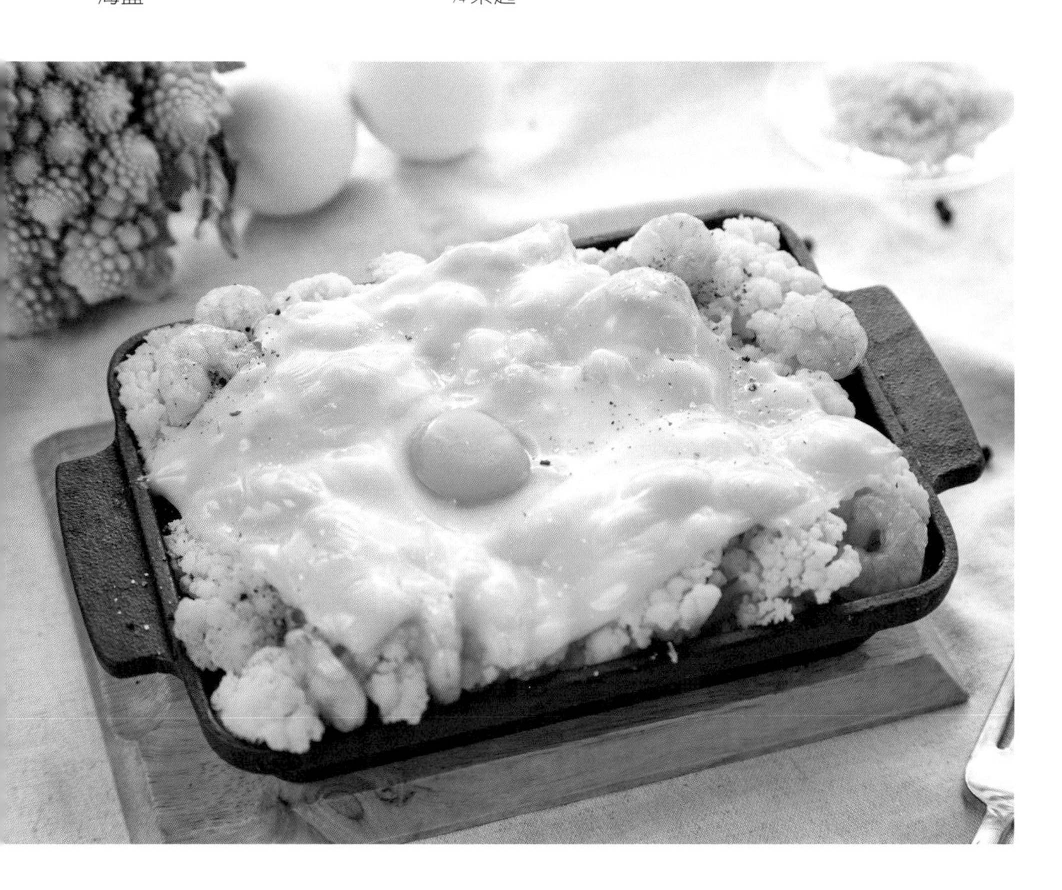

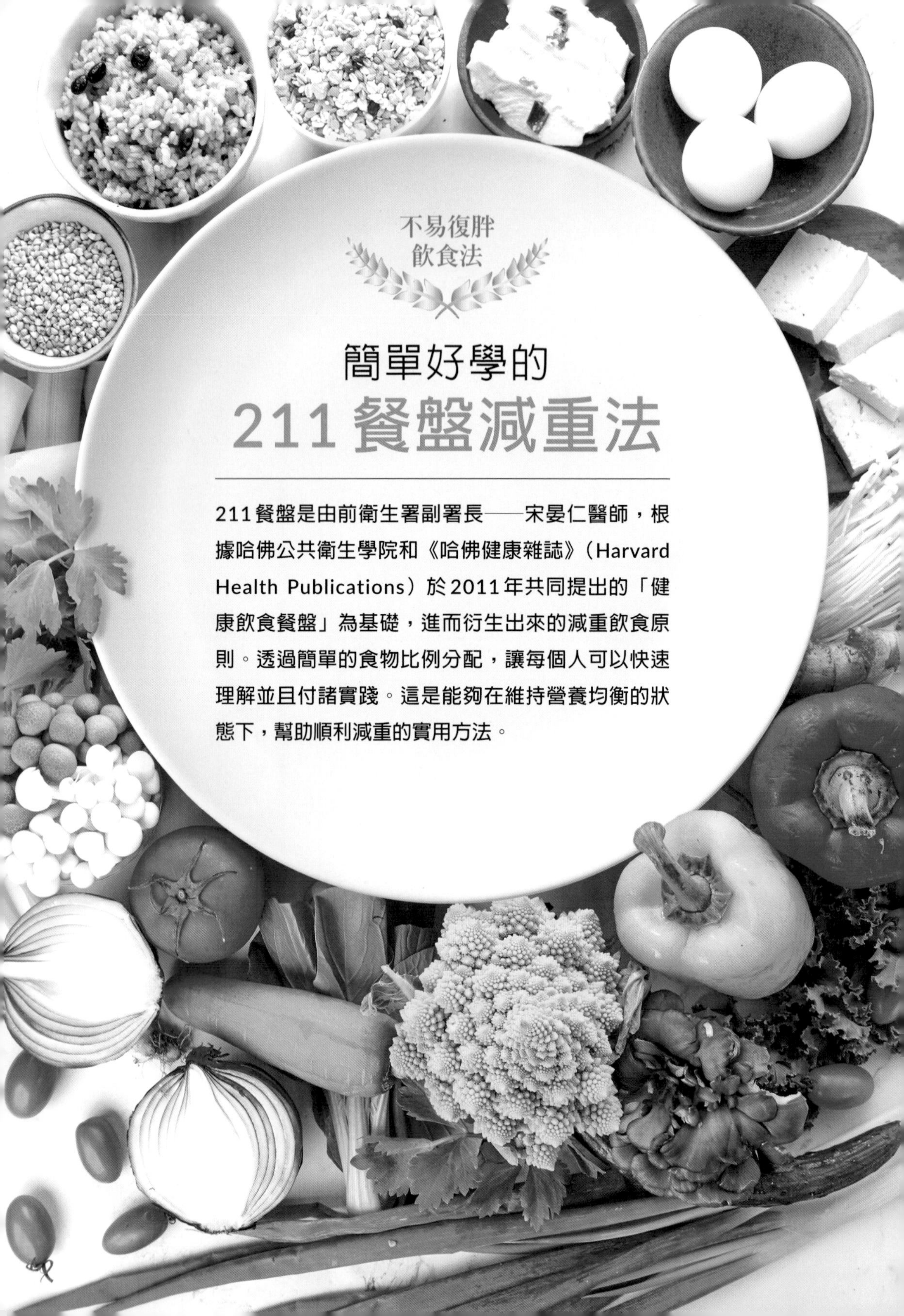

不易復胖飲食法

簡單好學的
211餐盤減重法

211餐盤是由前衛生署副署長——宋晏仁醫師，根據哈佛公共衛生學院和《哈佛健康雜誌》（Harvard Health Publications）於2011年共同提出的「健康飲食餐盤」為基礎，進而衍生出來的減重飲食原則。透過簡單的食物比例分配，讓每個人可以快速理解並且付諸實踐。這是能夠在維持營養均衡的狀態下，幫助順利減重的實用方法。

減重原理

健康飲食餐盤

健康飲食餐盤是以地中海飲食爲基礎，所提出的健康飲食策略。比方說如果地中海飲食是祖父母，健康飲食餐盤便是父母，接著誕生出211餐盤這個小孩。關於飲食內容的執行嚴格程度，211餐盤減重法最嚴格，其次是健康飲食餐盤，地中海飲食則最寬鬆。因此如果想要漸進式調整飲食的朋友，可以試著先執行地中海飲食1-3個月，再緩慢地調整至211餐盤減重法幫助習慣。

健康飲食餐盤
使用健康的油（例如芝麻和花生油）煮食。限制牛油、椰子油、豬油和棕櫚油。避免反式脂肪酸。
健康的油
水
喝水、茶或咖啡（加微糖或不加糖）。限制牛奶／乳製品（每天1-2份）和果汁（每天1小杯）。避免含糖飲料。
蔬菜
全穀類
蔬菜越多(品種越多)越好。馬鈴薯不算。
吃各種全穀類（例如糙米、大麥和全麥麵包）。限制細糧（例如白米飯、白麵包和大部分麵條）。
健康的蛋白質
水果
多吃各種顏色的水果。
選擇魚肉、家禽肉、堅果、豆腐和豆類；限制紅肉（牛肉、豬肉、羊羔肉和羊肉）和芝士；避免煙肉、火腿、香腸和其他加工肉製品。
經常活動!
© Harvard University
哈佛大學公共衛生學院
營養資料來源
www.hsph.harvard.edu/nutritionsource
哈佛醫學院
哈佛健康通訊
www.health.harvard.edu

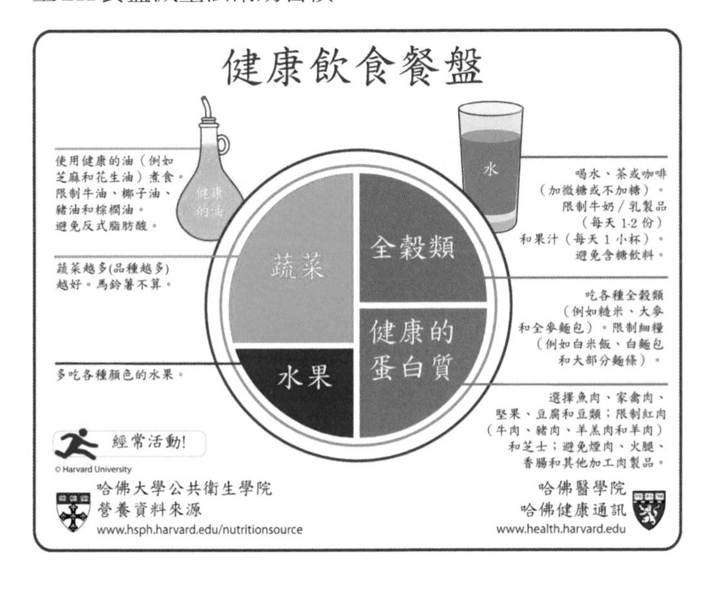

增加蔬菜攝取比例，幫助減少總熱量攝取

211餐盤的蔬菜比例必需佔整體的一半，換算下來每餐可以攝取約200-300公克的蔬菜。蔬菜的熱量是每100公克約25大卡。如果將各種烹調用油列入計算，每餐蔬菜熱量約95-200大卡。依照這種餐食比例，每餐熱量幾乎皆可以控制在不超過500-600大卡，算是執行簡單、不用辛苦計算熱量就減少攝取的懶人方式。

只吃原型「食物」，拒絕加工精緻類「食品」

211餐盤減重法承襲地中海飲食以天然食物爲主的原則，實踐上則是更加嚴格。必須完全拒絕加工過的精緻類食品，甚至每週頻率低於2次的蛋糕和甜點都不建議攝取。由於加工食品的製程可能會額外添加油、鹽、糖、香料、色素等添加物，除了加重身體負擔，食物中大部分的營養素也會在加工過程流失。以糙米和白米爲例：只有經過脫殼處理的糙米可以稱作「食物」，其中保留著膳食纖維、維生素、礦物質等多種營養素；然而經過多重加工、去除麩皮胚芽的白米可以算是「食品」，如同營養不良的食物，原先的營養素都流失了。光是少了膳食纖維，糙米和白米對於血糖的影響就完全不同了（參考下圖）。

糙米與白米所含營養素的倍數

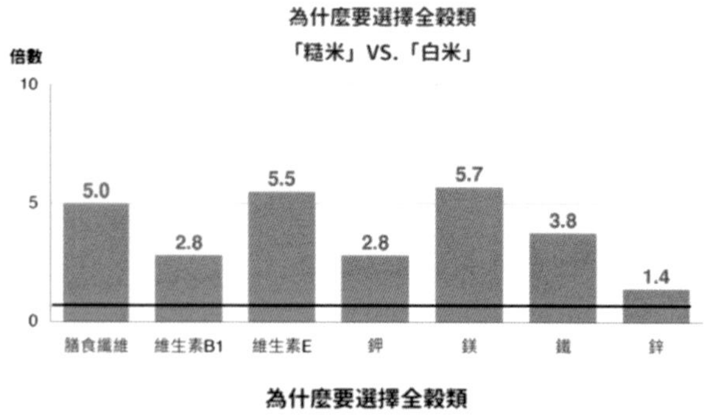

為什麼要選擇全穀類
「糙米」VS.「白米」

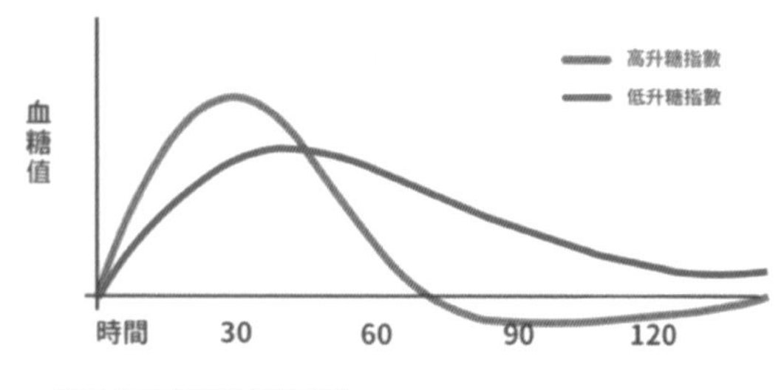

© 衛生福利部國民健康署

餐前 1 杯水，增加飽腹感

建議於餐前飲用500 毫升的水。這個份量對許多人而言，喝完就已經感覺飽了一半，可以自然地減少整體進食量。這個方式與「綠茶咖啡減重法」（頁210）的提高飽腹感原理相同。此外，攝取足夠水分亦是減重過程的重要關鍵之一。可以幫助身體正常新陳代謝，排出體內多餘的代謝廢物。

改變進食順序，平穩餐後血糖

建議遵循「水→肉→菜→飯→果」的順序進食。先攝取蛋白質類的食物，有助於延緩血糖上升。此外，足夠的蛋白質能夠提供飽足感，防止肌肉流失。

嫚嫚的營養減重教室

胃排空速度對於餐後血糖的影響比例可能會達到30%[1]。不同營養素的胃排空速度也不盡相同：醣類約2小時、蛋白質約4小時、脂肪約6小時。此外，水溶性膳食纖維會在胃部形成凝膠狀，具有延緩胃排空的作用。因此，進食順序如果先攝取肉或菜，便能夠幫助降低胃排空的時間，使醣類食物以較緩慢的速度進入小腸吸收，有助於平穩餐後血糖。

至於要先攝取肉或菜，我認為不用太糾結，因為兩者都能幫助延緩胃排空時間。根據我帶領減重班的經驗，以及考量到大眾的飲食習慣，我會鼓勵學員先吃至少⅔的菜，接著吃至少½的肉，最後再吃肉搭配飯。畢竟許多人無法適應最後單吃飯的方式，或是感到很空虛。加上肉類的烹調口味通常會比菜類重，最後搭配飯食用是比較能被接受的方式。

正確執行方式

認識食物，掌握比例

每餐的食物比例分配如附圖所示：蔬菜½、全穀類¼、蛋白質¼。蔬菜部分會建議盡量多元選擇，最好能夠每餐攝取3種以上蔬菜。可以選擇的蔬菜種類包含：葉菜類、瓜果菜、芽菜類、海菜類、菇蕈類。特別需要注意的是容易被誤認爲蔬菜的食物，例如：南瓜、玉米、栗子、山藥、芋頭、馬鈴薯、蓮藕、荸薺、菱角等，這些是屬於高澱粉量的全穀根莖類食物。

全穀類食物建議選擇未精製類型，例如：糙米、紫米、燕麥，以及上述提到容易被誤認爲蔬菜的根莖類食物。如果希望加快減重速度，可以將全穀類食物的比例縮減至每餐⅙，其他則由蛋白質類食物補足。

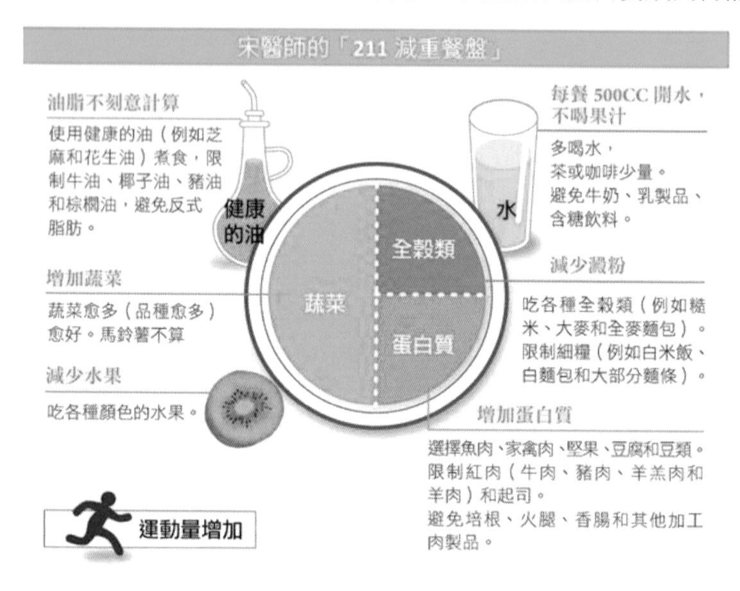

©《終生瘦用211全平衡瘦身法》

20種容易被誤認為蔬菜的全穀根莖類食物

芋頭
薏仁
蓮子
栗子
豌豆仁
皇帝豆
紅豆
綠豆
花豆
蠶豆
刀豆
鷹嘴豆
山藥
地瓜
南瓜
荸薺
蓮藕
馬鈴薯
菱角
玉米

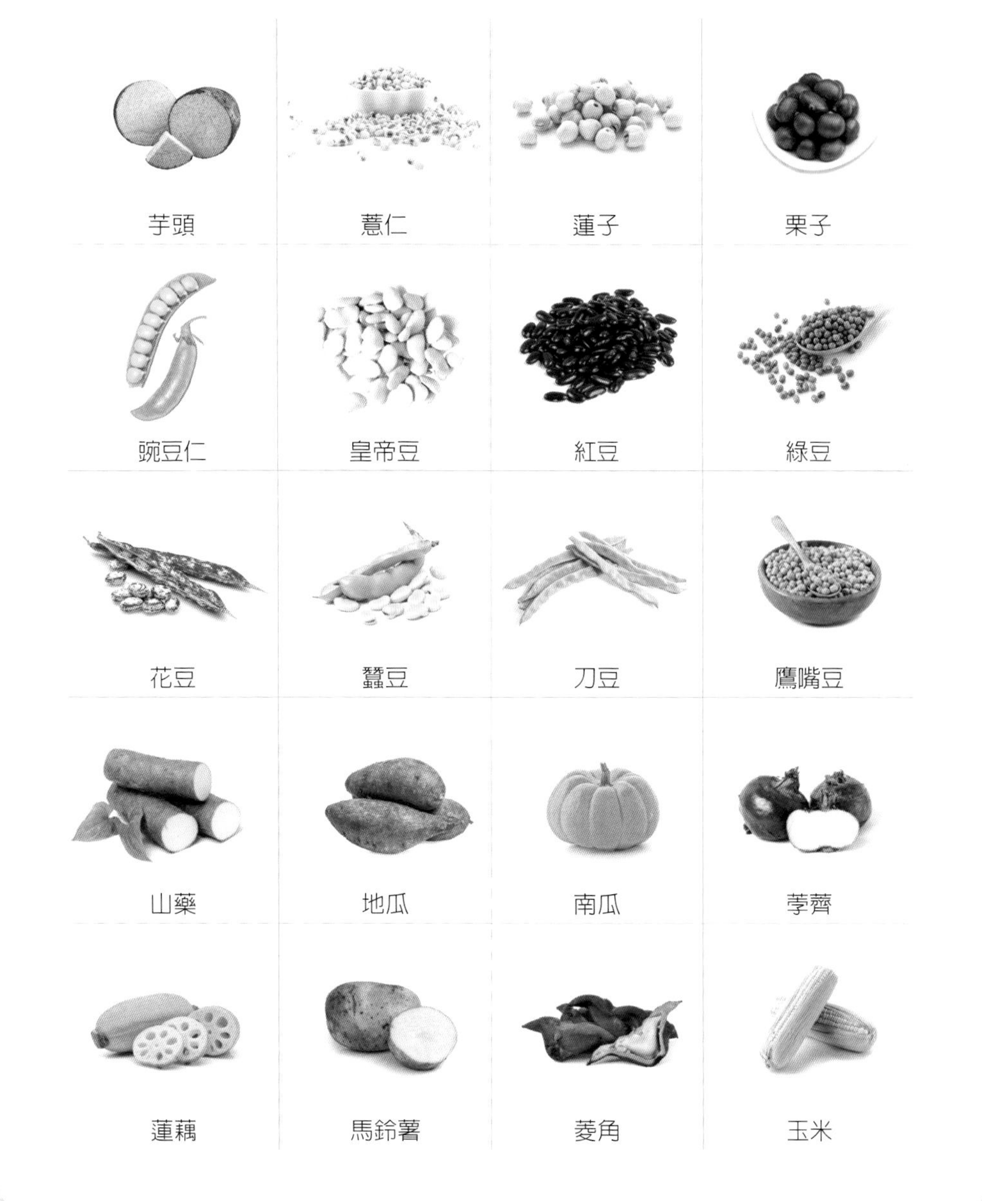

豆製品

- 脂肪量低
- 無膽固醇
- 飽和脂肪酸低
- 具有大豆蛋白

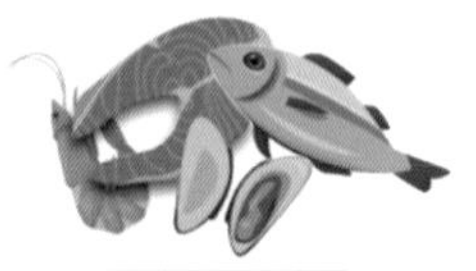

魚、海鮮

- 脂肪量低
- 飽和脂肪酸低
- 膽固醇低（非卵）

蛋

- 飽和脂肪酸低
- 膽固醇低（蛋白）

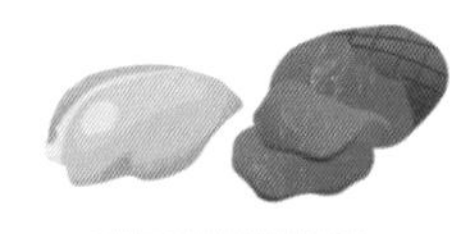

肉

- 白肉 優於 紅肉
- 紅肉：飽和脂肪酸、膽固醇、腸癌風險

© 衛生福利部國民健康署

蛋白質類食物建議以「豆→魚→蛋→肉」的順序選擇，每週至少食用2次魚類，例如：鮭魚、鯖魚、秋刀魚，增加omega-3攝取量；拒絕加工肉品，例如：培根、火腿、香腸、肉鬆、貢丸、臘肉、熱狗、漢堡肉等。

水果和乳製品由於含有醣份，需要限制食用量。水果攝取量建議每餐控制在1顆奇異果大小，並且經常更換種類。牛奶和優酪乳等乳品需要暫時避免。

嫚嫚的營養減重教室

乳製品的部分，由於是很好的鈣質攝取來源，因此我不會讓學員完全不喝，而是將份量控制在每日2杯以內（240毫升/杯）。並且要求只可以選擇無調味的鮮乳、無糖優酪乳和優格。只要控制好攝取量，還是可以加入飲食中執行。

早餐注意蛋白質攝取

早餐要遵循211比例確實不太容易。因此至少要做到攝取固體蛋白質，簡單的方式就是早餐加顆蛋。舉例來說，早餐原本吃巧克力三明治，可以換成鮪魚蛋三明治。此外，也可以自行增加蔬菜量，例如：準備大番茄或小黃瓜，方便攜帶，同時能夠增加蔬菜量。

每天適量運動、不久坐

久坐是現代人體重增加的關鍵因素之一。近年來學界更將久坐視爲如同飲用含糖飲料或抽菸，對於健康會造成很大的傷害。211餐盤示意圖（頁174）的左下角有個紅色跑步小人，便是在提醒大家需要保持每天適量運動的習慣。此外，建議增加日常工作與生活的活動量，例如：多走樓梯、每30分鐘起身裝水/上廁所、經常站起來活動筋骨。只要經常有站立的身體活動，就能夠幫助改善健康狀態。

嫚嫚的營養減重教室

- 固體食物的胃排空速度比液體食物緩慢，因此更能提供飽足感。許多人早餐經常只吃麵包配咖啡、饅頭配豆漿，通常上午8點吃完，不到中午12點就會感到肚子餓。由於單吃醣類食物的消化吸收速度很快，無法提供足夠的飽足感。因此建議至少要攝取固體的蛋白質食物，例如：雞蛋、雞肉、鮪魚都是很好的選擇。
- 大番茄是蔬菜類；小番茄由於醣分較高被歸類為水果類。

常見失敗原因

食物選擇錯誤

最常見的情形就是將澱粉類食物當成蔬菜，尤其是玉米。或是為了方便，經常食用加工肉品，例如：培根、火腿、香腸、漢堡肉、肉丸、貢丸等。這些加工肉品會讓人攝取更多的油、鹽、糖，導致減重更加困難。

忽略食物的烹調方式

經常食用以高油、高糖烹調的食物，例如：炸的豬排、雞排、魚排，這些油炸類食物除了高含油量的問題，裹粉炸也會增加醣份的攝取。此外，要注意加入糖或太白粉調製的烹調方式，例如：勾芡、糖醋、紅燒、濃湯、濃稠醬料等；以及沙拉醬料，例如：凱薩醬、千島醬、優格醬等。建議盡量選擇以水煮、涼拌、清蒸或簡單油炒的食物，醬料類可以選擇清澈系列的油醋醬、和風醬比較合適。

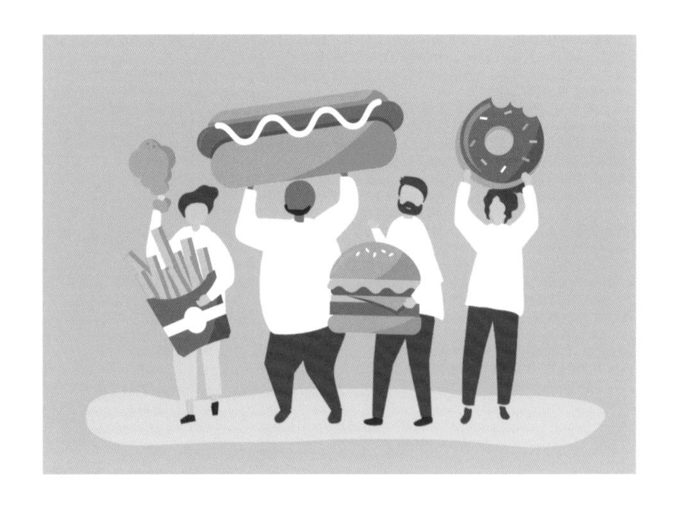

減重成效

減重比率

宋醫師個人的經驗是執行6個月時間，體重從89公斤降到74公斤，總計15公斤。每個月平均減少約2.5公斤。參照宋醫師其他患者的減重成效，每週大約皆可減少0.5-1公斤，以每個月減少2-4公斤的速度穩定瘦身。

嫚嫚的營養減重教室

執行這種減重法的成效，從我帶領的減重班學員來看，主要也是以這種速度居多。只要學員的食物比例和內容選擇越標準，成效就越好。有些學員甚至能夠於1週減去1-2公斤。

適用時間

211餐盤減重法適用一輩子。

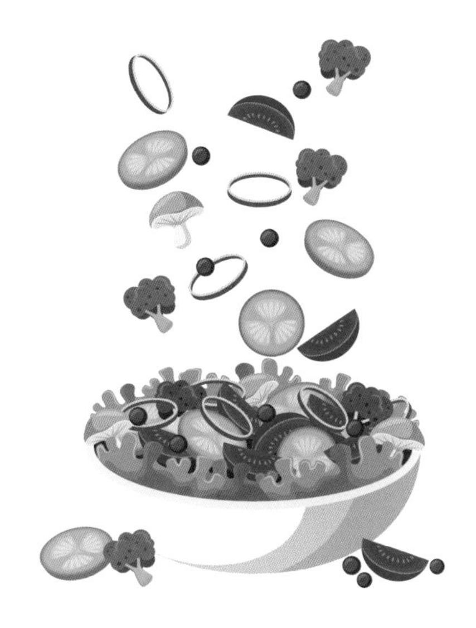

適用對象

適合族群

- 健康成人、過重或肥胖者
- 糖尿病、高血壓、高血脂、痛風等慢性病：可以配合營養師或醫師的指導進行。
- 孕婦、哺乳期女性：可以用來控制體重。孕期執行地中海飲食是安全的，並且可以幫助控制體重上升幅度。因此相信211餐盤法也可以適用於孕期。不過需要提醒的是，孕期需要補充乳品來確保鈣質攝取。此外，務必要攝取澱粉類食物，並且維持每餐¼的比例，份量不適合太少。
- 兒童、青少年：成長階段亦可執行211餐盤法。然而，同樣需要注意乳品和醣類的攝取。由於此階段屬於發育生長期，需要攝取足夠的鈣質、蛋白質、醣類幫助生長。
- 停經婦女、年長者：年長者在執行時需要特別注意優質蛋白質的攝取量，並且鼓勵多做阻力訓練，防止肌少症問題。

不適合族群

- 腎臟疾病患者：由於蔬果中的鉀離子含量較多，不適合患有腎臟疾病的族群。

復胖率

相較於地中海飲食，211餐盤減重法對於食物的比例要求更嚴格。只要習慣持續攝取天然原型食物，不太容易出現復胖問題。

輔助工具

建議可以自備合適的餐盤或便當盒，外食盡量選擇可以自行挑選菜色的自助餐店。使用固定的餐盤或餐盒，有助於更準確地掌握食物份量和比例。韓國曾經討論過類似的減重飲食法——「餐盒定量飲食法」，作法也是透過使用固定大小的餐盒或餐盤，幫助控制進食量。建議可以在家準備211比例的餐盤、外出攜帶211比例的餐盒。假設不方便準備上述餐具，我會建議減重班學員亦可使用家裡的小碗來衡量。準備4個大小相同的碗：2碗裝蔬菜類、1碗裝蛋白質類、1碗裝全穀類食物。

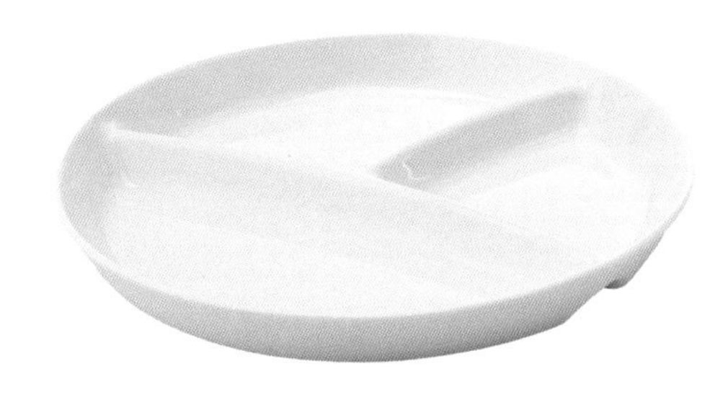

© IKEA

副作用與處理方式

211餐盤減重法無相關副作用。

搭配其他飲食法

- 168間歇性斷食（頁126）：可以在減重期間遇到停滯狀態時搭配使用。建議每日有2餐需要符合211餐盤的飲食比例，幫助突破停滯期。
- 綠茶咖啡減重法（頁210）：平時習慣喝無糖茶和咖啡的朋友，執行211餐盤減重法的期間，可以將餐前飲用的水換成1杯綠茶咖啡。

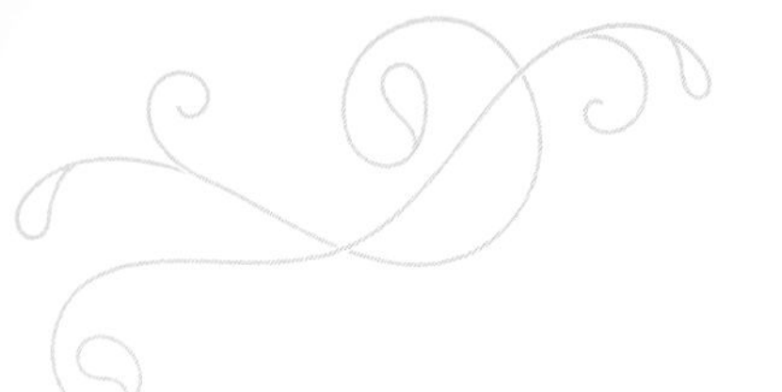

一週餐食建議

早餐原則——攝取固體類的蛋白質食物，範例如下。

一	二	三	四	五	六	日
無糖豆漿、鮪魚蛋三明治	無糖豆漿、五穀饅頭夾蔥蛋	無糖優酪乳、雞肉三明治、小黃瓜	豆漿燕麥粥、大番茄、水煮蛋	鮮奶、蔬菜全麥蛋餅	小地瓜、茶葉蛋、大番茄、黑咖啡	無糖豆漿、蔬菜蛋燒餅

午餐／晚餐原則——遵循211比例。最佳方式是到自助餐店自己夾菜。更便利的方式，建議可以購買「健康餐盒」。這種類型的店家現在相當多，主要特色包含：

- **不含加工食品：**傳統便當店經常會放香腸、貢丸等加工食品，健康餐盒都不會有。
- **少油烹調方式：**傳統便當店經常使用油炸，或是配菜含有大量醬汁。健康餐盒大部分採用水煮、清炒、氣炸方式，可以大量減少油脂和醣量。
- **內含全穀類澱粉：**一般便當店以白米飯爲主，配菜有時候還會出現冬粉、玉米、南瓜等澱粉類食物。健康餐盒大多可以選擇紫米飯、十穀飯、五穀飯，並且可以要求飯量減半或更換成地瓜，有助於達成211的比例。

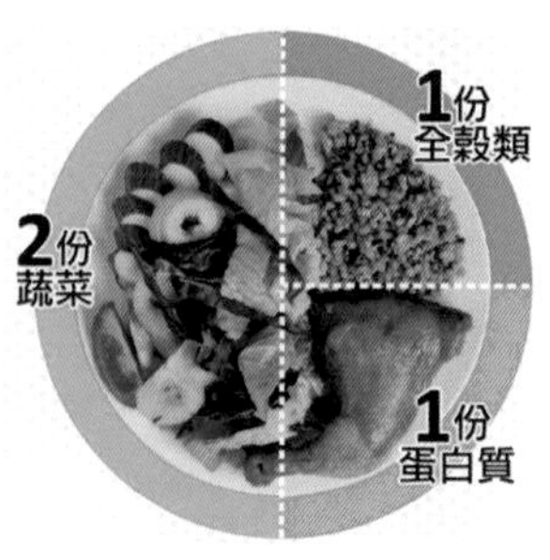

©《終生瘦用211全平衡瘦身法》

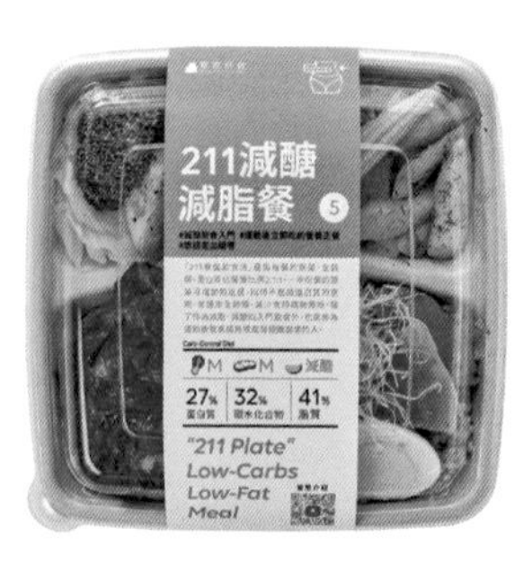

© 常常好食

偶爾需要外食的時候，我會建議多點兩道菜。下面提供參考範例：

- **小吃攤：**可以點1碗雞肉飯、1顆蛋、2盤燙青菜/炒青菜
- **速食店：**多數的速食店現在都有沙拉選項。可以將薯條換成沙拉，搭配無糖茶飲。蛋白質類食物可以點雞肉，然後自己去皮，或是選擇藜麥的米漢堡也很好。
- **合菜：**可以先吃2碗蔬菜，接著開始吃蛋白質類食物，最後再吃一點飯/麵，這也是變通的方式。

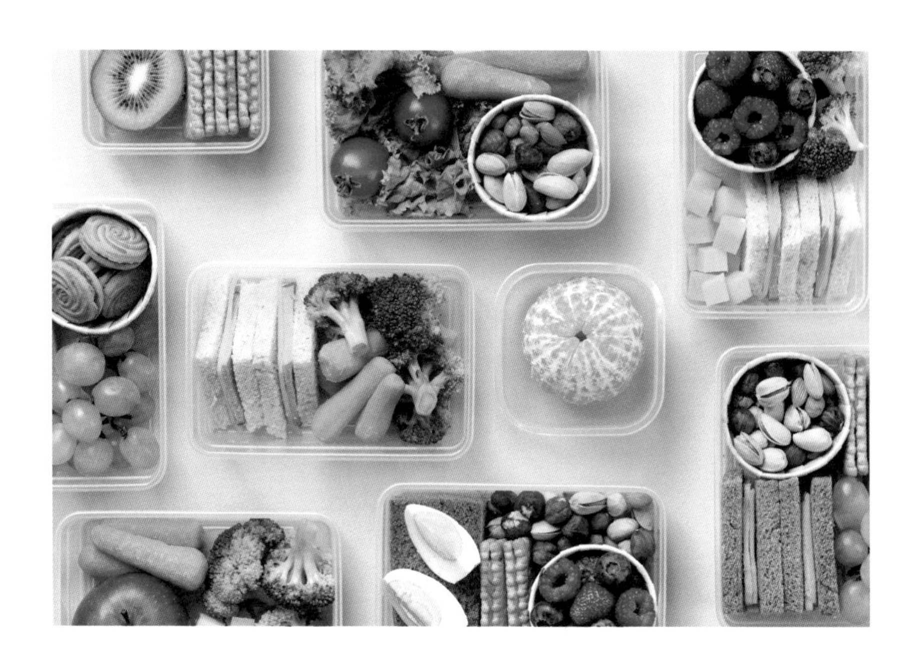

單獨使用減重成效不大的
低GI飲食

低GI飲食（Low Glycemic Index Diet）是指飲食中選擇使血糖上升幅度小的食物（GI值≤55），避免容易引起血糖大幅上升的食物（高GI食物；GI值≥70）。希望藉此減少血糖波動，降低胰島素分泌。

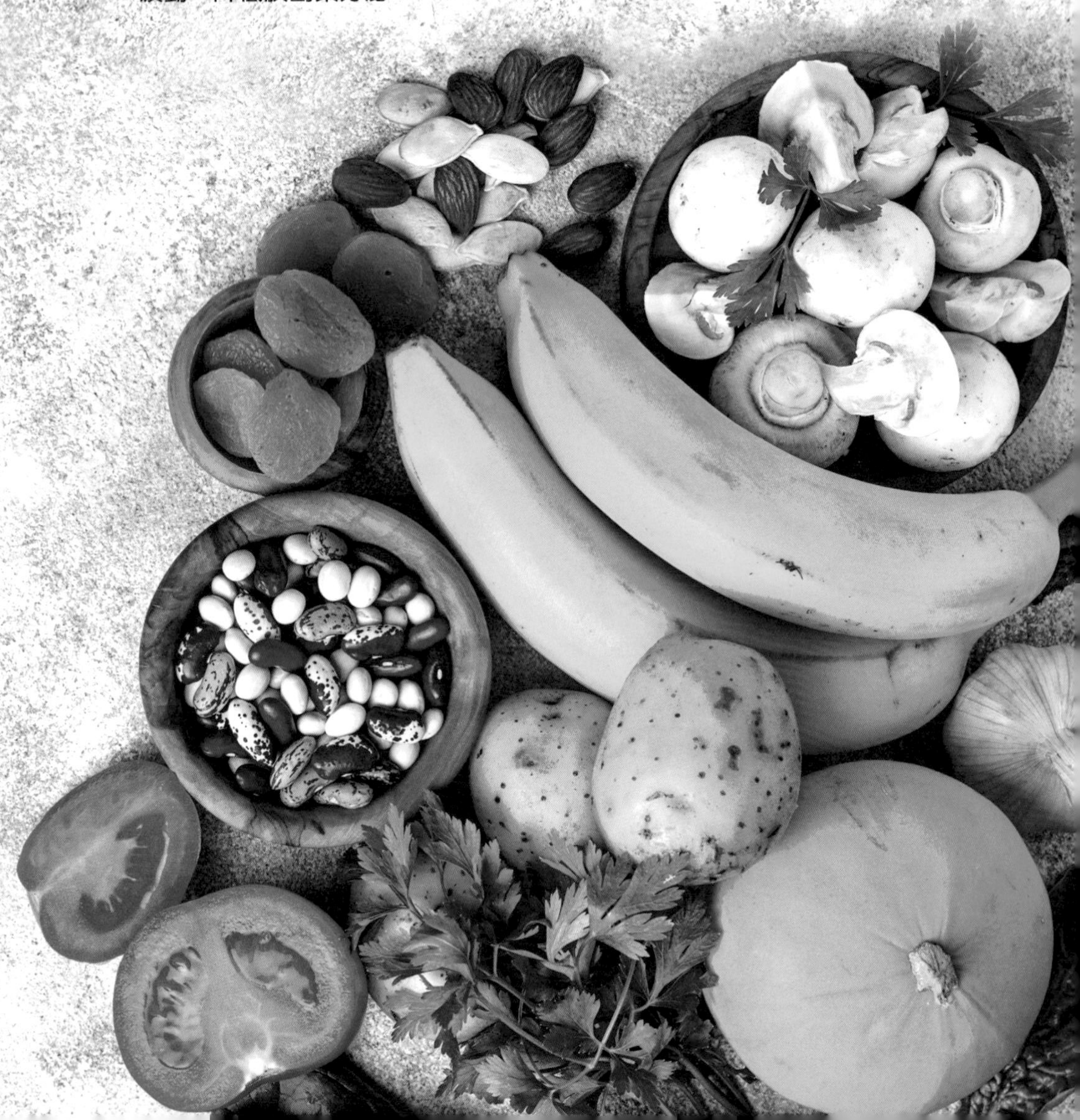

減重原理

目前大部分的研究調查顯示，單獨執行低GI飲食無法有效降低體重。然而若搭配其他減重飲食模式，例如：低GI飲食＋熱量限制、低GI飲食＋211餐盤減重法，則可以提高減重效果，有助於血糖控制。

有些市售書籍標榜低GI飲食可以減重，大多需要搭配其他飲食模式才會有減重成效。舉例來說，《低GI飲食聖經[1]》書中建議的低GI飲食法，需要搭配特定的餐食比例，像是蔬菜佔½、蛋白質佔¼、澱粉佔¼。這樣的餐食比例相信大家應該不陌生，就是類似211餐盤減重法。因此我認爲減重效果多半來自211餐盤減重法的攝食比例，而不是低GI飲食本身帶來的成效。

嫚嫚的營養減重教室

過去有些市售書籍標榜低GI飲食可以瘦身、降血脂？依照學理分析，原本學界也認為由於低GI飲食可以穩定血糖，如此便能減少胰島素釋放，推論體重應該也會降低。然而上述這些理論在現實中，一直無法有強力的證據支持。從2018年發表的文獻綜述來看，綜合73篇有關GI飲食的研究報告，統計結果發現低GI飲食對於體重、飽足感、血脂等指標都沒有一致性的實驗結果。此外，有更多研究傾向指出低GI飲食對於體重沒有顯著性影響，只有部分研究認為有益於控制血糖[2]。

正確執行方式

認識升糖指數（Glycemic Index，GI）

「升糖指數」一詞是由營養學家大衛．詹金斯（David Jenkins）於1881年所創建。原本目的是希望當作糖尿病患者選擇食物的參考指標。簡單來說，它的定義是攝取固定量含醣類食物後，對於血糖上升速度的反應值。低GI表示攝食後血糖上升速度慢；高GI表示攝食後血糖上升速度快。

計算食物的 GI 值

GI值是相對的參考數值。請試驗者分別攝取「測試食物」與「參考食物」：測試食物是指固定量含碳水化合物的食物（通常為 50 克）；參考食物通常使用含50公克葡萄糖的溶液/白麵包。進食後持續2小時進行血糖監測，接著將血糖監測結果繪製成曲線圖。計算曲線下方的面積（Area under the curve, AUC），即可得到兩個數值：

1. iAUC test food：攝取測試食物後，2小時內血糖增加的曲線下面積
2. iAUC reference food：攝取參考食物後，2小時內血糖增加的曲線下面積。GI=100

高GI值的食物，讓血糖在短時間內大起大落

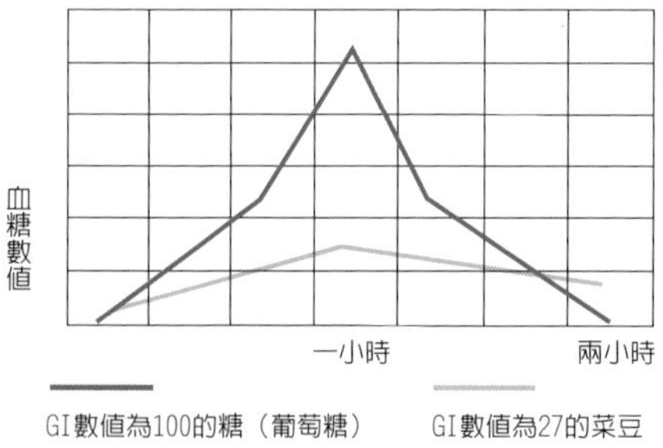

血糖數值
一小時
兩小時
GI數值為100的糖（葡萄糖）
GI數值為27的菜豆

資料來源：《低GI飲食聖經》

計算公式

GI值＝（iAUC test food/iAUC reference food） X 100

將食物透過上述公式計算，可以依照數值將GI值分成3種程度：

低GI：數值 ≤ 55　中GI：數值介於 56–69　高GI：數值 ≥ 70

國人常用食物的升糖指數（GI）對照表

食物種類	GI 以白麵包（GI=100）作為 GI 食物對照之參考指標
五穀根莖類	全麥早餐穀類 43±3　皇帝豆 46±13　山藥 53±11　粉絲 56±13 義大利麵 60±4　米粉 61±6　速食麵 67±2　通心粉 67±3 豌豆（仁）68±7　綠豆 76±11　甜玉米 78±6　芋頭 79±2 烏龍麵 79±10　燕麥片粥 83±5　烤馬鈴薯 85±4　甘藷 87±10 玉米脆片 90±15　白米飯 91±9　即食麥片粥 94±1　貝果 103±5 薯條 107±6　糯米飯 132±9
蔬菜類	菜豆 39±6　扁豆 41±1　大豌豆（夾）56±12　胡蘿蔔 68 ± 23
豆類	黃豆 25±4
水果類	櫻桃 32　葡萄柚 36　梨子 47　蘋果 52±3　無糖蕃茄汁 54 李子 55±21　草莓 57　蘋果汁 57±1　柳橙 60±5　桃子 60±20 無糖鳳梨汁 66±3　葡萄 66±4　萄柚汁 69±5　柳橙汁 71±5 芒果 73±8　草莓果醬 73±14　香蕉 74±5　奇異果 75±8 小紅莓汁 80　杏 82±3　木瓜 84±2　鳳梨 84±11 西瓜 103
乳製品類	全脂牛奶 38±6　優格 51　布丁 62±5　豆奶 63　冰淇淋 87±10
烘焙食品類	蛋糕（蛋糕粉）54-60　海棉蛋糕 66　鬆餅 77±8　鬆餅 78±6 天使蛋糕 95±7　糖霜雞蛋糕 104　甜甜圈 108±10
零食點心類	花生 21±12　腰果 31　花生 47　巧克力 61±4　洋芋片 77±4　爆米花 103±24
碳酸飲料類	可口可樂 83±7　芬達汽水 97
糖類	木糖醇 11±1　果糖 27±4　乳糖 66±3　蜂蜜 78±7　蔗糖 97±7 葡萄糖 141±4

備註：

1. 資料來源為Foster-Powell K, Holt SH, Brand-Miller JC. International table of glycemic index and glycemic load values: 2002.1,2 Am J Clin Nutr 2002; 76（1）: 5–56.
2. 食物的升糖指數會因不同食物來源地、品種、成熟度及烹調加工方式等而有差異。

相同食物的GI值爲什麼不同？

GI值的影響因素十分複雜。以香蕉爲例，未成熟的青香蕉GI值爲30，完全成熟的香蕉GI值爲70。除了食物成熟度會影響之外，相同食物的GI值在不同產地或不同季節採收可能也會有差異。經由不同機構測試，相同食物的GI值可能也會不同。因此，下方將影響食物GI值的主要因素大致歸類，**總結得到膳食纖維越低、烹調時間越長、加工程度越高，通常GI值就越高**。

- **膳食纖維含量：**纖維含量越高的食物，通常GI值會較低，例如：未精製的糙米GI值約爲56、白米爲91。大部分膳食纖維含量高的綠葉蔬菜、菇蕈類食物，多數皆屬於低GI食物。
- **烹調時間和方式：**特別是富含醣類的食物，經過高溫烹調會產生糊化反應，澱粉結構變得更好消化吸收，導致血糖更容易升高。舉例來說，將糙米煮成糙米稀飯，GI值會從56升高爲72。
- **加工精緻程度：**食物經過越多道加工程序，便會越容易消化吸收。以小麥爲例，未加工的小麥GI值爲41，將小麥研磨成麵粉製成的食物GI值會提高，例如：烏龍麵GI值爲58、白吐司GI值爲80。

此外，食物整體攝取量也會影響血糖值。因此需要納入「量」的概念來計算，這就是所謂的「升糖負荷」（Glycemic Load，GL）。

計算公式

升糖負荷（GL）＝GI值X食物攝取量（公克）/100

食物整體的升糖負荷可以分成3種程度：

低GL：數值≤10　中GL：數值介於11–19　高GL：數值≥20

常見失敗原因

低 GI 不等於低熱量

舉例來說，能量棒的GI值爲21，可以提供210大卡熱量；1顆/150公克煮熟馬鈴薯的GI值爲101，熱量約爲117大卡。因此如果單純以食物GI值來挑選食物，不一定能夠很好地控制熱量攝取。

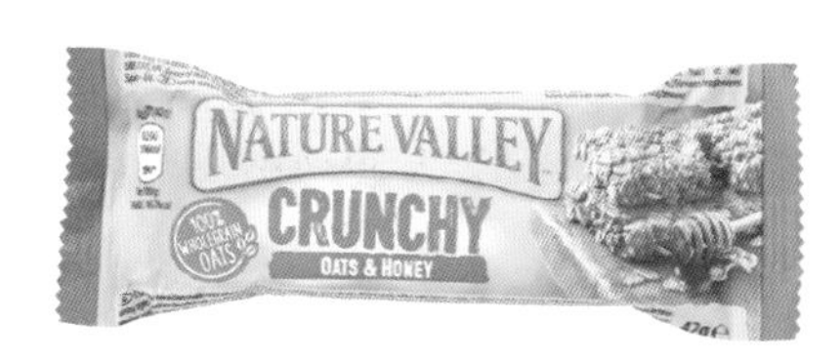

低 GI 不等於低胰島素飲食

GI值代表的是固定量食物對於血糖的反應，因此如果攝取過量食物，血醣與胰島素同樣會升高。此外，需要注意的是影響胰島素分泌的因素不止有醣類食物，包含膳食中的蛋白質、脂肪酸、消化道的激素分泌亦會影響胰島素分泌量。其中動物性蛋白質的影響會大於植物性蛋白質。舉例來說，乳清蛋白的GI值爲36，然而相較於其他動物性蛋白質（蛋、火雞肉、魚肉），它是最容易提升血液中胰島素的食物。

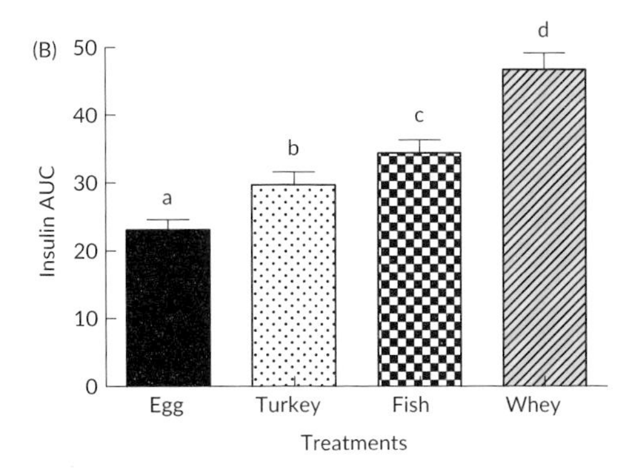

© Br J Nutr. 2010 Oct;104(8)：1241-8. The acute effects of four protein meals on insulin, glucose, appetite and energy intake in lean men

GI值不一定能影響飽足感和食慾

許多人過去認爲只要攝取低GI食物來穩定血糖，應該也可以提升飽足感、降低食慾。然而，德國曾經進行一項人體試驗[3]，受試者爲15名健康年輕人、年齡介於20-40歲、BMI介於20.2-25.1。這項試驗分別於2個不同的日子，於1小時內靜脈輸注500毫升含有50公克葡萄糖的液體或是0.9%生理食鹽水，接著測量受試者血液中葡萄糖和胰島素的變化，並且以問卷方式評估飢餓感、食慾、飽足感變化。

結果顯示靜脈輸注葡萄糖後，血糖和胰島素都會提高。然而，針對食慾、飢餓感、飽足感的變化，相較於輸注生理食鹽水沒有顯著性差異（右圖，黑點爲葡萄糖組、白點爲生理食鹽水組）。這項試驗可以間接說明，血糖和胰島素很有可能不是影響飽足感與食慾的主要因素。至於其他GI飲食的研究亦發現GI值對飽足感沒有顯著影響。

眞正影響飽足感的因素，主要還是胃排空速度以及GLP-1、Peptide YY等腸道賀爾蒙。能夠延緩胃排空速度的營養素包含蛋白質、脂肪、水溶性膳食纖維，以及食物型態等因素。如果攝取非水溶性膳食纖維反而會快速從胃部進入腸道。由於影響因素複雜，無法單純以食物的GI值來判定是否能提供適當飽足感。

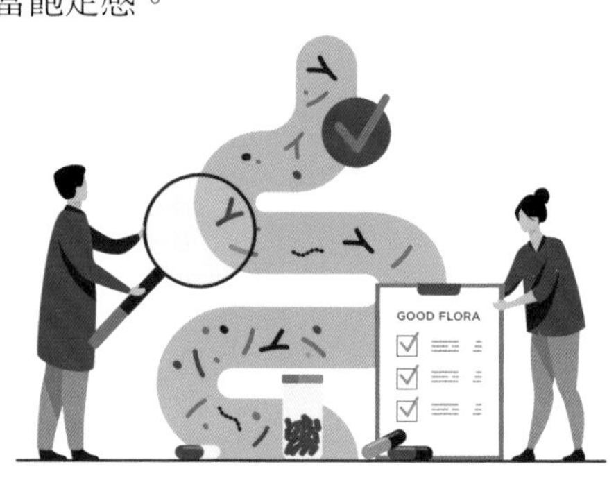

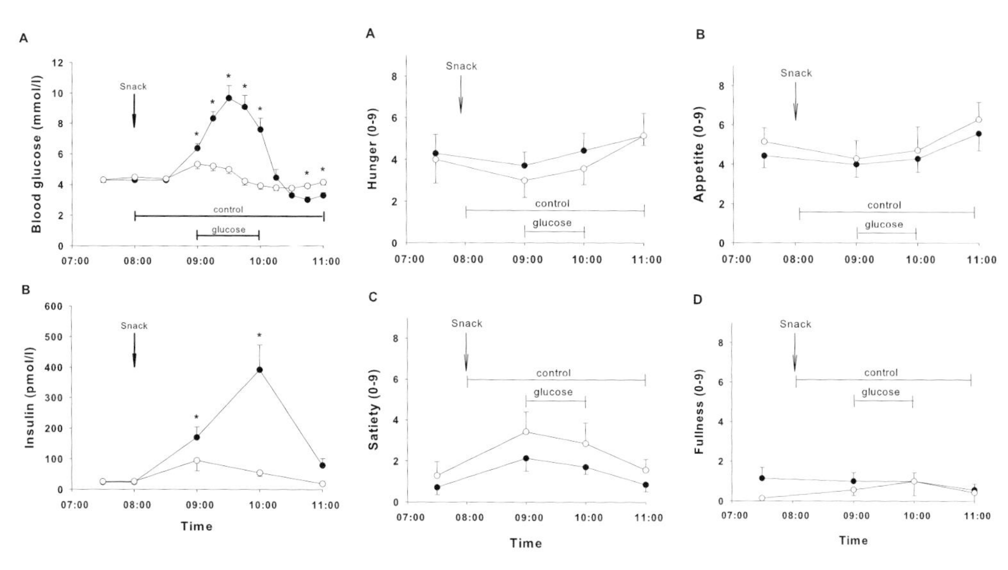

© Appetite. 2016 Oct 1;105：562-6. Glycemic increase induced by intravenous glucose infusion fails to affect hunger, appetite, or satiety following breakfast in healthy men

不容易遵循的飲食方式

食物的GI值影響因素過於複雜，可能需要經常查詢相關資料，或是充分瞭解食物內容和質地才能記住。此外，GL值需要經過計算，這種飲食準則不容易實踐與堅持執行。因此，知名雜誌《美國新聞與世界報導》的最佳減重飲食排行榜，總計39種飲食法，GI飲食法只得到第32名。不能算是很好的減重飲食法。

減重成效

減重比率：可能加乘其他減重成效

儘管單獨使用低GI飲食對於減重的成效不大，然而如果搭配其他飲食，便能夠提供更好的減重效果。過去一項為期8週的干預試驗[4]，受試者為32名肥胖成人、年齡為36±7歲、BMI為32.5±4.3。將受試者隨機分成2組能量限制飲食（食物熱量-30%），結果顯示2個組別皆能顯著減輕體重，而低GI組別的體重降幅更多。

高GI飲食＋能量限制飲食：減輕5.3公斤

低GI飲食＋能量限制飲食：減輕7.6公斤

其他好處

- **減少痤瘡問題**

根據痘痘與飲食之間的關係研究發現，低GI/GL飲食可以減少對胰島素與類胰島素生長因子1（IGF-1）的影響，減少皮脂過度出油的症狀，幫助治療和預防痘痘問題[5]！

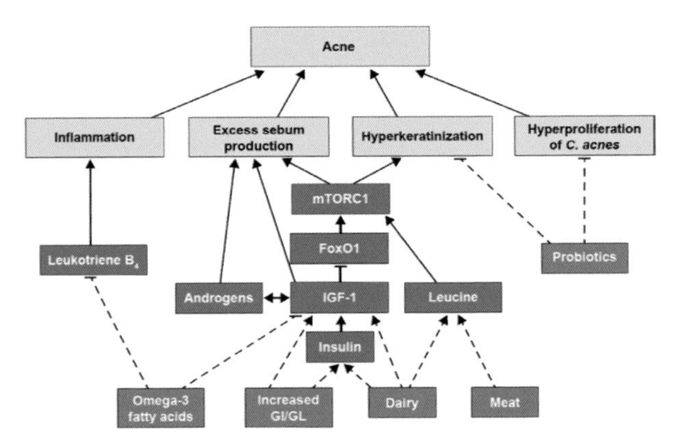

© American Journal of Clinical Dermatology（2021）22：55–65 Efects of Diet on Acne and Its Response to Treatment

- **幫助控制空腹血糖**

一項研究邀請80名健康成人、年齡29.6±8.2歲、BMI爲27.4±5.9，執行4週低GL飲食。結果發現相較於高GL飲食，其空腹血糖和類胰島素生長因子1(IGF-1）濃度較低。這個結果對於糖尿病患者的血糖控制，可以作爲飲食指導的參考指標。

- **減少血糖波動、降低糖尿病併發症與死亡率**[6]

血糖波動（glycemic variability，GV）是具有臨床意義的重要血糖指標，可以預測不良的臨床結果影響，包含糖尿病大血管和微血管併發症、低血糖和死亡率（左圖）。右圖表示Hb1Ac在相同情況下，不同的血糖波動表現

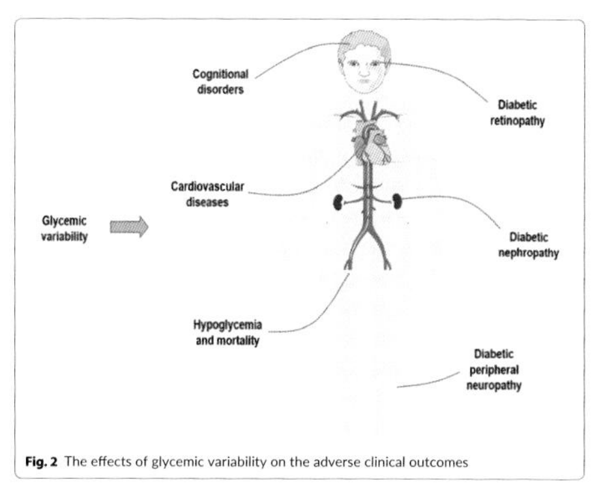

Fig. 2 The effects of glycemic variability on the adverse clinical outcomes

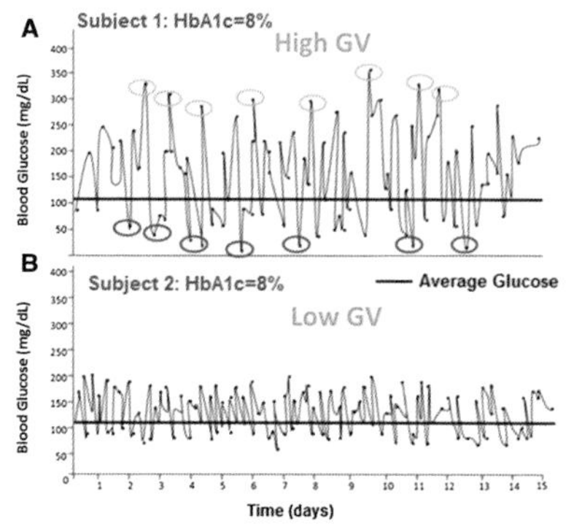

© （左）Cardiovasc Diabetol. 2020 Jul 4;19(1)：102. Glycemic variability：adverse clinical outcomes and how to improve it？（右）Diabetes Ther. 2019 Jun;10(3)：853-863. A View Beyond HbA1c：Role of Continuous Glucose Monitoring

血糖波動大的情況下，會經歷多次間歇性高血糖與低血糖狀態。身體處於高血糖狀態時，血管內會產生過多的糖化終產物，並且增加氧化應激反應產生自由基，導致血管損傷。身體處於低血糖狀態時，會增加血管內發炎因子釋放、提高血小板凝集、提高游離脂肪酸。這些變化都是增加糖尿病患者的心血管事件復發率、死亡率，以及急性缺血性中風發作的原因。

此外，研究亦發現20名罹患第二型糖尿病的成年人，當身體處於血糖波動大的狀態時，在信息處理、工作記憶和注意力測試的表現都會比較差。並且容易增加抑鬱症和焦慮情緒，降低生活品質。因此針對糖尿病患者而言，還是會建議執行低GI或低GL的飲食方式，藉此減少血糖波動性，降低併發症和死亡率。

適用時間

一輩子。

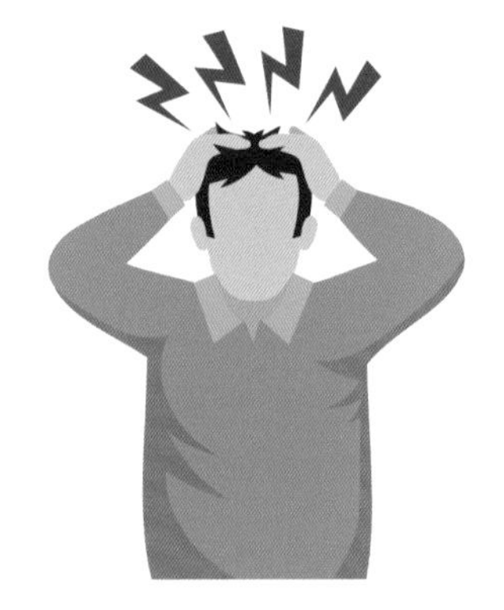

適用對象

幾乎所有人，不分年齡皆可適用。

復胖率

由於單獨使用不具減重成效，因此不討論復胖率。

副作用與處理方式

低GI飲食無相關副作用。

輔助工具

可以自行進入雪梨大學的網站查詢食物GI值

https //glycemicindex.com/gi-search/

搭配其他飲食法

本書介紹的地中海飲食（頁52）、低醣飲食（頁80）、彈性素食（頁104）、間歇性斷食（頁126）、211餐盤減重法（頁170）、激瘦食物燃脂飲食（頁196）、綠茶咖啡減重法（頁210），在執行上都可以結合低GI飲食，幫助穩定血糖波動，提高減重成效。

一週餐食建議

食物攝取比例可以參考211餐盤減重法（頁182）、地中海飲食（頁68）。餐食選擇盡量以高纖、未加工、烹調時間短的料理爲主。

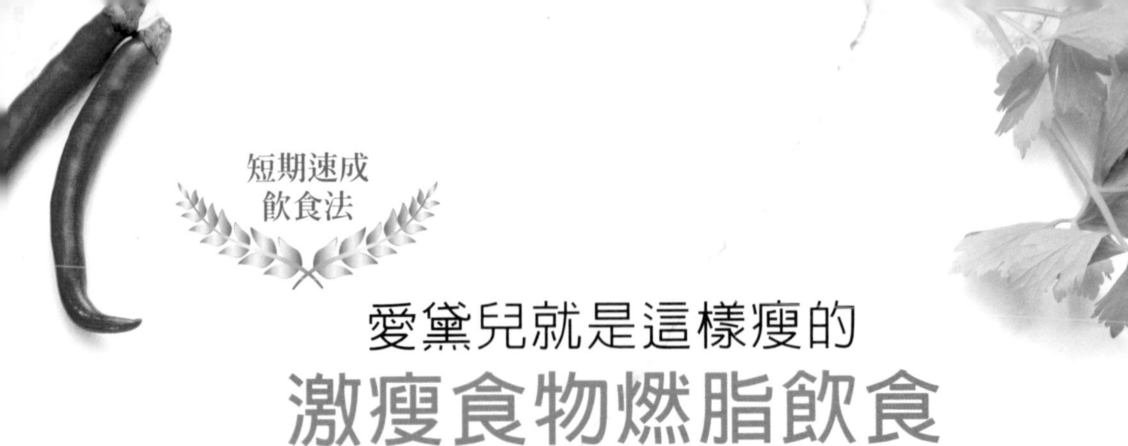

愛黛兒就是這樣瘦的
激瘦食物燃脂飲食

激瘦飲食（The Sirtfood Diet[1]）大約於2016年由兩位英國營養學家艾登．高金斯（Aidan Goggins）和格林．馬登（Glen Matten）提出。這項新的飲食法由於經過多位名人的執行與推薦，包含電視名廚、美食作家、奧運金牌運動員等，加上媒體報導知名歌手愛黛兒（Adele）就是使用這種飲食法而瘦身成功，因此受到矚目。

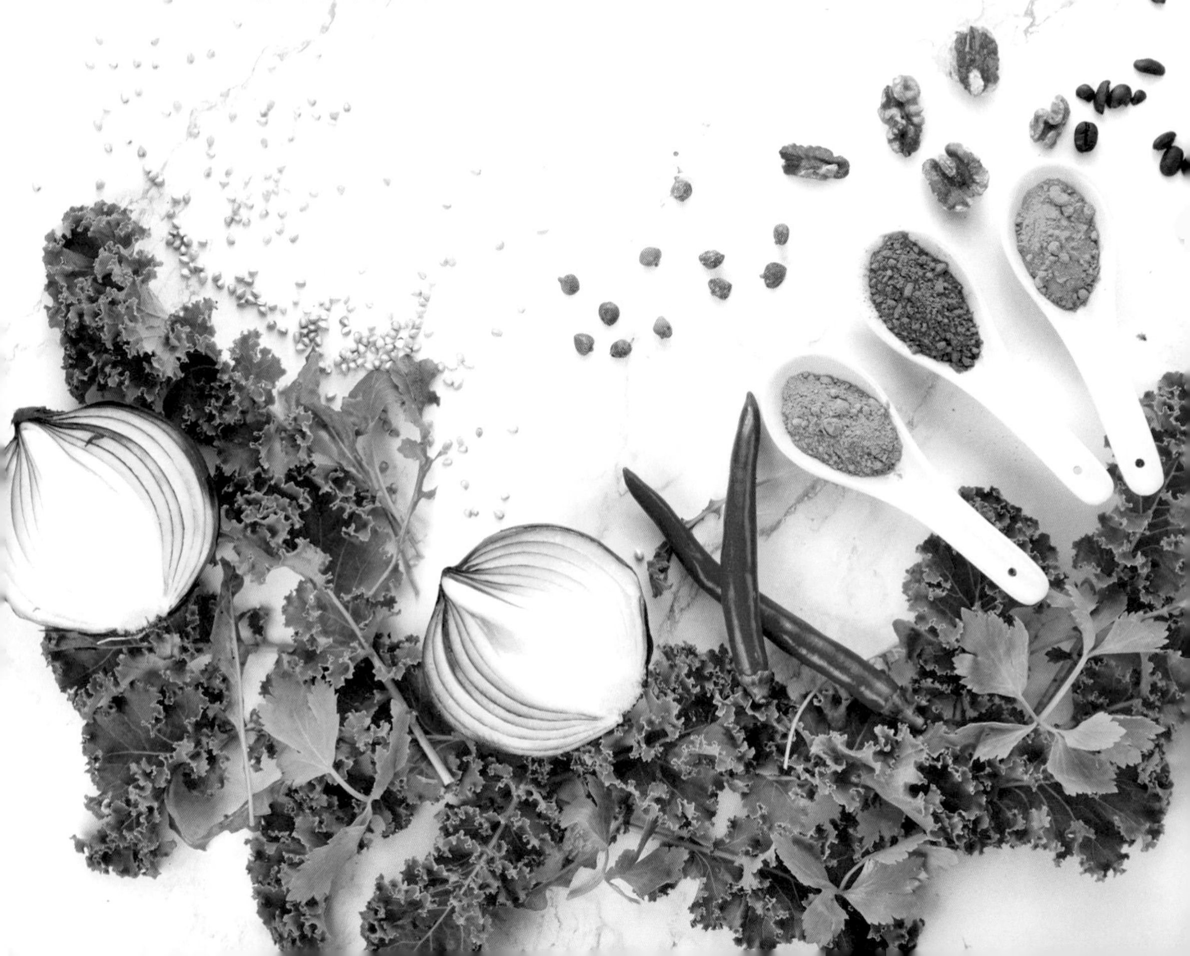

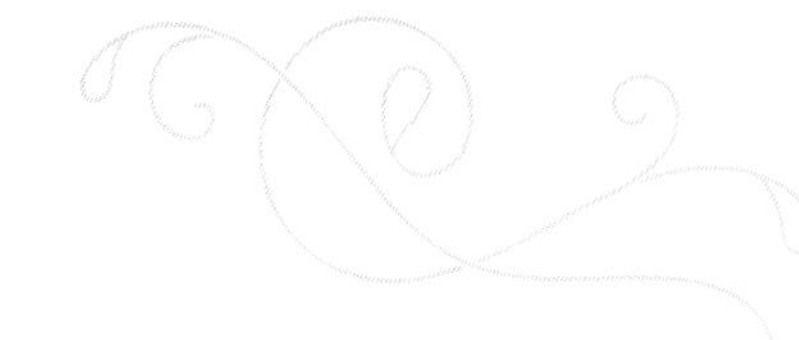

減重原理

激活瘦子基因──乙酰化酶基因（Sirtuins）

人體中的乙酰化酶基因分成7種，以SIRT1到SIRT7命名，其中SIRT1是主要影響全身能量代謝的基因。過去的研究顯示，肥胖者體脂肪中的SIRT1含量會少於健康體重者[2]。此外，研究亦發現SIRT1基因活化程度越高的人，體型越精實、越不容易發胖[3]。

在植物性食物當中，有部分多酚類化合物具有活化乙酰化酶基因的特性，它們被稱作激瘦食物（Sirtfood）。一旦將乙酰化酶基因激活，便能夠調控代謝，透過抑制PPAR-γ減少脂肪的合成與儲存。同時能夠活化PGC-1α，刺激粒線體生成，增加脂肪燃燒。

此外，在動物實驗中也看到5種乙酰化酶基因對於代謝的影響[4]：

1. 乙酰化酶基因能使白色脂肪轉變爲粒線體數量較多的棕色脂肪，藉此增加能量消耗。
2. 提高胰島素敏感性，降低胰島素阻抗，減少脂肪堆積。
3. 增加甲狀腺素分泌，促進代謝、加速燃脂。
4. 增加瘦體素進入大腦的量，提升下視丘對於瘦體素的敏感度，改善瘦體素阻抗。
5. 影響味覺中樞，增加飽足感、控制食慾。

嫚嫚的營養減重教室

上述針對基因影響代謝的研究，大部分還是以動物實驗為主，在人體是否能有相同作用，這點仍然未知。雖然提出此瘦身法的作者不斷強調激活乙酰化酶基因可以燃脂，然而就我個人的推測，能夠成功減重的主要原理應該是下面的原因。

以蔬食為主，限制前期熱量

激瘦飲食以20種植物性蔬食的飲食內容爲主。限制第1-3天的熱量攝取不超過1000大卡/日、第4-7天不超過1500大卡/日。在一週熱量被限制的情況下，體重便會下降。並且7天後的飲食內容，建議依然多攝取激瘦食物、避免加工食物。

嫚嫚的營養減重教室

儘管激瘦飲食因為號稱不用嚴格計算熱量、不用大量運動，每週便能減去3公斤而受到關注，然而實際執行上，第一週還是需要限制熱量攝取。推測第一週減掉的體重，可能主要是肌肉中的肝醣（約400公克）還有水分。

正確執行方式

激瘦飲食強調攝取份量足夠與多樣化的激瘦食物。提出此瘦身法的作者認爲激瘦食物之間具有加成作用，能夠增加彼此的吸收率，同時需要搭配足夠的蛋白質攝取，以及最佳進食的時間點，才能使瘦子基因發揮到極致。

激瘦飲食分爲兩個階段進行：

第一階段「重啓激瘦基因」

執行7天。本階段的水分攝取，可以飲用不含熱量的液體，包含水、黑咖啡、綠茶、紅茶、花草茶。

第1-3天：每天飲用3杯激瘦食物蔬果汁＋1份激瘦食物餐點。熱量攝取需要控制於1000大卡以內，這就是在進行輕斷食。由於執行時間只有短短3天，可以降低心理抵抗。

第4-7天：每天飲用2杯激瘦食物蔬果汁＋2份激瘦食物餐點，熱量攝取需要控制於1500大卡以內。

第二階段「維持激瘦狀態」

執行14天。本階段除了不含熱量的飲料，還可以飲用少量紅酒，然而限定每週只能飲用2-3天，每餐不超過1杯（150毫升）紅酒。

每天攝取3份激瘦食物餐＋1杯激瘦食物蔬果汁＋1-2份激瘦食物點心（亦可省略）。激瘦蔬果汁建議需要安排在早餐前30分鐘/上午10點前飲用完畢。

上述兩個階段都建議三餐越早食用完畢越好、晚餐最好於7點前吃完，因爲飲食時間需要配合晝夜節律。由於人體的生理時鐘會依照太陽的明暗循環運轉，我們屬於晝行性動物，白天的活動力優於夜晚，入夜後需要準備休息入睡，應該減少胃腸道負擔，因此建議提早結束用餐。

嫚嫚的營養減重教室

關於晝夜節律對於體重的影響，在168間歇性斷食的研究中也有討論過，確實在搭配正常作息的生物節律狀態，對於體重的下降可以帶來更顯著的好處！

20 種激瘦食物

激瘦食物是含有大量能夠活化乙醯化酶基因的食物，以富含特定多酚的種類為主。多酚類食物對於體重控制與心血管的保護作用，最早於地中海飲食實驗（PREDIMED, Prevention with Mediterranean Diet）被發現。此實驗招募約 7400 名心血管疾病高風險者，進行 4.8 年的研究，發現能夠使心血管疾病發生率降低 30%、BMI>30 的族群減少 49%[5]。

紅酒在這 20 種激瘦食物中率先被發現，其中的特定多酚成分是白藜蘆醇，能夠活化 SIRT1。這項發現剛好也符合紅酒悖論*。

紅酒悖論：法國人的生活飲食習慣會抽菸、不運動、攝取油膩食物，然而心臟疾病死亡率卻低於其他國家。推測可能是由於飲用紅酒的習慣，從中帶來健康的保護作用。

下列這些食物，經常出現在許多健康飲食的推薦清單，例如：地中海飲食、麥得飲食。因此即便不需要進行減重，也可以經常選擇將這些食物加入飲食內容，有助於維持健康狀態。

20 種激瘦食物與特定多酚：

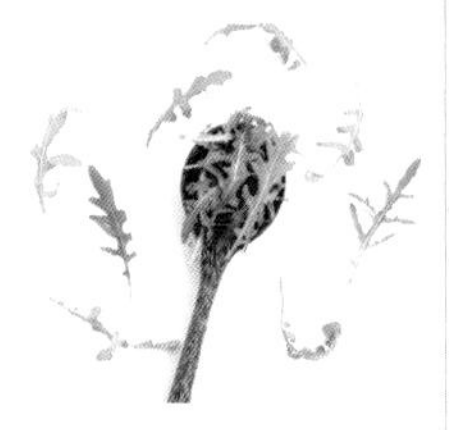	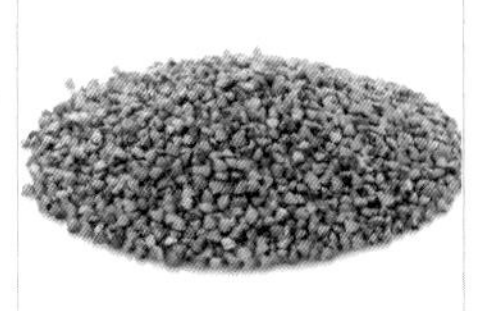	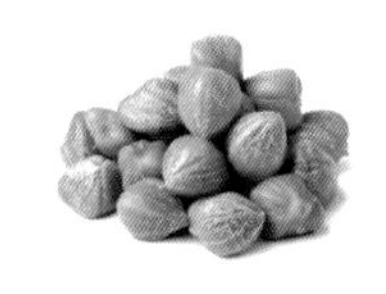	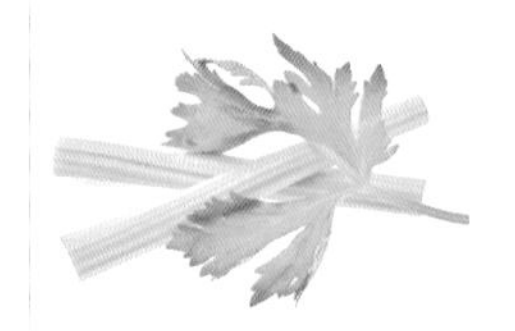
芝麻葉	**蕎麥**	**酸豆**	**芹菜**
槲皮素（quercetin）、山奈酚（kaempferol）	芸香苷（rutin）	槲皮素（quercetin）、山奈酚（kaempferol）	芹菜素（apigenin）、木犀草素（luteolin）
一種辛辣的綠葉沙拉菜，常見於地中海飲食。	日本最早開始種植的作物之一，屬於蛋白質和營養價值很高的穀物。	深綠色顆粒狀，味道酸鹹。它是灌木植物續隨子的花苞，不是豆類。	綠色芹菜葉和芹菜心含有較高的木犀草素，更能活化乙醯化酶基因。
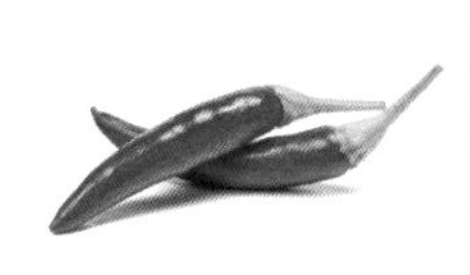	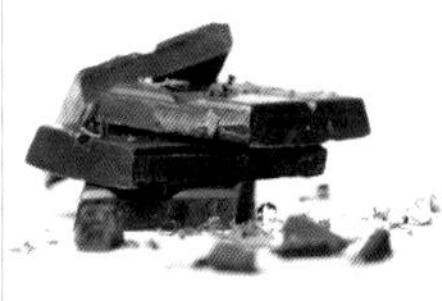	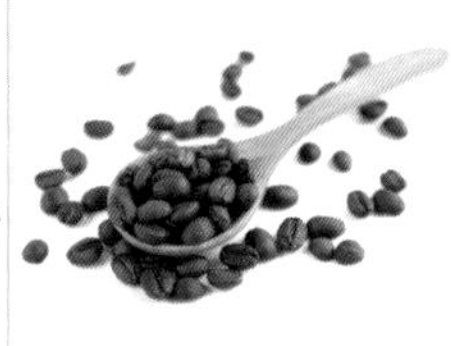	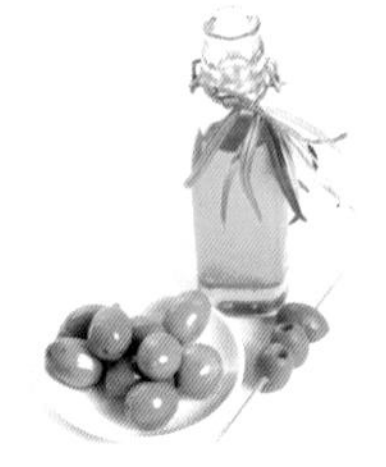
辣椒	**可可**	**咖啡**	**特級初榨橄欖油**
木犀草素（luteolin）、楊梅黃酮（myricetin）	表兒茶素（epicatechin）	咖啡酸（caffeic acid）	橄欖多酚（oleuropein）、羥基酪醇（hydroxytyrosal）
辣椒越辣便越能活化乙醯化酶基因，建議選擇顏色濃郁飽滿的辣椒。	85％以上的黑巧克力，可可濃度越高，活性成分越多。	咖啡的多酚成分可以活化乙醯化酶基因，對於肝臟亦有保護作用。	務必要選擇冷壓特級初榨的種類，才能夠保留較多的橄欖多酚。

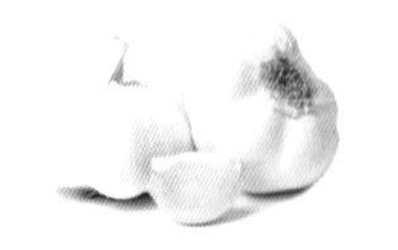	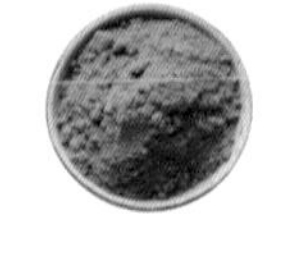	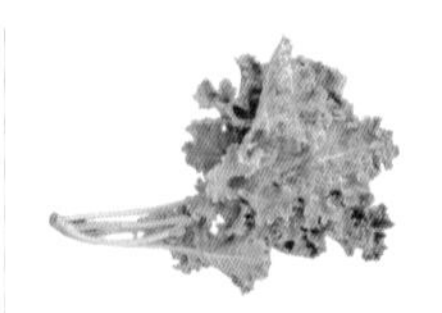	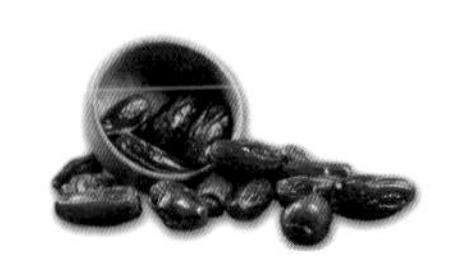
大蒜	**綠茶、抹茶**	**羽衣甘藍**	**帝王椰棗**
大蒜烯（ajoene）、楊梅黃酮（myricetin）	表沒食子兒茶素沒食子酸酯（EGCG）	山柰酚（kaempferol）、槲皮素（quercetin）	沒食子酸（gallic acid）咖啡酸（caffeic acid）
建議將大蒜先切碎／磨碎，靜置10-15分鐘，可以增加大蒜素產生。	使用80度以上的熱水沖泡綠茶，可以溶出更多兒茶素。	富含多酚，被視為超級食物，是激瘦蔬果汁和激瘦餐點的基本班底。	含糖量高達66% ，屬於天然糖份，適量食用不影響血糖。

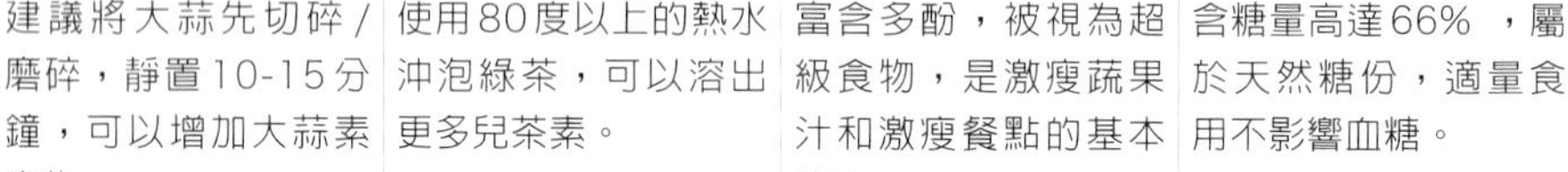

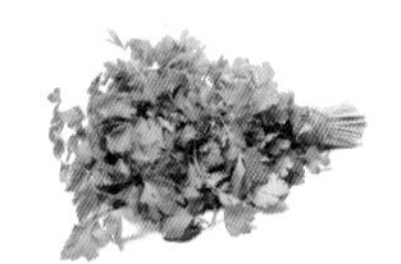	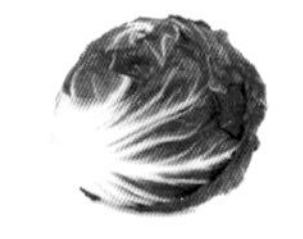	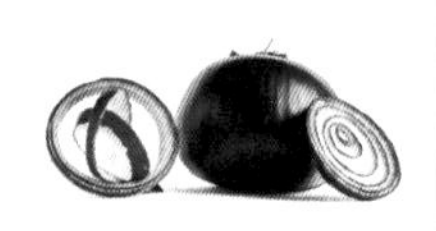	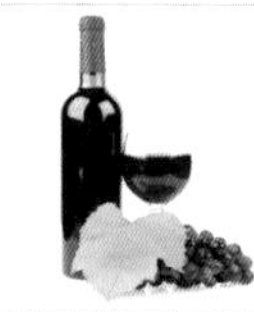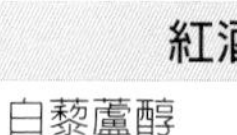
巴西里	**紅菊苣**	**紫洋蔥**	**紅酒**
芹菜素（apigenin）、楊梅黃酮（myricetin）	木犀草素（luteolin）	槲皮素（quercetin）	白藜蘆醇（resveratrol）、白皮杉醇（piceatannol）
風味清新，經常會剁碎加入菜餚。富含芹菜素，能夠活化乙酰化酶基因。	口感爽脆，風味清甜溫和，適合製作激瘦餐點沙拉。亦可選擇黃菊苣。	紫洋蔥的槲皮素含量最高，亦可選擇一般洋蔥。	最早被發現的激瘦食物。建議飲用量為女性約150毫升／日；男性約300毫升／日。

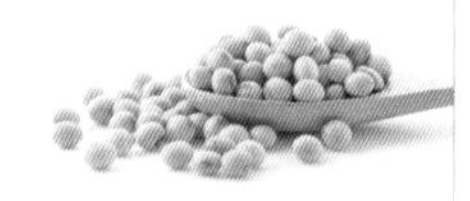		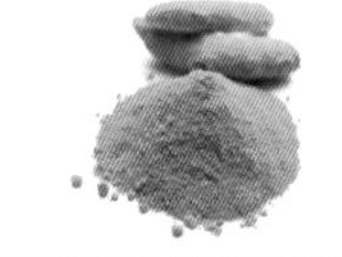	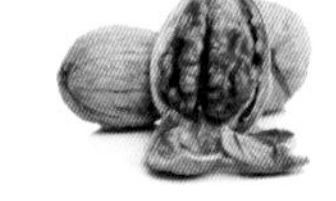
大豆	**草莓**	**薑黃**	**核桃**
木質素異黃酮（daidzein）、芒柄花黃素異黃酮（formononetin）	漆黃素（fisetin）	薑黃素（curcumin）	沒食子酸
富含異黃酮化合物，建議選擇少加工的天然大豆製品。例如：豆腐、納豆、味噌。	莓果類屬於低含糖量的水果，其中草莓富含漆黃素，能夠更加活化乙酰化酶基因。	亦稱印度黃金。屬於脂溶性食物，吸收率差，建議加水／油烹調，增加可利用率。	被評選為最有益健康的堅果，幫助降低代謝疾病風險。

常見失敗原因

沒有時間準備。

由於激瘦飲食中的激瘦食物蔬果汁和激瘦食物餐，都需要準備食材和製備的時間，對於食材的選擇也比較講究，因此可能會難以長久堅持下去。

減重成效

減重比率

提出激瘦飲食的作者曾經在自己的健身健康機構收案40位受試者，其中有39位完成21天激瘦飲食計畫。受試者的初始體位狀態分佈如下：肥胖體位2人、過重體位15人、正常體位22人。結果統計這些受試者平均一週減去3.2公斤，並且體脂率有下降、肌肉量維持不變或增加。

參與計畫的受試者表示有以下明顯感受：

- 肚子的瘦身效果顯著，褲子變寬鬆
- 肌肉量不變或增加，體態更好看
- 很少有飢餓的感覺，不用忍受飢餓
- 感覺活力和幸福感增加
- 感覺自己變得更好看、更健康

對於食慾影響方面，作者表示由於激瘦飲食能夠滿足7種味覺，並且認爲只要能夠滿足味覺，便會有幸福感和飽足感，不容易感到飢餓。

- 甜味：草莓、椰棗
- 鹹味：芹菜、魚類
- 酸味：草莓
- 苦味：可可、羽衣甘藍、紅菊苣、特級初榨橄欖油、綠茶

- 辣味：辣椒、大蒜、特級初榨橄欖油
- 澀味：紅酒、綠茶
- 鮮味：大豆、魚類、肉類

其他可能好處

以下為動物實驗中觀察到的好處：

- 維持或增加肌肉量：SIRT可以阻止肌肉分解，維持肌肉量。
- 影響大腦健康：可以減少類澱粉樣蛋白於大腦中累積。
- 改善骨質疏鬆：可以促進造骨細胞活化，增加造骨細胞存活率。

適用時間

建議21天，以短時間進行。主要原因是此減重法未經過嚴謹的實驗證實其安全性，因此建議以短時間執行為主。提出激瘦飲食的作者建議第一階段（7天）以每三個月的時間間隔執行比較好，第二階段（14天）可以隨時重複。

此外，韓國健康節目《我是身體之神》曾經邀請藉由「激瘦飲食法」減肥成功的女嘉賓，分享其食譜與瘦身成果。她表示自己利用「激瘦飲食法」減重，執行2年的時間，體重從110公斤減到55公斤！然而，這裡還是需要提醒大家，本故事屬於個人經驗分享，建議可以諮詢營養師或醫師，待健康狀態經過評估後，才可以延長執行時間。

嫚嫚的營養減重教室

由於激瘦飲食法的第一階段屬於限制熱量的執行方式，可能會產生輕微頭痛、疲倦等症狀。過度頻繁地執行確實有可能會帶來營養攝取不足的問題。因此，短期執行會比較合適。

適用對象

適合族群

- **正常體位（BMI 20-23），但是想要稍微更瘦的人：**提出激瘦飲食的作者表示於其機構收案的39位完成受試者，其中有22人BMI屬於正常範圍，但是也有看到體重下降的現象。
- **正在執行其他飲食法：**作者建議可以將激瘦食物與其他飲食法結合，例如：低碳水化合物飲食、5：2間歇性斷食，能夠提升其他飲食法的減重成效。
- **年長者：**可以在搭配運動的狀況下執行，藉以降低肌肉流失的風險。

不適合族群

- **患有任何疾病/服藥期間的人：**需要與醫師或營養師充分討論過才能考慮執行。
- **孕婦、哺乳期女性**
- **孩童、青少年**

復胖率

如果減重後恢復到執行激瘦飲食之前的飲食習慣，還是會復胖回來。此飲食法也強調想要改變飲食內容的習慣，必須透過注意力概念（白熊實驗*），僅列出可以吃的激瘦食物，而不是強調什麼食物不能吃。讓執行者專注於只攝取激瘦食物來改變飲食習慣。因此倘若無法適應激瘦食物，回到原先的飲食習慣，勢必會馬上復胖。

白熊實驗（White Bear Suppression）：告訴受試者不要想白熊，通常下達這種指令後，反而會讓人的腦海中更容易出現白熊的樣子。提出激瘦飲食的作者將這種概念運用在激瘦飲食法，認為如果不停地告訴減重者不能吃這個、不能吃那個，反而會讓人將注意力放在不能攝取的食物上。因此，作者只會強烈建議能夠攝取的激瘦食物。

嫚嫚的營養減重教室

我確實認同作者的部分說法，然而實際執行的時候，可能會有許多困難。例如：在外食的情況下，很難找到全部都是激瘦食物的餐點。此外，假設出遊或出國時，也不容易找到這些食物，或是隨身攜帶激瘦蔬果汁飲用。因此，真的還是要建議需要減重的朋友，請學會認識食物和營養成分，才能夠養成易瘦體質。

輔助工具與事前準備

- **果汁機：**用於製作激瘦蔬果汁。作者表示蔬菜需要榨汁，因爲蔬菜中過多的不可溶性纖維會阻礙多酚的吸收。水果則是建議直接食用，因爲水果中的纖維含有不可萃取的多酚，必須透過腸道的好菌來分解，才可以被釋放。
- **事先規劃採買：**兩個階段的激瘦飲食，在這21天內會大量攝取激瘦食物。建議事先規劃、準備食譜，採買好充足食物。
- **一次大量製備蔬果汁：**爲了節省時間，作者建議激瘦蔬果汁可以一次大量製備，放入冷藏保存2-3天。由於蔬果汁需要避光，抹茶粉請於飲用前再加入。

- **注意蛋白質攝取：**需要補充白胺酸。根據研究顯示白胺酸同樣能夠刺激SIRT1、增進燃脂，並且與其他激瘦食物產生協同作用，刺激肌肉合成。建議可以選擇富含油脂的魚類，能夠同時補充優質蛋白質與OMEGA-3脂肪酸。其他食物包含乳品、雞蛋、豆類、禽肉、紅肉亦可，但是不建議選擇加工肉品。

嫚嫚的營養減重教室

關於大量製備的部分，我對作者的建議有點懷疑。因為蔬果類的營養素在榨汁後會不斷流失，假使真的保存2-3天，可能攝取到的只剩下纖維。因此，如果想要執行激瘦飲食，可以製作當天需要飲用的份量就好。

副作用與處理方式

執行第一階段可能會出現輕微頭痛、疲倦，或是腹瀉、脹氣等問題。作者表示症狀通常都相當輕微，多半幾天後會消失。然而還是需要特別提醒，若感覺到嚴重症狀、不舒服，請立即停止執行，並且及時就醫瞭解身體狀況。

搭配其他飲食法

綠茶咖啡飲食法（頁210）：綠茶和咖啡皆屬於激瘦食物，亦是執行期間能夠選擇的無熱量飲品。

低醣飲食（頁80）：作者建議執行低醣飲食的時候，可以於每餐加入激瘦食物，增加攝取啓動激瘦基因的多酚類食物，提高健康益處與瘦身效果。

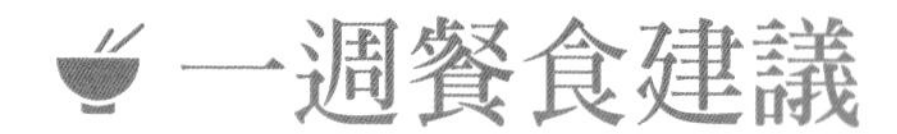

一週餐食建議

第一階段：7天激瘦食物輕斷食計畫

可以自行分配進食時間，最後一餐需要於晚上7點前食用完畢。

第1-3天	第4-7天
1份激瘦食物餐 3份激瘦蔬果汁 85%黑巧克力15-20公克	2份激瘦食物餐 2份激瘦蔬果汁

激瘦食物餐的基本組成

- 激瘦食物蔬菜200-300公克
- 蛋白質（以豆類、魚類、海鮮爲主）150公克
- 蕎麥米/麵/粉30-75公克
- 特級初榨橄欖油1-2湯匙
- 香料類（薑黃粉、孜然粉）1-2湯匙
- 辛香料類（大蒜、辣椒）

執行完21天的激瘦飲食，提出此瘦身法的作者同樣鼓勵每天飲用1杯激瘦蔬果汁。此外，可以添加下列40種具有激瘦食物特性的食物，增加飲食變化。

蔬菜：朝鮮薊、蘆筍、青江菜、綠花椰菜、綠卷鬚萵苣、四季豆、青蔥、水田芥、白洋蔥、黃菊苣

水果：蘋果、黑莓、黑醋栗、黑李、蔓越莓、枸杞、金桔、覆盆莓、紅葡萄

堅果、種籽：奇亞籽、花生、胡桃、開心果、葵花籽

穀物：栗子、爆米花、藜麥、全麥麵粉

豆類：蠶豆、白豆

香草、辛香料：細香蔥、肉桂、蒔蘿、乾燥奧勒岡、乾燥鼠尾草、薄荷、薑、百里香

飲品：紅茶、白茶

激瘦食物蔬果汁

一人份

食材

羽衣甘藍……75公克
芝麻葉……30公克
巴西里……5公克
帶葉芹菜梗……150公克
中型蘋果……½顆
生薑……½塊，約1-2.5公分
檸檬汁……½顆
抹茶粉……½茶匙

作法

1 將抹茶粉以外的食材放入果汁機，加入適量水打成蔬果汁（水量依照個人口味調整）
2 飲用前加入抹茶粉。

注意事項

- 第1-3天只有前2份激瘦蔬果汁需要加抹茶粉。
- 第4-7天每份激瘦蔬果汁都要加抹茶粉。
- 激瘦食物蔬果汁源自於兩位激瘦飲食創始人。

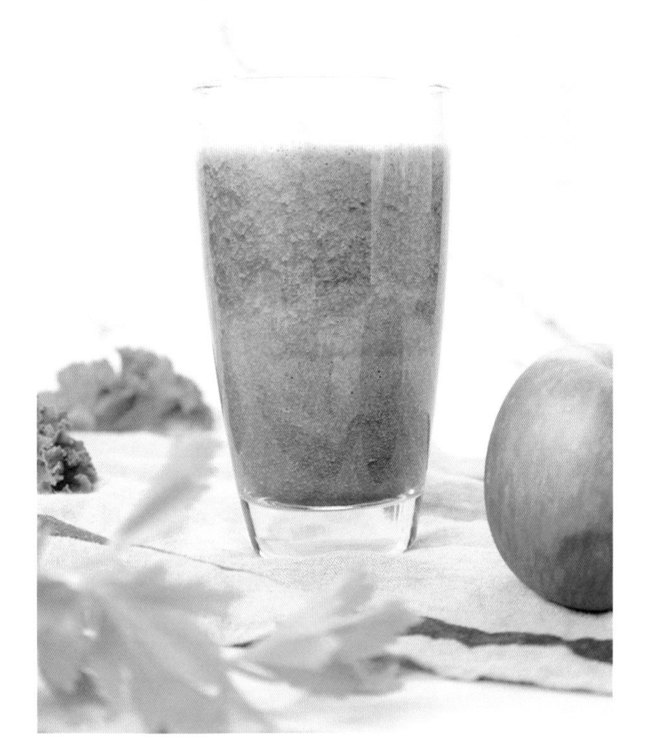

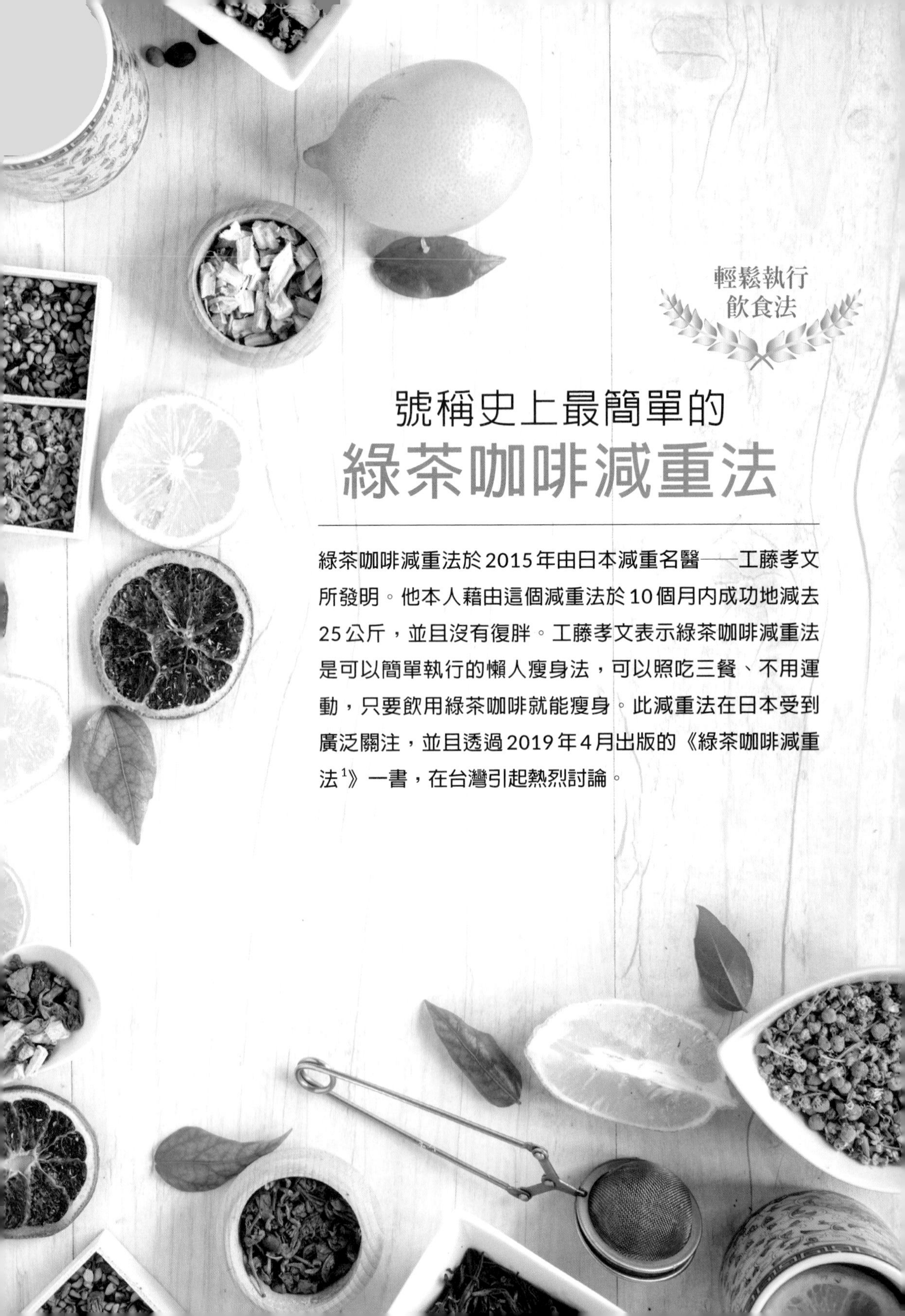

輕鬆執行
飲食法

號稱史上最簡單的
綠茶咖啡減重法

綠茶咖啡減重法於2015年由日本減重名醫——工藤孝文所發明。他本人藉由這個減重法於10個月内成功地減去25公斤，並且沒有復胖。工藤孝文表示綠茶咖啡減重法是可以簡單執行的懶人瘦身法，可以照吃三餐、不用運動，只要飲用綠茶咖啡就能瘦身。此減重法在日本受到廣泛關注，並且透過2019年4月出版的《綠茶咖啡減重法[1]》一書，在台灣引起熱烈討論。

減重原理

咖啡和綠茶各別含有抗肥胖成分[2-4]

咖啡和綠茶兩者皆含有咖啡因（Caffeine）。咖啡因是天然的生物鹼成分，具有刺激性，能夠穿過血腦屏障（Blood Brain Barrier，BBB）影響神經功能、抑制飢餓感，也可以刺激交感神經興奮、提高能量代謝，並且增加棕色脂肪組織中的脂肪氧化作用。咖啡中的綠原酸（chlorogenic acids，CGA）是具有抗氧化與抗發炎特性的酚酸（Phenolic acid），能夠減少脂肪生成、抑制脂肪堆積，並且減少胰島素阻抗、幫助控制飯後血糖。

綠茶中的兒茶素（Epigallocatechin gallate，EGCG）能夠透過抑制消化酵素（例如：胰脂肪酶、澱粉酶、葡萄糖苷酶），降低食物中的脂肪與醣類吸收。未消化完全的食物進入腸道，可以透過微生物群發酵，生成短鏈脂肪酸（SCFA），增加擬桿菌門（*Bacteroidetes*）調整體質。交感神經受到刺激，可以增加身體的產熱作用、加速代謝，亦能抑制飢餓素分泌、控制食慾，並且增加脂聯素活性，加速脂肪分解。

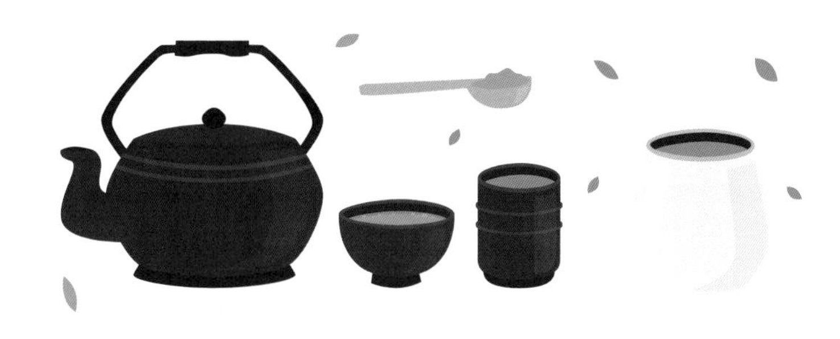

嫚嫚的營養減重教室

目前有許多關於咖啡與綠茶在抗肥胖領域的個別研究。此外，亦有統計發現，攝取較多咖啡或綠茶的族群，BMI都比較低。例如：咖啡攝取量最高的前三名國家分別為盧森堡、荷蘭、丹麥，統計結果發現這些地區的肥胖率約在20%。同時，在日本具有茶故鄉之稱的靜岡縣，許多當地縣民每天會飲用3-4次綠茶，根據統計靜岡縣的代謝症候群人數為全日本最少。於2015-2016年調查的健康壽命排行亦顯示，靜岡縣的男性是全日本第三長壽、女性則是全日本第二長壽。

其中針對綠茶抗肥胖成分兒茶素的研究[5]，台灣於2015年也曾經發表過臨床試驗結果。此試驗以102位BMI平均值為27、腰圍80公分的女性為研究對象，持續12週，實驗組每天服用856.8毫克的高劑量兒茶素，結果顯示體重、BMI和腰圍都有顯著減少，總膽固醇與低密度脂蛋白（LDL）亦有下降，並且未出現任何副作用。此外，從試驗結果可以觀察到飢餓素顯著減少以及脂聯素增加*。

脂聯素（Adiponectin[6-7]）：主要由脂肪細胞所分泌的激素，另外骨骼肌、心肌與內皮細胞亦會分泌。研究發現在肥胖、糖尿病、動脈粥狀硬化的患者體內，脂聯素濃度皆偏低。脂聯素的主要生理功能為增加胰島素敏感性，同時具有抗發炎能力，能夠保護心血管系統、抵抗動脈粥狀硬化。脂聯素本身亦能降低肝臟中的葡萄糖生成，並且增加骨骼肌對於葡萄糖和脂肪酸的利用、降低血液葡萄糖水平。此外，脂聯素具有胰臟 β 細胞保護作用，可以預防糖尿病。日常生活中除了攝取多酚類營養素、類胡蘿蔔素、Omega-3脂肪酸也能夠提高脂聯素，**進行有氧運動亦能增加血液中的脂聯素濃度**。

餐前飲用提升飽足感

餐前先飲用約300毫升的綠茶咖啡，可以增加一定的飽足感，幫助減少總進食量。此外，當大量液體進入消化道會使消化液稀釋，減緩食物消化與吸收的速度。

開始的門檻低，容易執行

綠茶和咖啡是現代人生活中容易取得的飲品，加上執行方式簡單，只要於三餐前飲用即可，很容易執行。此外，針對原本害怕苦味、不敢喝咖啡的人，加入綠茶後口味變得溫和順口，能夠提高接受度。

嫚嫚的營養減重教室

我曾經親自執行過10個月的綠茶咖啡減重法，由於我本身經常會飲用綠茶或咖啡，因此執行上相當容易。起初看到要將綠茶與咖啡混合的時候，真的比較難想像它的口味，很懷疑這樣會好喝嗎？然而親自嘗試後，我可以認同工藤孝文醫師所言，口味變得更溫和，可以減少苦味、提高適口性。我個人覺得蠻好喝的！

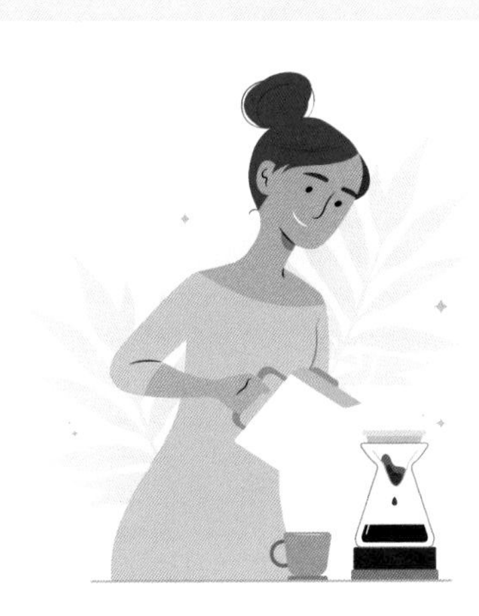

正確執行方式

準備黑咖啡和綠茶，以相同比例混合

建議可以選擇淺焙的咖啡，含有較多綠原酸。綠茶若以80度以上的熱水沖泡，能夠含有較多兒茶素成分。將咖啡和綠茶各取150毫升混合，總量爲300毫升（約1個馬克杯）。冷熱飲用皆可。爲了方便執行，可以直接購買市售的即溶黑咖啡或瓶/罐裝的無糖黑咖啡、無糖綠茶。

每日三餐前飲用 1 杯綠茶咖啡

執行方式爲每日三餐前飲用1杯綠茶咖啡。此外，建議三餐外的時間，以綠茶咖啡取代原本飲用的咖啡、拿鐵、果汁或含糖飲料。運動前1小時也建議飲用1杯綠茶咖啡，可以藉由咖啡因幫助提升代謝率，增加運動消耗的能量。

嫚嫚的營養減重教室

- 綠茶咖啡不能添加任何糖/牛奶。因為糖會增加熱量攝取；牛奶中的酪蛋白容易與綠原酸結合、影響吸收。
- 我以實際執行的經驗做分享：我在每日三餐前飲用300-500毫升綠茶咖啡，稍微超過工藤孝文醫師建議的攝取量。運動前會飲用大約300毫升。特別需要注意的是，飲用完約半小時後會開始不斷上廁所（至少3-4次），因此務必要在容易如廁的場所執行！

喝膩的時候可以用其他無糖茶類代替綠茶

無糖茶類包含紅茶、烏龍茶、普洱茶、青茶、煎茶、焙茶等，皆可取代綠茶與咖啡混合。口味會不太相同，增添變化性可以更容易堅持下去。此外，茶類含有茶胺酸成分，具有放鬆作用，可以稍微緩和咖啡因帶來的刺激性。

同時，工藤孝文醫師也建議可以加入水果製成不同風味，偶爾進行替換。範例如下：

- 草莓茶＋咖啡：將草莓切片、加入紅茶，接著與咖啡混合。可以增加鉀攝取量，幫助排水。
- 蘋果茶＋咖啡：將¼顆蘋果切片、¼顆磨成蘋果泥。加入紅茶，接著與咖啡混合。可以增加蘋果的果膠攝取，幫助排便順暢。
- 焙茶＋咖啡：焙茶含有較多茶胺酸，可以提升放鬆效果。
- 柑橘茶＋咖啡：將柑橘切片、加入茶中，接著與咖啡混合。可以增加維生素C攝取。
- 玉米鬚茶＋咖啡：可以加強利尿、排除多餘水分，有助於消除水腫。

三餐照常食用，慎選零食

綠茶咖啡減重法雖然沒有特別限制飲食內容，還是需要盡量維持均衡飲食。建議可以參考日式定食的搭配，每餐皆有飯、配菜、魚/肉、湯品。想吃零食的時候，請遵守下列4項條件做選擇：

- 不能攝取高精緻醣食物，例如：餅乾、蛋糕、甜點、麵包，全部都不行。
- 兩餐間隔時間超過8小時才可以吃零食。
- 零食熱量攝取不超過200大卡/日。
- 選擇含有脂肪或蛋白質的點心，增加飽足感。例如：80%以上黑巧克力、無調味堅果、起司、水煮蛋、無糖優格。

綠茶咖啡減重法常見問題

Q 咖啡因會超量攝取嗎？

A 健康成人的每日咖啡因攝取上限可以參照下列標準。

美國 2015-2020 飲食指南、歐盟食品安全局（EFSA）：建議每日攝取量不超過 400 毫克。每天大約可以飲用 3-5 杯咖啡（每杯約 240 毫升）。不過目前台灣對於咖啡因攝取量的上限，有些比較嚴格的建議是每日不超過 300 毫克。

讓我們來簡單計算一下：

以 150 毫升為例，綠茶的咖啡因含量約為 30-50 毫克、咖啡的咖啡因含量約為 90-120 毫克。以每日 3 杯綠茶咖啡的份量（900 毫升）來計算，咖啡因的攝取量大約是 360-510 毫克，看起來似乎會稍微超過建議上限。因此在挑選咖啡和綠茶的時候，可以注意咖啡因的含量。若選擇咖啡因含量較高的綠茶或咖啡，建議加水稀釋飲用。

嫚嫚的營養減重教室

就我個人的經驗來說，可能由於我原本每日就會飲用 3-5 杯咖啡，因此在執行綠茶咖啡減重法的 10 個月期間，縱使每餐飲用 500 毫升的份量，也沒有出現咖啡因造成的不適感。然而，若當天飲用超過約 1800 毫升的綠茶咖啡，便會稍微出現心慌、手抖的症狀。因此還是需要視個人狀況，特別注意。

Q 遇到減重停滯期怎麼辦？

A 工藤孝文醫師建議可以嘗試豆渣粉＋咖啡。因為豆渣粉有提升脂聯素的作用，脂聯素則可以幫助燃脂。此外，飲食中可以多攝取類似含有 EPA 的鯖魚、鮭魚，以及含有蝦青素（astaxanthin）的蝦子、螃蟹、納豆、海藻，這些食物皆有助於提升脂聯素作用。同時也建議搭配運動，可以進行 7 秒坐到椅子上的運動、訓練大肌群，亦會增加脂聯素的分泌。

Q 喝咖啡容易睡不著怎麼辦？

A 輕度影響者：建議於睡前 4 小時，飲用完最後 1 杯綠茶咖啡。

中度影響者：建議於早餐、午餐前飲用綠茶咖啡；晚餐前只喝綠茶或以花草茶取代茶飲。

重度影響者：建議於早餐、午餐前飲用清淡的綠茶咖啡，晚餐前不喝含咖啡因茶飲。

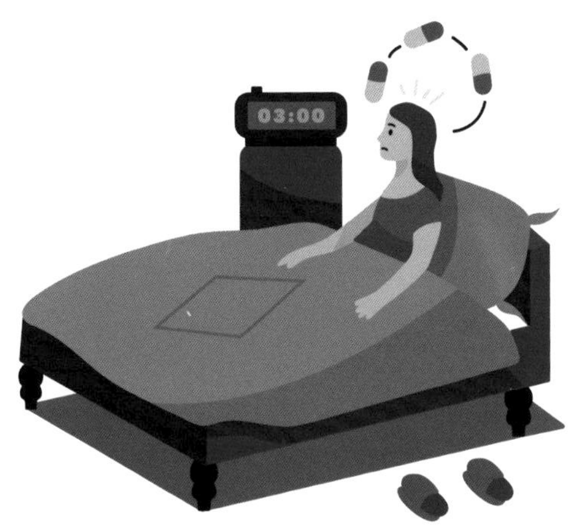

常見失敗原因

害怕麻煩

同時需要準備咖啡、綠茶，以及混和的容器。有些人可能會覺得很麻煩、不方便。當時我的經驗是每天隨身攜帶500毫升的杯子，有時候雖然覺得有點麻煩，不過想瘦的決心更強就可以堅持下去。

三餐亂吃

雖然這個減重法沒有特別限制飲食內容，不過倘若經常吃雞排、喝奶茶、吃大餐，任何減重法都是無效的。因此在飲食內容上，還是盡量以原型食物為主。透過餐前飲用綠茶咖啡的習慣，以無痛方式緩慢地減少進食量。

減重成效

減重比率

提出綠茶咖啡減重法的工藤孝文醫師，總共執行10個月，減去25公斤。他從原本的92公斤減重至67公斤，並且沒有復胖。從近期的照片也可以得知他的體重仍然在維持。此外，工藤孝文醫師也幫助診所的100名患者執行綠茶咖啡減重法，平均1個月可以減去6.2公斤。

我的個人經驗是執行10個月減去約5公斤，腰圍有明顯的改變。有興趣的朋友，可以從右方的親測影片連結觀看經驗分享。關於減重速度，則會與初始體重有關。體型越胖的人，通常減重的速度與幅度也會越快。

綠茶咖啡減重法，
營養師親測分享

其他好處（僅限於部分人體試驗發現）

工藤孝文醫師協助其患者進行減重後，發現患者的血脂、血糖與體脂率的數值皆獲得改善，這些也許是體重減輕帶來的好處。我的經驗是排便相當順暢！特別是在早餐前飲用完綠茶咖啡，吃完早餐後會養成固定排便的習慣。

適用時間

建議10個月。這是我的個人經驗，以及看到工藤孝文醫師實際執行過最長的時間！建議於10個月後，可以調整成使用咖啡或綠茶取代日常飲料，不需要在三餐前飲用。

適用對象

適合族群[8]

- 體位正常的健康成人、無疾病的過重/肥胖族群
- 糖尿病、高血脂症患者：需要避開藥物服用時間。
- 健身者：目前有研究顯示，咖啡因具有提升阻力運動表現的傾向，或是綠茶能夠提升運動表現。

不適合族群

- 孕婦、哺乳期女性：咖啡因攝取量需要限制在每日低於200 毫克，因此不建議執行。
- 青少年、兒童：不適合攝取過多咖啡因。
- 消化不良、消化道疾病或具有疾病史：大量飲用茶或咖啡會帶來刺激性、加重不適感。

- 生理期：生理期伴隨的不適感本來就困擾著許多女性。因此這段期間希望能夠好好休息，減少對交感神經的刺激。
- 貧血：茶類中的單寧會阻礙食物的鐵質吸收，對於停經前生育年齡的女性可能會增加貧血風險。
- 自律神經失調：攝取過多咖啡因會增加對交感神經的刺激。
- 容易失眠的族群

復胖率

如果能夠以這種方式成功減重，日常的飲食內容通常也會經過適度調整。加上長時間執行，能夠培養良好的飲食習慣，將有助於日後的體重維持。

副作用與處理方式

- 咖啡因副作用（心悸、焦慮）：建議每半小時持續補充200-300毫升水分，幫助咖啡因代謝排出體外。
- 偏頭痛：請考慮停止使用這種減重法。
- 咖啡因戒斷症（疲勞、煩躁、注意力不集中、頭痛）：希望停止這種減重法的時候，如果有咖啡因戒斷症狀，需要採取漸進式減少的處理方式。

  第一週：3杯/日 → 2杯/日

  第二週：2杯/日 → 1杯/日

  第三週：1杯/日 → 1杯/1-2日

  第四週：1杯/1-2日 → 1杯/3-4日

輔助工具

300-500毫升的耐熱保溫杯/瓶。

搭配其他飲食法

可以搭配本書收錄的其他9種飲食法。無糖茶飲和無糖奶咖啡，在一般的減重過程亦是取代含糖飲料的選擇。因此只要是習慣飲用較大量綠茶和咖啡的族群，都可以將綠茶咖啡納入減重時期的飲食計畫。

一週餐食建議

基本上飲食內容建議選擇食物類型均衡的餐點，每餐盡量包含飯、蔬菜、肉類，類似日式定食的形式。並且於餐前飲用300-400毫升的綠茶咖啡即可。

	一	二	三	四	五	六	日
早餐	綠茶咖啡、雞蛋沙拉三明治	綠茶咖啡、鮪魚蛋吐司	綠茶咖啡、起司蛋餅	綠茶咖啡、燻雞三明治	綠茶咖啡、肉排蛋吐司	綠茶咖啡、蔬菜蛋餅	綠茶咖啡、鮪魚三明治
點心	×						
午餐	綠茶咖啡日式鮭魚定食	綠茶咖啡、三菜一湯自助餐	綠茶咖啡、麵＋燙青菜＋魯蛋＋豬血湯	綠茶咖啡、日式鯖魚定食	綠茶咖啡、雞胸肉便當	綠茶咖啡、拉麵＋涼拌木耳＋涼拌小黃瓜	綠茶咖啡、雞肉飯＋燙青菜＋滷豆干＋紫菜湯
午茶	水果優格	南瓜布丁	水果	水梨銀耳湯	水果	烤地瓜	水果
晚餐	綠茶咖啡、滷肉飯＋燙青菜＋皮蛋豆腐	綠茶咖啡、餛飩麵＋炒青菜	綠茶咖啡、鴨肉飯＋滷海帶＋當歸湯	綠茶咖啡、豬瘦肉健康便當	綠茶咖啡、鍋燒麵＋燙青菜	綠茶咖啡、肉絲炒飯＋炒青菜	綠茶咖啡、海鮮小火鍋
宵夜	×						

以一杯咖啡紅遍全球的 防彈飲食

防彈飲食（The bulletproof diet）由矽谷科技創業家戴夫．亞斯普雷（Dave Asprey）所發明。他曾經是體重高達136公斤、身體狀況很差的胖子。後來透過生物駭客*的方式，創造出能夠維持健康、提振精神、減輕體重，有如身體穿上防彈衣般強大的飲食法！其中防彈咖啡更是搭上生酮飲食的風潮，迅速地被傳播。

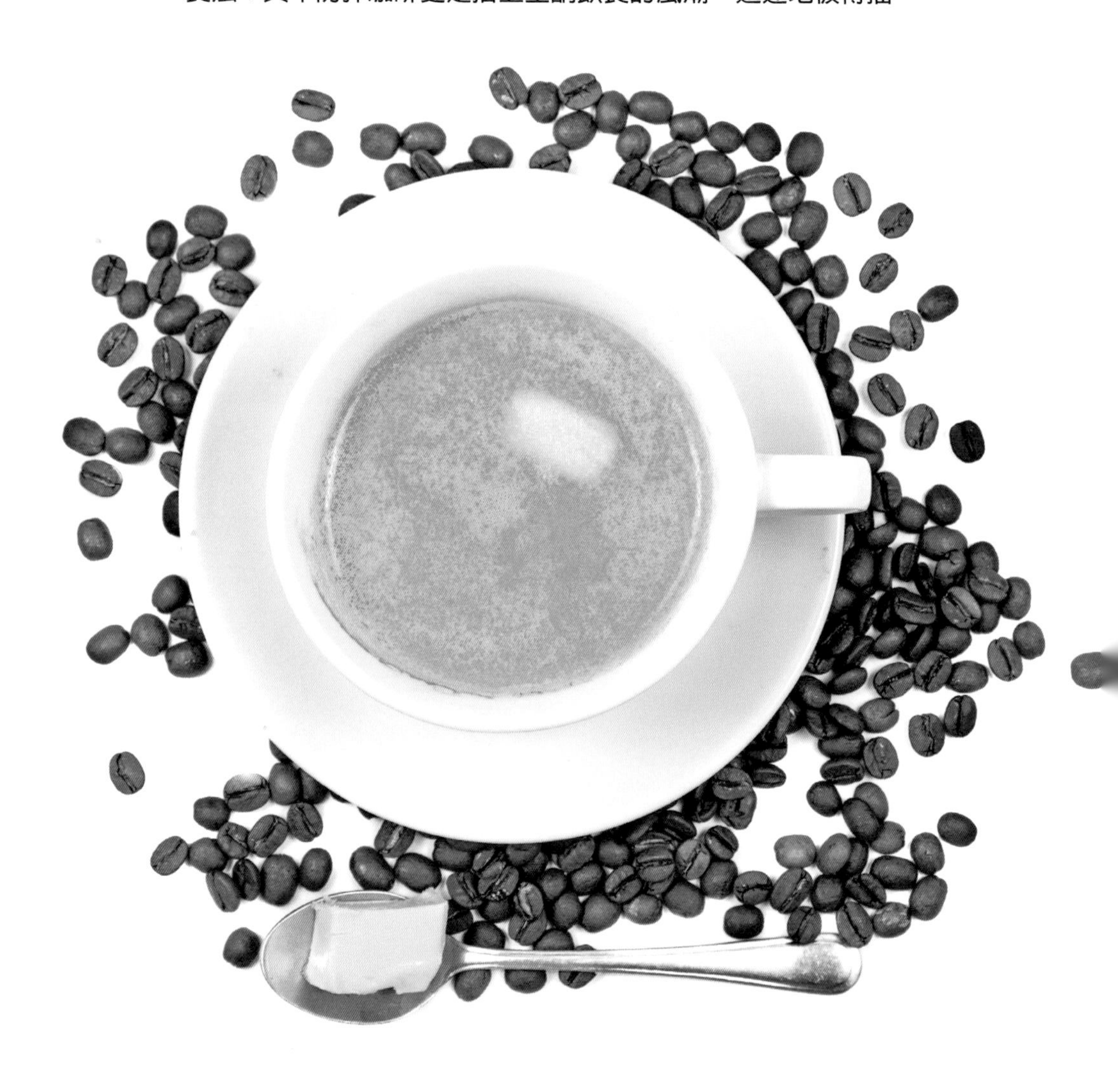

減重原理

減少發炎反應

防彈飲食作者透過測量自己的生理數據（像是血液生化檢驗、腎上腺賀爾蒙測試、腦波儀、心律變異分析）後發現，食物中的高果糖糖漿、黴菌毒素、抗營養物質、農藥、色素等添加物，皆會造成發炎反應。他將這類食物稱作「氪石食物*」。由於發炎反應會造成減重困難、增加飲食衝動*、難以集中注意力、身體疼痛感，更是進一步引發心血管疾病、癌症、糖尿病的主要原因之一，因此防彈飲食的重要概念便是先排除飲食中會引起發炎的物質。

生物駭客（Biohacker）：使用科學技術先瞭解體內狀況，接著藉由改變身體的內在與外在環境，掌控並且使身體依照期望表現。作者發明了防彈飲食後，亦被稱為「生物駭客之父」。作者使用的測量方式包含血液生化檢驗、腎上腺賀爾蒙測試、壓力指數，並且在家裡的辦公室裝設腦波儀（EEG），測量心律變異分析等。他經常在攝取食物後進行測試，觀察食物種類對於生理狀態與思考能力的影響。

氪石食物：氪石是能夠吸收超人能量的物質。作者認為這些造成人體健康負面影響的食物有如氪石，會耗損我們的精力。

飲食衝動（food craving）：源於生理或心理因素，導致食慾超過正常狀態。對於某些特定食物，懷有不吃就很難受的強烈渴望。

提升飽足感，漸少進食量

防彈飲食建議於早上空腹飲用1杯富含油脂的防彈咖啡，可以提升持久的飽足感。執行過程會自然地減少總進食量，許多時候變成每天只吃1餐，因此體重會自然地減輕。

嫚嫚的營養減重教室

減少引起發炎反應的食物，這種飲食方式相信對於多數肥胖者都有幫助。特別是含糖飲料中的高果糖糖漿，不僅容易引起發炎反應，還會導致痛風發作，更是目前造成肥胖症的主要原因之一。然而，目前的研究發現，並非所有肥胖者都有發炎問題（可以回顧生酮飲食章節，頁154）。所有肥胖者當中有6-40%屬於代謝健康型肥胖（Metabolically healthy obese，MHO）。這個族群的肥胖者，只有BMI超標，其他的發炎指數、血糖、血脂、胰島素分泌狀態皆正常。因此抗發炎的理論或許沒有太顯著的幫助[1]。

我親眼見證過一位朋友藉由防彈咖啡瘦了10公斤。他的食物選擇沒有特別遵循防彈飲食的內容，只有早上喝1杯防彈咖啡，之後就不會餓了。飽足感經常可以持續到下午或晚上才進食，並且沒有限制餐食內容，有時候還會吃豐盛的大餐。因此，我認為防彈咖啡的抗飢餓能力，應該就是這種減重飲食法的關鍵因素！

輕微生酮消耗脂肪

防彈咖啡會加入中鏈三酸甘油酯油（C8 MCT），這種油脂的特性是可以於體內快速產生酮體，使身體進入酮症狀態，開始燃燒脂肪，並且能夠提高精神、集中注意力，降低飲食衝動。

嫚嫚的營養減重教室

防彈飲食的脂肪攝取量建議為50-70%，整體來說很類似生酮飲食。然而作者表示自己不支持生酮飲食，因為長期攝取極少量的碳水化合物，容易產生眼睛乾澀、睡眠品質降低等副作用。因此作者選擇使用MCT油脂製作防彈咖啡，目的只是為了達到生酮的好處，避免進入長期酮症狀態。

正確執行方式

製作防彈咖啡

防彈咖啡的靈感來自作者前往西藏時，品嚐到當地傳統的犛牛酥油茶。他發現飲用後竟然可以提振精神，並且具有飽足感。後來經過不斷地測試與改良，才成功研發出防彈咖啡的配方。

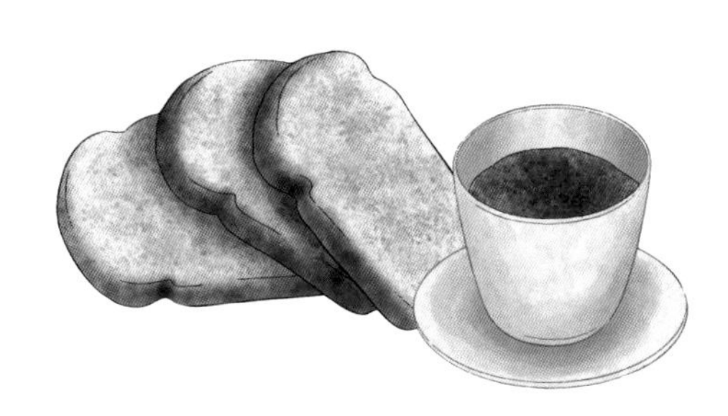

材料

- **草飼無鹽奶油**：1-2湯匙。奶油可以消除飢餓感，建議選擇金凱利愛爾蘭奶油（Kerrygold Pure Irish Butter）或安佳奶油（Anchor Butter）。作者表示其他的穀飼奶油，由於牛隻食用到含有黴菌毒素的飼料，可能會造成奶油被汙染，因此務必要選擇草飼奶油。
- **中鏈三酸甘油酯油**（MCT）：2湯匙。不建議過量添加，容易產生腹瀉風險，作者將其稱作「褲底之災」。
- **高品質、低毒素咖啡豆**：建議使用單一來源的咖啡豆，混豆容易參雜不良品。日曬法比較容易受到汙染，建議選用水洗法比較好。即溶咖啡的黴菌毒素含量高於現泡咖啡，因此不建議使用。
- **金屬咖啡沖泡濾器**：法式濾壓壺、黃金濾網、義式咖啡機等。作者表示只有金屬濾器才能沖出咖啡珍貴的油脂成分——咖啡白醇（kahweol）、咖啡醇（cafestol），這些成分是有效的抗發炎物質。
- **果汁機、手持攪拌器**：整杯咖啡必須攪打出微胞（micelle），才能被身體充分利用。若使用湯匙攪拌無法有相同的效果。

作法

1. 沖泡咖啡。
2. 將咖啡、奶油、MCT油放入使用熱水預熱的果汁機。
3. 攪打均勻，直到表層出現類似拿鐵咖啡的奶泡即可！

嫚嫚的營養減重教室

由於很好奇防彈咖啡的味道，我曾經依照防彈飲食作者的方式，準備大致符合的材料製作防彈咖啡。口味上來說，趁熱飲用還不錯，然而降溫後會感到很油膩，稍微有噁心感。因此真的只適合立即飲用。

針對飽足感的部分，確實會感到很抗餓、不想吃東西。不過我遇到的問題是早上空腹喝，持續到第 3 天便開始出現胃痛症狀。加上需要時間製備和清洗，所以後來就放棄了。

這裡要提醒大家注意，坊間販售的防彈咖啡，不一定是真正的防彈咖啡！例如便利商店販售的種類或是即溶包式，不但成分與製作方式不符合，裡頭還含有很多食品添加物，這些產品與作者介紹的防彈飲食概念完全不同。我嘗試買來喝過，口味和現打的相比差很多，真的不太好喝。

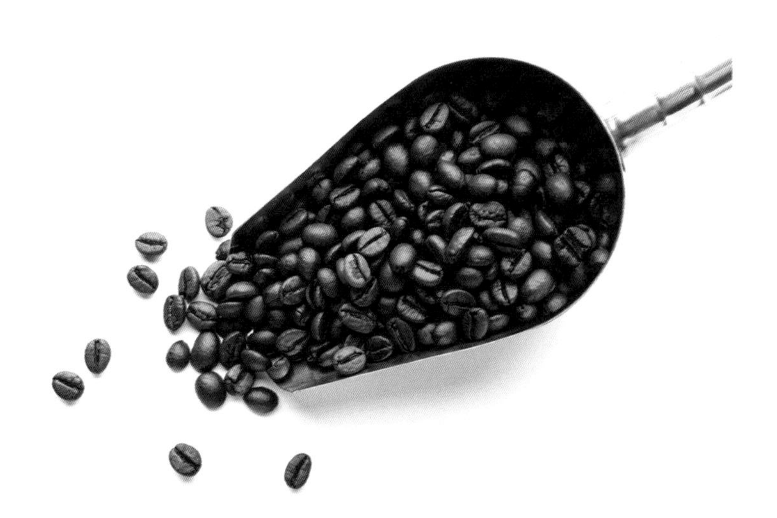

避開氪石食物

防彈飲食作者主要列出5種不建議攝取的氪石食物，他認爲這些食物是造成肥胖、遲鈍、虛弱的主要原因。

1. **削弱身體機能的糖類：**果糖會提高三酸甘油酯，使細胞老化、削弱意志力，尤其是高果糖玉米糖漿。砂糖是果糖和葡萄糖各半，類似古柯鹼，會啓動大腦的獎勵中樞，帶來成癮性。大量攝取糖類會減少腦內多巴胺受體，增加多巴胺抗性，導致更難感受到活力和愉悅感，引起糖崩潰*。此外，糖無法帶來飽足感，容易攝取更多食物。
2. **有毒的加工食品：**加工食品中的色素、防腐劑、香料等添加物都會造成影響。其中較爲嚴重的是人工甜味劑，例如：阿斯巴甜（Aspartame）容易與脂肪酸的甲酯結合，游離出甲醇傷害肝臟，以及糖精（saccharin）、蔗糖素（sucralose）、AK糖（acesulfame K，乙醯磺胺酸鉀）、塔格糖（Tagatose）都應該避免。
3. **基因改造食品成分：**作者認爲自從基因改造食品開始流行的30年以來，過敏病例上升400%、氣喘上升300%、注意力不足過動症上升400%，這些可能都是基改食品的影響。他認爲在尚未找到清楚的理論機轉前，最好先避免菜籽、玉米、棉籽、甘蔗、馬鈴薯、大豆等作物。
4. **精煉植物油：**植物油所含的脂肪酸大多是Omega-6不飽和脂肪，化學性質比較不穩定，不應該攝取太多。此外，大多數植物油都是使用基改食品釀造，並且會使用毒性化學溶劑萃取，因此更容易引起發炎反應。
5. **摧毀腸道的穀類：**作者認爲含麩質穀類會在腸道分解成一種稱作穀嗎啡（Gluteomorphin）的類鴉片化合物，類似海洛因具有成癮性，攝取後會難以滿足飢餓感和減少飲食衝動。此外，麩質會讓身體產生過多連蛋白（zonulin），這種蛋白質會控制腸道細胞的間距，食用麩質會導致腸道細胞間距變大、形成缺口，使得細菌和毒素更容易進入體內，造成全身性發炎。

嫚嫚的營養減重教室

- 人工甜味劑雖然目前證實不具致癌性，然而部分研究發現它可能會破壞腸道菌相。因此還是建議避免食用。
- 作者提到的氪石食物，我可以認同前兩項。至於基因改造食品的部分，以目前的研究結果來看還是安全的，因此我認為不需要如此極端的完全不吃。植物油的部分，由於omega-6是人體所需的必需脂肪酸，不完全像作者形容得這麼糟糕。我認為加工食品使用的植物油，其中包含的omega-6才是需要避免的種類。最後是穀類食物，由於全穀類食物是提供人體維生素B群的主要來源之一，除非有麩質過敏的現象，否則還是建議可以正常攝取。

糖崩潰（sugar crash）**：**攝取糖以後導致活力和專注力下降、血糖急速上升、促使胰島素分泌。過多的胰島素會造成血糖降低，形成腦霧*、慵懶、無力、飲食衝動。

腦霧（Brain fog）**：**注意力與記憶力減退，嚴重者稱為意識模糊症，屬於大腦發炎的現象。

防彈食物的選擇與比例

防彈飲食對於食物的要求可以說是很嚴格，因爲其作者認爲食物中的黴菌毒素和其他毒素會嚴重影響健康。

- **脂肪攝取比例50-70%：**作者認爲飽和脂肪是最穩定、不會造成發炎反應的油脂來源。特別是短中鏈的飽和脂肪，例如：奶油中的酪酸(Butyrate)、椰子油中的中鏈脂肪酸。
- **優質蛋白質攝取比例20%：**作者建議選擇低汞汙染魚類*、草飼牛羊*、放牧雞蛋、無汙染的濃縮乳清。由於禽肉含有較多omega-6，作者認爲是次等蛋白質，建議減少攝取。
- **蔬菜盡量吃：**可以依照美國食品藥物管理局（FDA）建議，每日攝取6-11份蔬菜。然而不建議食用過多生菜，因爲生菜含有較多自然界抗營養素，例如：植酸鹽（phytate）、草酸鹽（oxalate）、凝集素(lectin)，會影響營養素吸收。建議將蔬菜加熱後再食用。
- **將澱粉當作配菜、水果當作點心，每日比例5%：**作者建議可以食用南瓜、地瓜、大米、芋頭。
- **水果選擇低醣的莓果類：**例如覆盆莓、黑莓、草莓。每日果糖攝取量不應該超過25公克。碳水化合物建議安排於晚餐攝取約30公克，每週有1-2天可以攝取150公克碳水化合物。晚間攝取碳水化合物的食物有助於血清素製造、幫助放鬆、提升促進睡眠的神經傳導物質。

低汞汙染魚類：鯷魚、黑線鱈、海鷗鯛、沙丁魚、紅鮭魚、野生吳郭魚、野生鱒魚。

草飼牛羊：作者表示反芻動物本來就應該食草。草飼牛羊的肉質更營養，其中omega-3、共軛亞麻油酸、類胡蘿蔔素的含量更多、毒素更少。至於穀飼牛羊，由於穀物飼料含有黴菌，或是加入過期的麵包、早餐穀片、雞羽毛、垃圾袋等，使用這些飼料餵養出來的動物，只會長出沒有營養的肉。

嫚嫚的營養減重教室

飽和脂肪的化學性質雖然比較穩定，卻也代表更容易儲存、不容易代謝。加上目前多數研究仍然認為飽和脂肪不是人體的必須脂肪，不需要攝取太多。大型研究亦顯示，長期攝取低碳水化合物飲食會增加死亡率，因此不建議長期執行防彈飲食。

常見失敗原因

沒時間現打現喝防彈咖啡

防彈咖啡因爲添加了無鹽草飼奶油、MCT 油或是椰子油，一旦冷卻味道就很油膩。如果早上需要趕著出門會沒有時間現做和清洗器具。若是遇到這種情況，也許可以考慮先在假日執行。

食材準備門檻高

依照防彈飲食作者於書中介紹的飲食理念，日常生活需要杜絕會引起發炎反應的食物。因此食材的選擇也相當講究，例如：放牧雞蛋、草飼牛羊、低汞汙染魚類。這些食材的價格相對較高，因此不容易長期執行。

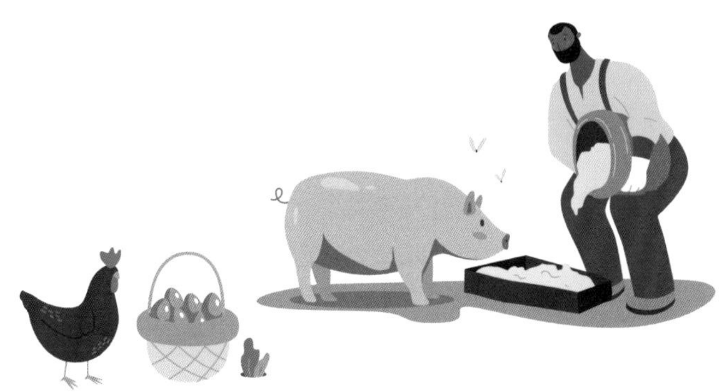

減重成效

減重比率

防彈飲食作者表示2天可以減去1公斤，執行2週內會有顯著效果。他自身的經驗是3個月減去23公斤、總共減去45公斤。並且由於持續執行防彈飲食，目前沒有復胖。附圖為作者於Facebook（@Daveaspreyofficial）分享執行防彈飲食前和現在的對照圖。

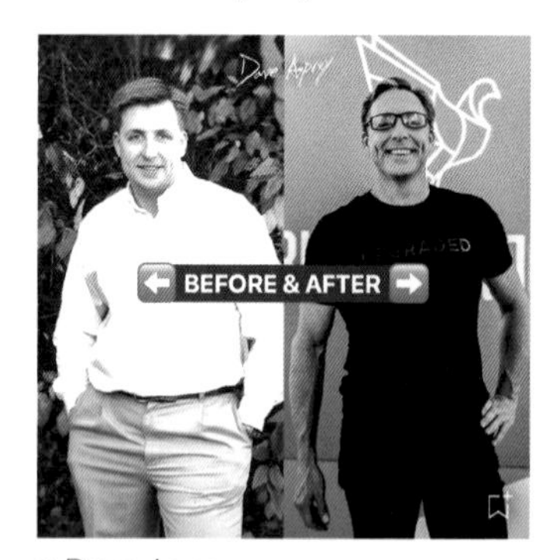

© Dave Asprey

其他好處

- 由於不用和食慾對抗，便能減少飲食衝動。可以提高專注力與意志力，感到精力充沛。
- 作者表示自己不需要做許多運動就能擁有肌肉、維持精壯身材。

嫚嫚的營養減重教室

關於防彈飲食作者提出來的好處，目前只是經驗分享，沒有任何臨床研究能夠證實。此外，他提到不需要運動就可以擁有肌肉，這個說法或許有些誇大。以人體的肌肉量來說，一位100公斤的人，肌肉量原本就比50公斤的人多。因此許多人其實都有腹肌，只是脂肪層比較多，不容易看出來。只要瘦下來就能看到，然而瘦下來的部位必須是脂肪組織才有機會。

適用時間

建議執行2週就好。畢竟這是未經過臨床試驗的飲食法，加上要徹底執行不太容易，因此不建議長時間執行。

適用對象

適合族群

- 健康成人、無疾病的過重/肥胖者

不適合族群

- 糖尿病、血糖不穩定者：由於防彈飲食中的醣類攝取量很少，因此不適用於需要透過藥物控制的糖尿病患，以及血糖不穩定、容易有低血糖症狀的族群。
- 高血脂症族群：防彈咖啡主要是以油脂製作，還是有增加血液中膽固醇的風險，因此不建議執行。
- 孕婦、哺乳期女性：針對這個族群通常會建議控制體重上升的速度，不建議進行減重。這種方式可能會造成營養攝取不足，進而影響到母體和胎兒，因此不建議執行。
- 青少年、兒童：這個族群處於發育階段，不適合減少飲食量進行減重。否則會造成營養攝取不足、不均衡，影響正常生長發育。
- 消化道疾病、具有疾病史：MCT油或椰子油皆有可能引起胃部不適或腹瀉問題。針對本身容易消化不良的族群也不適用，因爲大量的脂肪會延長胃排空時間，加重不適感。
- 年長者：年長者的消化機能會退化，大量的脂肪容易造成腸胃負擔。

復胖率

防彈飲食應該屬於復胖率極高的方式。根據減重原理來看，推測主要是透過減少整體進食量來達到減重目的，如同在進行沒有飢餓感的無痛節食法。一旦停止飲用防彈咖啡，並且恢復正常食量，相信體重也會很快地恢復！

副作用與處理方式

胃部不適、腹瀉：剛開始飲用防彈咖啡很容易產生腹瀉或胃痛（我的經歷）症狀。假設希望繼續嘗試，可以將食譜中的MCT油或椰子油份量調整至1湯匙或更少。待身體適應後，再將用量逐漸增加至2湯匙。

輔助工具

關於如何製作防彈料理，可以參考戴夫‧亞斯普雷的書籍《防彈飲食：矽谷生物駭客抗體內發炎的震撼報告[2]》，裡面附有食譜。

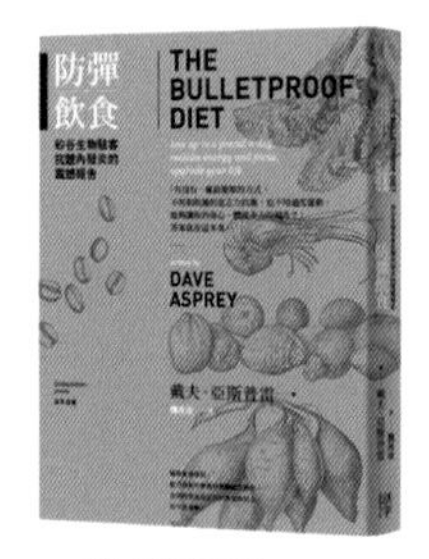

©《防彈飲食》

搭配其他飲食法

168間歇性斷食：防彈咖啡真的很抗餓。因此適合搭配168間歇性斷食計畫，幫助順利渡過禁食期。

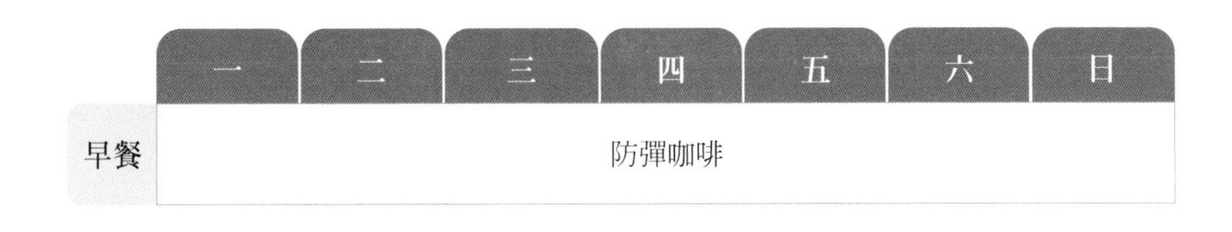

	一	二	三	四	五	六	日
早餐	防彈咖啡						

防彈飲食餐基本比例

- 蔬菜300-500公克
- 優質蛋白質食物約2個手掌心大小
- 優質脂肪來源（MCT油、無鹽草飼奶油、酪梨）1-2湯匙
- 調味料（薑黃粉、海鹽、乾燥奧勒岡、乾燥迷迭香、辣椒粉）

烹調方式

盡量選擇160度以下的低溫烹調法，例如：水煮、蒸煮、清炒、油炒或低溫烘烤。

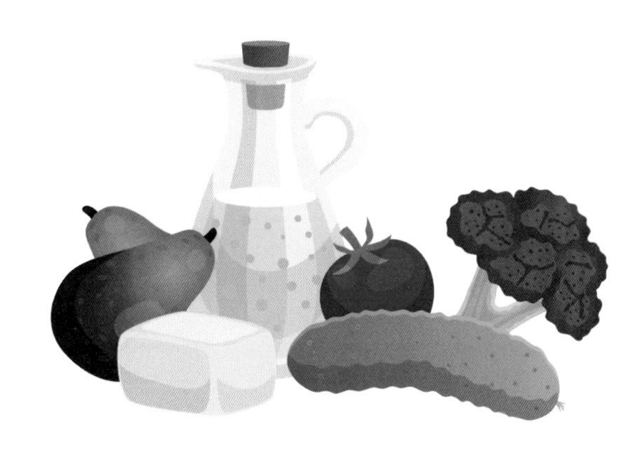

超人氣飲食法綜合比較

	飲食彈性	計算熱量	適用對象	適用時間
地中海飲食	高	X	健康成人、過重 / 肥胖族群、孕婦、兒童、青少年、停經後婦女、年長者、糖尿病、高血壓、高血脂等心血管疾病患者	一輩子
低醣飲食	中等到高	皆可	理想體重族群、健康成人、無疾病的過重 / 肥胖族群、過重 / 肥胖的第二型糖尿病患者 *、痛風 / 高尿酸族群 *、肥胖型孕婦 *、妊娠糖尿病患 *、哺乳期女性 *	1 年
彈性素食	不限熱量：高 限熱量：中等到高	皆可	正常體位的健康成人、無疾病的過重 / 肥胖族群、糖尿病患者、高血脂症、高血壓患者、痛風、高尿酸血症、孕婦、哺乳期女性、兒童、青少年	約 6 個月
間歇性斷食	高	O	健康成人、無疾病的過重 / 肥胖族群、糖尿病肥胖者 *	建議 1-3 年
生酮飲食	低	X	BMI ＞ 30 健康者、BMI ＞ 30 合併第二型糖尿病 / 糖尿病前期患者 *	建議 3-6 個月
211 餐盤減重法	中等到高	X	健康成人、過重 / 肥胖族群、糖尿病 *、高血壓 *、高血脂 *、痛風等慢性病 *、孕婦 *、哺乳期女性 *、兒童 *、青少年 *、停經婦女 *、年長者 *	一輩子
低 GI 飲食	高	X	幾乎所有人，不分年齡皆可適用	一輩子
激瘦食物燃脂飲食	低	O	正常體位但想要更瘦的族群、正在執行其他飲食法、年長者	建議 21 天
綠茶咖啡減重法	高	X	正常體位的健康成人、無疾病的過重 / 肥胖族群、糖尿病、高血脂症患者、健身者	建議 10 個月
防彈飲食	低到中等	X	健康成人、無疾病的過重 / 肥胖族群	建議 2 週

*疾病狀態與特殊生命時期，建議於醫師和營養師的指導下進行。

減重比率 （部分研究結果參考值）	其他好處	副作用	復胖率	搭配其他飲食法
執行 12 個月平均減少 4.1-10.1 公斤	降低 25% 死亡率；減少 35% 糖尿病罹患風險、減少近 3 成妊娠型糖尿病與胎兒疾病風險；改善性功能障礙；對於退化性關節炎有保護作用	無		間歇性斷食、綠茶咖啡減重法、低 GI 飲食
執行約 6-12 個月平均減少 0.7-4 公斤	控制血糖、三酸甘油酯	無		綠茶咖啡減重法、低 GI 飲食
執行 18 週平均減少 2.02 公斤	降低總膽固醇、低密度脂蛋白膽固醇、胰島素阻抗	便秘		地中海飲食、211 餐盤減重法、綠茶咖啡減重法、低 GI 飲食
執行時間最短 2 週、最長 52 週，體重降幅為 0.8-13.0%。	減少胰島素阻抗、發炎反應、LDL、TC、TG；提升 HDL；降低血壓；增加胰島素敏感性；改善空腹血糖值	無		綠茶咖啡減重法、防彈咖啡
執行 6 個月平均減少 3.81 公斤	控制血糖、改善血脂	口臭、便秘、頭痛、疲勞、抽筋		間歇性斷食、防彈飲食
每週大約減少 0.5-1 公斤	有助於控制血糖、血壓、血脂	無		綠茶咖啡減重法、低 GI 飲食、地中海飲食法
單獨使用減重效果不大	減少痤瘡問題、幫助控制空腹血糖、減少血糖波動、降低糖尿病併發症與死亡率	無	-	地中海飲食、低醣飲食、彈性素食、間歇性斷食、211 餐盤減重法、激瘦食物燃脂飲食、綠茶咖啡減重法
平均每週減去 3.2 公斤	維持 / 增加肌肉量、影響大腦健康、改善骨質疏鬆	可能有輕微頭痛、疲倦、腹瀉、脹氣		綠茶咖啡減重法、低醣飲食
依個體而異，平均每個月減去 0.5-6.2 公斤	改善血脂、血糖與體脂率。（僅限部分人體試驗發現）	心悸、焦慮、偏頭痛、疲勞、注意力不集中、頭痛		書中其他 9 種飲食法
私人實驗為每日減少 0.5 公斤（無研究數據證實）	減少飲食衝動、提高專注力與意志力、精力充沛	胃部不適、腹瀉		間歇性斷食、生酮飲食

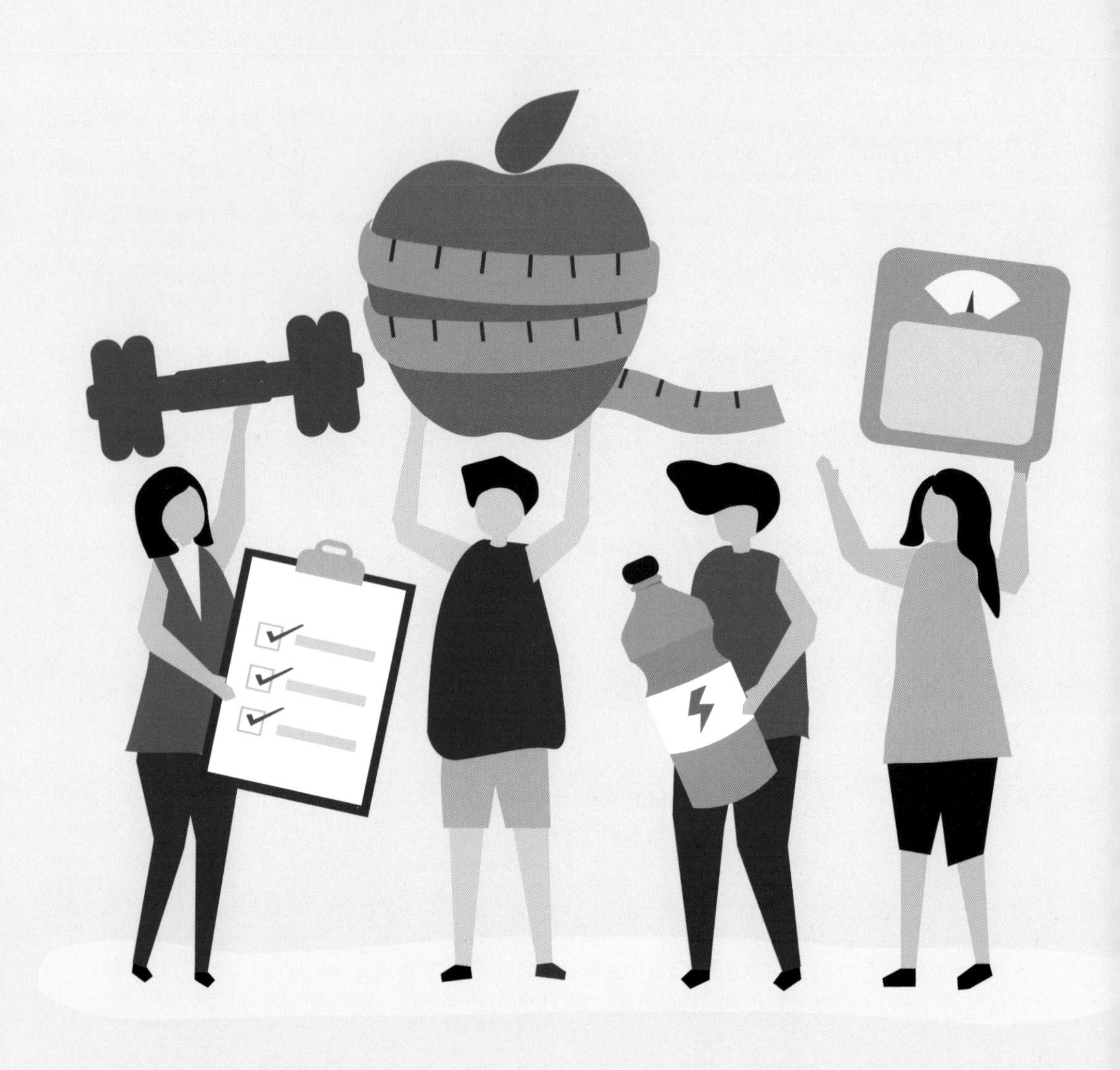

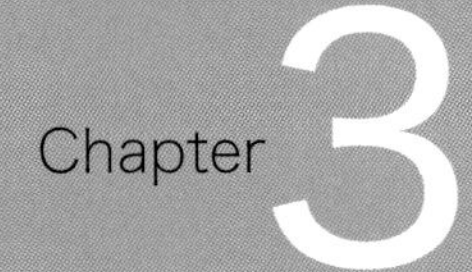

Chapter 3

減重執行與追蹤

設定目標與正確心態

設定階段性目標可以參考〈減重多少才算是成功？〉（頁27）的章節，裡頭詳細說明階段性目標的計算範例，並且以3個月減重5-10%為目標做規劃。此外，可以簡單地以拍照方式紀錄飲食，於每週重新檢視體重和體脂狀態時，可以拿出來對照，查看這週的飲食狀況是否比前一週更進步。

第一階段目標：減重10%＝現在體重________公斤

x 0.9 = ________公斤

我的理想體重是：身高：________公尺 x 身高：________公尺

x 22 = ________公斤

我的目標體脂是：________%

（男生建議不小於14%，女生不小於17%）

我的目標腰圍是：________公分/吋

調整飲食建議先做紀錄——相機先吃原則

你記得自己三天前的午餐吃過什麼嗎？分量是多少？

包括我自己在內的許多人，根本不會記得自己三天前吃過的食物。大多數人對於自己每天攝入的食物量沒有感覺，建議可以將自己一整天攝取與飲用的全部食物都拍照記錄下來。

我曾經遇過幾位減重班的學員表示：以前沒有拍照記錄，眞的不知道原來自己吃了這麼多東西，感覺很不好意思！因此請別再相信自己的記性，直接拍照記錄是最有助於準確檢視飲食內容的方式！

肯定自己的每個微小改變，調整飲食需要更多時間

請每週檢視並回顧自己努力改變的地方，學習鼓勵與稱讚自己。調整飲食不是吃藥或開刀，不會立即有成效，需要緩慢地累積。每週穩健地下降0.5-1公斤是最理想的減重速度。當速度開始減緩，可以回想自己這週是否參加比較多次聚餐？或是吃太多點心？倘若速度太快，也需要檢視自己是否使用過度激烈的方式減重。

我有一位減重班的學員，在開始減重的第四週突然速度減緩下來，只有減少0.3公斤。經過瞭解後他表示，這週喝了3次微糖的手搖飲紅茶。果然事出必有因！經過重新調整後，他將紅茶戒除，減重速度變恢復正常了。因此，認眞檢視並回顧每週狀況是非常重要的習慣！

揮別復胖請做到這6件事

1. 每個月至少測量體重1次。
2. 建議飲食方面可以持續執行地中海飲食/211餐盤減重法/無限制熱量彈性素食，爲期至少1年。
3. 保持足夠時間與品質的睡眠，倘若出現睡眠障礙，並且自行調整後無效，請儘早尋求醫療協助。
4. 維持運動習慣，可以經常變換不同的運動方式，每週累積至少150分鐘。
5. 每日飲水量至少必須持續維持在體重30-40倍的份量。
6. 經常穿著合身衣物，提醒自己維持體態。

12 週自我檢視評量表

第 1 週

日期	體重	BMI	體脂率	腰圍	臀圍	腰臀比

飲食行為檢視

- 本週我吃零食 / 甜點＿＿＿＿＿次，經常吃＿＿＿＿＿＿＿＿＿＿＿＿＿＿
  本週我喝含糖飲料＿＿＿＿＿次，甜度＿＿＿＿＿分糖，
  經常喝＿＿＿＿＿＿＿＿＿＿＿＿＿飲料
- 本週我的每日飲水量大約是＿＿＿＿＿毫升（目標飲水量＝體重 X40）
- 本週我經常攝取高度加工食品（火腿 / 培根 / 肉鬆）？
  □沒有，我幾乎吃天然食物 □有，大約＿＿＿＿＿次
- 家中是否有存放零食（例如餅乾、泡麵、八寶粥）？□有 □沒有
- 如果食物沒有吃完，我會 □害怕浪費全部吃掉 □打包晚點再吃 □算了，不吃了 / 送給親朋好友
- 採買食物的時候，我會 □擔心不夠多買一點 □有折扣就要多買 □購買剛好要吃的份量
- 購買或攝取食物之前。我是否會思考吃下去將帶來健康還是負擔？□會 □不會

活動狀態檢視

- 本週我經常久坐？□是 □否，我會提醒自己每半個小時起身活動
- 本週是否有運動？□無 □有，＿＿＿＿次，每次運動時間約＿＿＿＿分鐘
- 我的運動類型？□有氧運動（快走 / 跑步 / 游泳）□核心運動 □其他運動
- 本週我開始增加生活中微運動（走樓梯 / 做家事 / 遛狗）？□有 □無

睡眠狀態檢視

- 本週平均有睡滿 6-8 小時嗎？□是 □否
- 半夜容易醒來？□是。□否
- 睡醒後經常覺得很累？□是 □否

第2週 自我檢視評量表

日期	體重	BMI	體脂率	腰圍	臀圍	腰臀比

飲食行為檢視

• 本週我吃零食/甜點＿＿＿＿＿＿次，經常吃＿＿＿＿＿＿＿＿＿＿＿＿＿＿＿＿

本週我喝含糖飲料＿＿＿＿＿＿次，甜度＿＿＿＿＿＿分糖，

經常喝＿＿＿＿＿＿＿＿＿＿＿＿＿＿＿＿飲料

• 本週我的每日飲水量大約是＿＿＿＿＿＿毫升（目標飲水量＝體重X40）

• 本週我經常攝取高度加工食品（火腿/培根/肉鬆）？

□沒有，我幾乎吃天然食物 □有，大約＿＿＿＿＿＿次

• 家中是否有存放零食（例如餅乾、泡麵、八寶粥）？□有 □沒有

• 如果食物沒有吃完，我會 □害怕浪費全部吃掉 □打包晚點再吃 □算了，不吃了/送給親朋好友

• 採買食物的時候，我會 □擔心不夠多買一點 □有折扣就要多買 □購買剛好要吃的份量

• 購買或攝取食物之前。我是否會思考吃下去將帶來健康還是負擔？□會 □不會

活動狀態檢視

• 本週我經常久坐？□是 □否，我會提醒自己每半個小時起身活動

• 本週是否有運動？□無 □有，＿＿＿＿次，每次運動時間約＿＿＿＿分鐘

• 我的運動類型？□有氧運動（快走/跑步/游泳）□核心運動 □其他運動

• 本週我開始增加生活中微運動（走樓梯/做家事/遛狗）？□有 □無

睡眠狀態檢視

• 本週平均有睡滿6-8小時嗎？□是 □否

• 半夜容易醒來？□是。□否

• 睡醒後經常覺得很累？□是 □否

對照前一週的綜合狀態，
檢視自己有進步的項目，
以紅筆標註出來！

第3週 自我檢視評量表

日期	體重	BMI	體脂率	腰圍	臀圍	腰臀比

飲食行為檢視

- 本週我吃零食/甜點＿＿＿＿＿＿次，經常吃＿＿＿＿＿＿＿＿＿＿＿＿＿＿＿＿
  本週我喝含糖飲料＿＿＿＿＿＿次，甜度＿＿＿＿＿＿分糖，
  經常喝＿＿＿＿＿＿＿＿＿＿＿＿＿＿＿＿飲料
- 本週我的每日飲水量大約是＿＿＿＿＿＿毫升（目標飲水量＝體重X40）
- 本週我經常攝取高度加工食品（火腿/培根/肉鬆）？
  □沒有，我幾乎吃天然食物 □有，大約＿＿＿＿＿＿次
- 家中是否有存放零食（例如餅乾、泡麵、八寶粥）？□有 □沒有
- 如果食物沒有吃完，我會 □害怕浪費全部吃掉 □打包晚點再吃 □算了，不吃了/送給親朋好友
- 採買食物的時候，我會 □擔心不夠多買一點 □有折扣就要多買 □購買剛好要吃的份量
- 購買或攝取食物之前。我是否會思考吃下去將帶來健康還是負擔？□會 □不會

活動狀態檢視

- 本週我經常久坐？□是 □否，我會提醒自己每半個小時起身活動
- 本週是否有運動？□無 □有，＿＿＿＿次，每次運動時間約＿＿＿＿分鐘
- 我的運動類型？□有氧運動（快走/跑步/游泳）□核心運動 □其他運動
- 本週我開始增加生活中微運動（走樓梯/做家事/遛狗）？□有 □無

睡眠狀態檢視

- 本週平均有睡滿6-8小時嗎？□是 □否
- 半夜容易醒來？□是。□否
- 睡醒後經常覺得很累？□是 □否

對照前兩週的綜合狀態，檢視自己有進步的項目，以紅筆標註出來！

第4週 自我檢視評量表

日期	體重	BMI	體脂率	腰圍	臀圍	腰臀比

飲食行為檢視

- 本週我吃零食/甜點＿＿＿＿＿次，經常吃＿＿＿＿＿＿＿＿＿＿＿＿＿
  本週我喝含糖飲料＿＿＿＿＿次，甜度＿＿＿＿＿分糖，
  經常喝＿＿＿＿＿＿＿＿＿＿＿＿＿飲料
- 本週我的每日飲水量大約是＿＿＿＿＿毫升（目標飲水量＝體重 X40）
- 本週我經常攝取高度加工食品（火腿/培根/肉鬆）？
  □沒有，我幾乎吃天然食物 □有，大約＿＿＿＿＿次
- 家中是否有存放零食（例如餅乾、泡麵、八寶粥）？□有 □沒有
- 如果食物沒有吃完，我會 □害怕浪費全部吃掉 □打包晚點再吃 □算了，不吃了/送給親朋好友
- 採買食物的時候，我會 □擔心不夠多買一點 □有折扣就要多買 □購買剛好要吃的份量
- 購買或攝取食物之前。我是否會思考吃下去將帶來健康還是負擔？□會 □不會

活動狀態檢視

- 本週我經常久坐？□是 □否，我會提醒自己每半個小時起身活動
- 本週是否有運動？□無 □有，＿＿＿＿次，每次運動時間約＿＿＿＿分鐘
- 我的運動類型？□有氧運動（快走/跑步/游泳）□核心運動 □其他運動
- 本週我開始增加生活中微運動（走樓梯/做家事/遛狗）？□有 □無

睡眠狀態檢視

- 本週平均有睡滿6-8小時嗎？□是 □否
- 半夜容易醒來？□是。□否
- 睡醒後經常覺得很累？□是 □否

對照前三週的綜合狀態，以紅筆標註有進步的項目。
查看是否有進步的項目，思考有沒有更好的改進方式？

第5週 自我檢視評量表

日期	體重	BMI	體脂率	腰圍	臀圍	腰臀比

飲食行為檢視

- 本週我吃零食/甜點＿＿＿＿次，經常吃＿＿＿＿＿＿＿＿
  本週我喝含糖飲料＿＿＿＿次，甜度＿＿＿＿分糖，
  經常喝＿＿＿＿＿＿＿＿飲料
- 本週我的每日飲水量大約是＿＿＿＿毫升（目標飲水量＝體重X40）
- 本週我經常攝取高度加工食品（火腿/培根/肉鬆）？
  □沒有，我幾乎吃天然食物 □有，大約＿＿＿＿次
- 家中是否有存放零食（例如餅乾、泡麵、八寶粥）？□有 □沒有
- 如果食物沒有吃完，我會 □害怕浪費全部吃掉 □打包晚點再吃 □算了，不吃了/送給親朋好友
- 採買食物的時候，我會 □擔心不夠多買一點 □有折扣就要多買 □購買剛好要吃的份量
- 購買或攝取食物之前。我是否會思考吃下去將帶來健康還是負擔？□會 □不會

活動狀態檢視

- 本週我經常久坐？□是 □否，我會提醒自己每半個小時起身活動
- 本週是否有運動？□無 □有，＿＿＿次，每次運動時間約＿＿＿分鐘
- 我的運動類型？□有氧運動（快走/跑步/游泳）□核心運動 □其他運動
- 本週我開始增加生活中微運動（走樓梯/做家事/遛狗）？□有 □無

睡眠狀態檢視

- 本週平均有睡滿6-8小時嗎？□是 □否
- 半夜容易醒來？□是。□否
- 睡醒後經常覺得很累？□是 □否

觀察第一週與本週的變化，紀錄這15項飲食行為狀態，我已經進步了＿＿＿項！

第 6 週 自我檢視評量表

日期	體重	BMI	體脂率	腰圍	臀圍	腰臀比

飲食行為檢視

- 本週我吃零食/甜點＿＿＿＿＿次，經常吃＿＿＿＿＿＿＿＿＿＿＿＿＿
  本週我喝含糖飲料＿＿＿＿＿次，甜度＿＿＿＿＿分糖，
  經常喝＿＿＿＿＿＿＿＿＿＿＿＿＿飲料
- 本週我的每日飲水量大約是＿＿＿＿＿毫升（目標飲水量＝體重 X40）
- 本週我經常攝取高度加工食品（火腿/培根/肉鬆）？
  □沒有，我幾乎吃天然食物 □有，大約＿＿＿＿＿次
- 家中是否有存放零食（例如餅乾、泡麵、八寶粥）？□有 □沒有
- 如果食物沒有吃完，我會 □害怕浪費全部吃掉 □打包晚點再吃 □算了，不吃了/送給親朋好友
- 採買食物的時候，我會 □擔心不夠多買一點 □有折扣就要多買 □購買剛好要吃的份量
- 購買或攝取食物之前。我是否會思考吃下去將帶來健康還是負擔？□會 □不會

活動狀態檢視

- 本週我經常久坐？□是 □否，我會提醒自己每半個小時起身活動
- 本週是否有運動？□無 □有，＿＿＿＿次，每次運動時間約＿＿＿＿分鐘
- 我的運動類型？□有氧運動（快走/跑步/游泳）□核心運動 □其他運動
- 本週我開始增加生活中微運動（走樓梯/做家事/遛狗）？□有 □無

睡眠狀態檢視

- 本週平均有睡滿6-8小時嗎？□是 □否
- 半夜容易醒來？□是。□否
- 睡醒後經常覺得很累？□是 □否

對照前一週的綜合狀態，檢視自己有進步的項目，以紅筆標註出來！

第7週 自我檢視評量表

日期	體重	BMI	體脂率	腰圍	臀圍	腰臀比

飲食行為檢視

- 本週我吃零食/甜點＿＿＿＿次，經常吃＿＿＿＿＿＿＿＿
  本週我喝含糖飲料＿＿＿＿次，甜度＿＿＿＿分糖，
  經常喝＿＿＿＿＿＿＿＿飲料
- 本週我的每日飲水量大約是＿＿＿＿毫升（目標飲水量＝體重 X40）
- 本週我經常攝取高度加工食品（火腿/培根/肉鬆）？
  □沒有，我幾乎吃天然食物 □有，大約＿＿＿＿次
- 家中是否有存放零食（例如餅乾、泡麵、八寶粥）？□有 □沒有
- 如果食物沒有吃完，我會 □害怕浪費全部吃掉 □打包晚點再吃 □算了，不吃了/送給親朋好友
- 採買食物的時候，我會 □擔心不夠多買一點 □有折扣就要多買 □購買剛好要吃的份量
- 購買或攝取食物之前。我是否會思考吃下去將帶來健康還是負擔？□會 □不會

活動狀態檢視

- 本週我經常久坐？□是 □否，我會提醒自己每半個小時起身活動
- 本週是否有運動？□無 □有，＿＿＿＿次，每次運動時間約＿＿＿＿分鐘
- 我的運動類型？□有氧運動（快走/跑步/游泳）□核心運動 □其他運動
- 本週我開始增加生活中微運動（走樓梯/做家事/遛狗）？□有 □無

睡眠狀態檢視

- 本週平均有睡滿6-8小時嗎？□是 □否
- 半夜容易醒來？□是。□否
- 睡醒後經常覺得很累？□是 □否

對照前兩週的綜合狀態，檢視自己有進步的項目，以紅筆標註出來！

第 8 週 自我檢視評量表

日期	體重	BMI	體脂率	腰圍	臀圍	腰臀比

飲食行為檢視

- 本週我吃零食/甜點＿＿＿＿次，經常吃＿＿＿＿＿＿＿＿
  本週我喝含糖飲料＿＿＿＿次，甜度＿＿＿＿分糖，
  經常喝＿＿＿＿＿＿＿＿飲料
- 本週我的每日飲水量大約是＿＿＿＿毫升（目標飲水量＝體重 X40）
- 本週我經常攝取高度加工食品（火腿/培根/肉鬆）？
  □沒有，我幾乎吃天然食物 □有，大約＿＿＿＿次
- 家中是否有存放零食（例如餅乾、泡麵、八寶粥）？□有 □沒有
- 如果食物沒有吃完，我會 □害怕浪費全部吃掉 □打包晚點再吃 □算了，不吃了/送給親朋好友
- 採買食物的時候，我會 □擔心不夠多買一點 □有折扣就要多買 □購買剛好要吃的份量
- 購買或攝取食物之前。我是否會思考吃下去將帶來健康還是負擔？□會 □不會

活動狀態檢視

- 本週我經常久坐？□是 □否，我會提醒自己每半個小時起身活動
- 本週是否有運動？□無 □有，＿＿＿＿次，每次運動時間約＿＿＿＿分鐘
- 我的運動類型？□有氧運動（快走/跑步/游泳）□核心運動 □其他運動
- 本週我開始增加生活中微運動（走樓梯/做家事/遛狗）？□有 □無

睡眠狀態檢視

- 本週平均有睡滿 6-8 小時嗎？□是 □否
- 半夜容易醒來？□是。□否
- 睡醒後經常覺得很累？□是 □否

對照第七週的綜合狀態，以紅筆標註有進步的項目。查看是否有進步的項目，思考有沒有更好的改進方式？

第9週 自我檢視評量表

日期	體重	BMI	體脂率	腰圍	臀圍	腰臀比

飲食行為檢視

- 本週我吃零食／甜點＿＿＿＿次，經常吃＿＿＿＿＿＿＿＿＿＿
  本週我喝含糖飲料＿＿＿＿次，甜度＿＿＿＿分糖，
  經常喝＿＿＿＿＿＿＿＿＿＿飲料
- 本週我的每日飲水量大約是＿＿＿＿毫升（目標飲水量＝體重X40）
- 本週我經常攝取高度加工食品（火腿／培根／肉鬆）？
  □沒有，我幾乎吃天然食物 □有，大約＿＿＿＿次
- 家中是否有存放零食（例如餅乾、泡麵、八寶粥）？□有 □沒有
- 如果食物沒有吃完，我會 □害怕浪費全部吃掉 □打包晚點再吃 □算了，不吃了／送給親朋好友
- 採買食物的時候，我會 □擔心不夠多買一點 □有折扣就要多買 □購買剛好要吃的份量
- 購買或攝取食物之前。我是否會思考吃下去將帶來健康還是負擔？□會 □不會

活動狀態檢視

- 本週我經常久坐？□是 □否，我會提醒自己每半個小時起身活動
- 本週是否有運動？□無 □有，＿＿＿次，每次運動時間約＿＿＿分鐘
- 我的運動類型？□有氧運動（快走／跑步／游泳）□核心運動 □其他運動
- 本週我開始增加生活中微運動（走樓梯／做家事／遛狗）？□有 □無

睡眠狀態檢視

- 本週平均有睡滿6-8小時嗎？□是 □否
- 半夜容易醒來？□是。□否
- 睡醒後經常覺得很累？□是 □否

觀察第五週與本週的變化，
紀錄這15項飲食行為狀態，
我已經進步了＿＿＿項！

第 10 週 自我檢視評量表

日期	體重	BMI	體脂率	腰圍	臀圍	腰臀比

飲食行為檢視

- 本週我吃零食/甜點＿＿＿＿＿次，經常吃＿＿＿＿＿＿＿＿＿＿＿＿＿
  本週我喝含糖飲料＿＿＿＿＿次，甜度＿＿＿＿＿分糖，
  經常喝＿＿＿＿＿＿＿＿＿＿＿＿＿飲料
- 本週我的每日飲水量大約是＿＿＿＿＿毫升（目標飲水量＝體重 X40）
- 本週我經常攝取高度加工食品（火腿/培根/肉鬆）？
  □沒有，我幾乎吃天然食物 □有，大約＿＿＿＿＿次
- 家中是否有存放零食（例如餅乾、泡麵、八寶粥）？□有 □沒有
- 如果食物沒有吃完，我會 □害怕浪費全部吃掉 □打包晚點再吃 □算了，不吃了/送給親朋好友
- 採買食物的時候，我會 □擔心不夠多買一點 □有折扣就要多買 □購買剛好要吃的份量
- 購買或攝取食物之前。我是否會思考吃下去將帶來健康還是負擔？□會 □不會

活動狀態檢視

- 本週我經常久坐？□是 □否，我會提醒自己每半個小時起身活動
- 本週是否有運動？□無 □有，＿＿＿＿次，每次運動時間約＿＿＿＿分鐘
- 我的運動類型？□有氧運動（快走/跑步/游泳）□核心運動 □其他運動
- 本週我開始增加生活中微運動（走樓梯/做家事/遛狗）？□有 □無

睡眠狀態檢視

- 本週平均有睡滿6-8小時嗎？□是 □否
- 半夜容易醒來？□是。□否
- 睡醒後經常覺得很累？□是 □否

對照前一週的綜合狀態，
檢視自己有進步的項目，
以紅筆標註出來！

第 11 週 自我檢視評量表

日期	體重	BMI	體脂率	腰圍	臀圍	腰臀比

飲食行為檢視

- 本週我吃零食 / 甜點＿＿＿＿次，經常吃＿＿＿＿＿＿＿＿
  本週我喝含糖飲料＿＿＿＿次，甜度＿＿＿＿分糖，
  經常喝＿＿＿＿＿＿＿＿飲料
- 本週我的每日飲水量大約是＿＿＿＿毫升（目標飲水量＝體重 X40）
- 本週我經常攝取高度加工食品（火腿 / 培根 / 肉鬆）？
  □沒有，我幾乎吃天然食物 □有，大約＿＿＿＿次
- 家中是否有存放零食（例如餅乾、泡麵、八寶粥）？□有 □沒有
- 如果食物沒有吃完，我會 □害怕浪費全部吃掉 □打包晚點再吃 □算了，不吃了 / 送給親朋好友
- 採買食物的時候，我會 □擔心不夠多買一點 □有折扣就要多買 □購買剛好要吃的份量
- 購買或攝取食物之前。我是否會思考吃下去將帶來健康還是負擔？□會 □不會

活動狀態檢視

- 本週我經常久坐？□是 □否，我會提醒自己每半個小時起身活動
- 本週是否有運動？□無 □有，＿＿＿次，每次運動時間約＿＿＿分鐘
- 我的運動類型？□有氧運動（快走 / 跑步 / 游泳）□核心運動 □其他運動
- 本週我開始增加生活中微運動（走樓梯 / 做家事 / 遛狗）？□有 □無

睡眠狀態檢視

- 本週平均有睡滿 6-8 小時嗎？□是 □否
- 半夜容易醒來？□是。□否
- 睡醒後經常覺得很累？□是 □否

對照前兩週的綜合狀態，檢視自己有進步的項目，以紅筆標註出來！

第 12 週 自我檢視評量表

日期	體重	BMI	體脂率	腰圍	臀圍	腰臀比

飲食行為檢視

- 本週我吃零食/甜點＿＿＿＿＿次，經常吃＿＿＿＿＿＿＿＿＿＿＿＿＿
  本週我喝含糖飲料＿＿＿＿＿次，甜度＿＿＿＿＿分糖，
  經常喝＿＿＿＿＿＿＿＿＿＿＿＿＿飲料
- 本週我的每日飲水量大約是＿＿＿＿＿毫升（目標飲水量＝體重 X40）
- 本週我經常攝取高度加工食品（火腿/培根/肉鬆）?
  □沒有，我幾乎吃天然食物 □有，大約＿＿＿＿＿次
- 家中是否有存放零食（例如餅乾、泡麵、八寶粥）? □有 □沒有
- 如果食物沒有吃完，我會 □害怕浪費全部吃掉 □打包晚點再吃 □算了，不吃了/送給親朋好友
- 採買食物的時候，我會 □擔心不夠多買一點 □有折扣就要多買 □購買剛好要吃的份量
- 購買或攝取食物之前。我是否會思考吃下去將帶來健康還是負擔? □會 □不會

活動狀態檢視

- 本週我經常久坐? □是 □否，我會提醒自己每半個小時起身活動
- 本週是否有運動? □無 □有，＿＿＿＿次，每次運動時間約＿＿＿＿分鐘
- 我的運動類型? □有氧運動（快走/跑步/游泳）□核心運動 □其他運動
- 本週我開始增加生活中微運動（走樓梯/做家事/遛狗）? □有 □無

睡眠狀態檢視

- 本週平均有睡滿 6-8 小時嗎? □是 □否
- 半夜容易醒來? □是。□否
- 睡醒後經常覺得很累? □是 □否

觀察第一週與本週的變化，紀錄這 15 項飲食行為狀態，我已經進步了＿＿＿項！回想最近自己精神與健康狀態的改變。

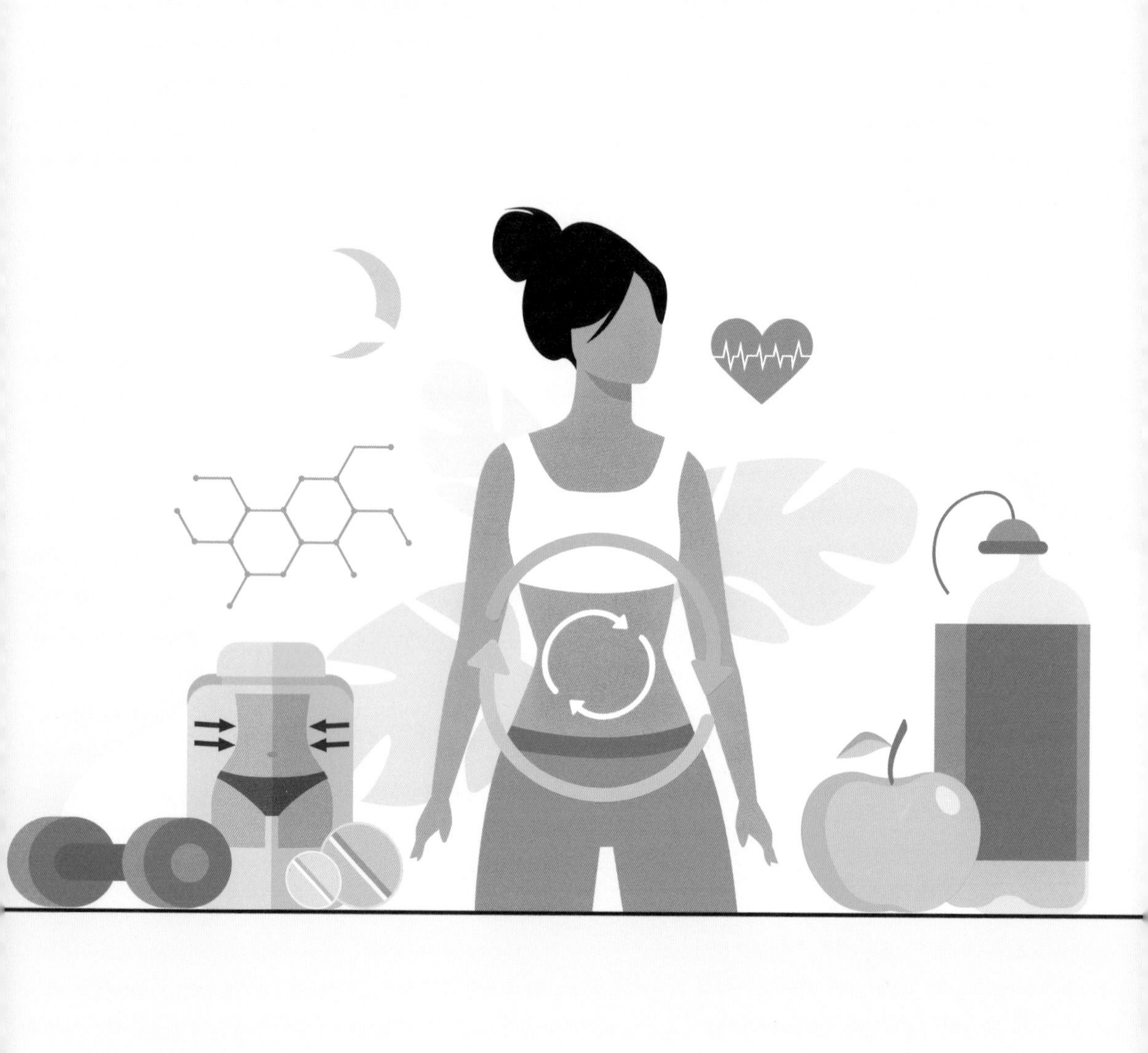

Chapter 4

減重輔助產品與應該知道的事

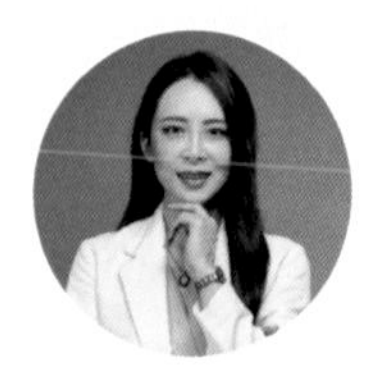

減重輔助產品 Q&A

現今市面上的瘦身類食品五花八門，各種廣告也做得很吸睛，因此本章節希望幫助大家看管荷包、守護健康！接下來我會分享自己的實際經歷，讓大家更認識這些減重輔助產品，並且以正確的方式使用，才能真正獲得幫助。

Q：只吃纖體類保健食品會瘦嗎？

A：老實說，不會！保健食品只是擔任輔助的角色，有部分研究顯示補充某些保健食品的成分能夠降低體重或體脂率，然而許多受試者都會搭配一定程度的飲食指導，或是在實驗過程中主動開始注意並調整自己的飲食行為，因而產生減重效果。

換言之，如果原先的飲食與生活習慣沒有改變，只是持續地服用保健食品，其實不會有太大的幫助。此外，我們看過許多案例在攝取保健食品後，產生類似服用定心丸的奇妙心態，認為這種成分必定可以幫助阻擋油脂和糖分，因此更放肆的大吃大喝，結果產生反效果，越吃越胖。

Q：只要吃這種餅乾就會瘦？

A：近年來，我的親友和減重班學員都有被推銷一種餅乾（應該是直銷在販賣），拿來詢問我是否可以吃這個？ 學員：「賣家表示只要吃這個就會瘦！他的誰誰誰就瘦了20公斤」

我：一整天只吃這種餅乾嗎？

學員：對！賣家說每天吃三片，然後要一直喝水。

我：嗯……那麼你的朋友只吃了這個瘦下來，氣色看起來如何？

學員：看起來比較沒精神，有點病懨懨的樣子。

我：這個餅乾要多少錢？

學員：一個月大概1-2萬。

我：請把錢省下來吧！如果你每天花18塊買一包營養口糧，吃完整包搭配水，一個月後我保證你肯定也會瘦！不過，請絕對不要使用這種傷害身體的方式。

這種昂貴的餅乾真的沒有什麼特殊或厲害的成分（不知道有沒有偷加藥性成分就是了）。如果只是當作普通的餐間點心或零食也許還可以，假設每天只吃三塊餅乾搭配水，或是吃這種餅乾加上餅乾公司所提供每天熱量約1000大卡的菜單，我認為這是有害健康的不道德行為。我直接告訴親友與學員，這種方式只是讓你變相地以節食瘦身，導致營養失調、面黃肌瘦、破壞代謝率，只要恢復飲食肯定會復胖。請不要無故花了冤枉錢還賠上健康！

Q：可以喝奶昔或是代餐來減重嗎？

A：不是不行，不過要看怎麼喝，以及口袋是否夠深！

我有幾位減重班學員剛加入時表示自己有在飲用XXX奶昔或蛋白飲。

我：大約喝多久了？

學員：半年。

我：你都怎麼喝？

學員：賣家表示想要快點瘦就要每天兩餐只喝奶昔。

我：嗯……那麼體重有什麼變化嗎？

學員：剛開始有稍微瘦下來

我：所以每天有兩餐都只喝奶昔，真的會飽嗎？

學員：剛開始真的會很餓，只能先忍耐。

我：忍受飢餓真的很辛苦，那麼你想要一輩子都喝這個嗎？

學員：這個很貴，應該沒辦法……

奶昔跟代餐類的產品，適當使用可以幫助減重。不過建議每日最多取代一餐就好，其他兩餐務必要正常進食，或者當作健身後的補充營養也可以。我自己的親友或是網路上的某些經驗分享都有喝過昂貴的直銷奶昔，有些人有瘦，不過有些人沒有。然而，結果同樣都是只要沒有持續飲用一定會復胖！那些為了販售產品而違法做飲食指導的不肖商人，建議每天兩餐、甚至三餐都只喝昂貴的奶昔，長期下來不但無法學會如何飲食，荷包也會跟著縮水。想要瘦得健康和長久，唯有建立正確的飲食與生活習慣才有機會，沒有第二條路！

此外要提醒大家，依照我國的營養師法規定：只有經過營養師考師及格並且領取營養師證書者，才得以稱為「營養師」。同時只有營養師能夠進行營養評估、營養諮詢、飲食設計指導與營養監督。其他自稱為營養諮詢師、健康管理師等頭銜的人，他們所做的飲食營養指導，嚴格來說不合法。再說，營養師是就讀四年營養系、完成實習訓練加上努力念書，通過錄取率只有約17%的國家考試才能取得資格。相較於參加幾天或幾小時課程的培訓，取得證書自稱為諮詢師的人，完全不是相同一路人。沒有人能夠保證他們的飲食指導是否安全正確，因此為了自己的健康著想，真正遇到飲食營養方面的問題，請尋求正規的醫療協助，健康才會有保障。

Q：你認為的酵素與真實的酵素相同嗎？

A：一般人對於酵素的認知，包含脂肪酶（酵素）、澱粉酶（酵素）、蔬果酵素等，就是可以將脂肪與澱粉全部分解，然後就不會變胖了。蔬果酵素還能夠促進代謝、燃燒身體脂肪，因此只要食用酵素就會瘦？

事實上，所謂的脂肪酶與澱粉酶確實會幫助分解食物中的油脂和澱粉，然而它們是將食物營養從大分子變成小分子，幫助更好地消化和吸收。好吸收代表將人養得胖胖的，不會變瘦喔！不過對於消化吸收功能較差的朋友，像是進食後胃部會有堵塞感的現象便很適合服用。至於蔬果酵素則是將蔬果發酵後提取出來的液體，含有多種維生素、礦物質、有機酸和植化素成分。嚴格來說它不能算是酵素，應該要稱作「發酵液」，對於健康而言可以補充多元營養，使身體正常運作與順利代謝，僅此而已。

減重時期可以選擇的補充保健食品

無論是否需要減重，正確的觀念都是「以食物爲基礎，保健品當作輔助」。沒有穩固基礎的人，攝取再多昂貴的保健食品助益都不大。以下提供的四種保健食品或補充品，在目前的體重控制研究中，具有較多證據顯示能夠帶來好處，正確地補充將幫助減重過程更順利！

Omega-3 脂肪酸

如果日常飲食習慣屬於每週攝取少於兩次魚類的朋友，你的Omega-3攝取量大概會不足。健康的情況下，Omega-6的攝取量應該是Omega-3的1-4倍。然而，目前國人Omega-6的攝取量約爲Omega-3的20倍，具有嚴重失衡的問題。此外，研究亦發現失衡的比例越高，肥胖的比例也會越高[1]。

Omega-6 經常出現在加工食品所使用的植物油，其攝取比例越高，不但會增加體內的發炎反應，促使瘦素分泌與胰島素阻抗，導致體重設定點提高，還會增加白色脂肪的生成，並且抑制其褐變爲棕色脂肪。此外，流行病學的統計亦發現，在Omega-6與Omaga-3攝取量差異越低的地區（例如日本與地中海飲食地區的國家），肥胖的比例確實也越低。建議可以透過每週攝取至少2-3次青背魚（鮭魚、鯖魚、沙丁魚）或是亞麻仁油、紫蘇油、奇亞籽增加攝取量。另外，也可以直接補充魚油保健食品來增加omega-3攝取量。

益生菌

目前在動物試驗與少數人體試驗已經證實，腸道細菌會影響脂肪儲存、血糖平衡與食慾等相關激素變化。肥胖者腸道中的厚壁菌門（*Firmicutes*）數量通常大於擬桿菌門（*Bacteroidetes*），菌相也相對單一。法國學者於2019年發表了105篇雙盲隨機臨床試驗的統計結果[2]，同時發現BMI介於25-30的族群，攝取特定的益生菌能夠幫助改善體重、BMI、內臟脂肪與腰圍；不過對於BMI大於30的肥胖者，沒有顯著影響。此外，將其中58篇有觀察體重的研究進行統計，平均體重大約下降0.39公斤。

益生菌對於肥胖者的影響，仍然需要更多的人體試驗來驗證，包含需要找出哪一種菌會有幫助？加上由於肥胖的成因很多，不可能只透過補充益生菌即可成功減重。不過益生菌有助於維持體重、減少體內發炎反應與調整體質。建議可以在飲食中添加無糖優酪乳、無糖優格、納豆和泡菜等食物的攝取，也可以選擇補充益生菌的保健食品，維持菌相多樣性與平衡。

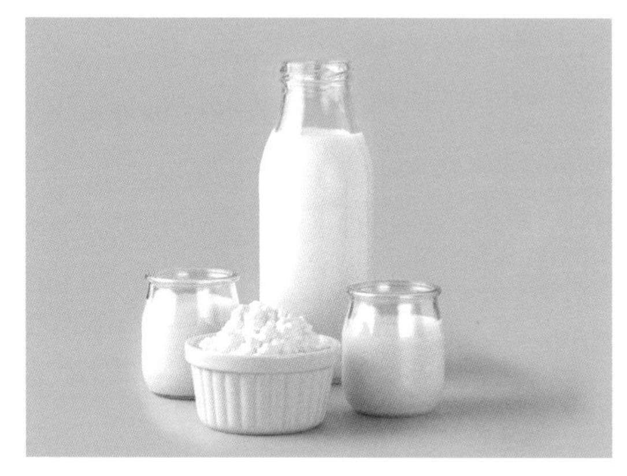

兒茶素

習慣飲用綠茶的族群（例如日本靜岡縣的居民），患有代謝症候群的比例相當少。曾經有粉絲分享他在居家防疫期間，由於每天泡無糖綠茶飲用，大約兩個月體重就下降了6公斤！兒茶素在保健食品成分與減重的研究中[3]，研究數量確實比較多。

目前發現兒茶素主要會透過下列四種方式影響體重：

1. 抑制酵素分泌：能夠抑制腸胃道中的胰脂肪酶、澱粉酶和葡萄糖苷酶。減少脂肪與醣類的消化和吸收。
2. 刺激交感神經：提高能量消耗、增加脂肪氧化。
3. 調控PPAR γ 與C/EBP α 的基因表現，減少脂肪堆積。
4. 幫助控制食慾。

在減重時期或是維持體重階段，非常適合以無糖綠茶取代含糖飲料。每天可以飲用600-1200毫升，亦可選擇兒茶素的保健食品，每天補充100-460毫克。特別需要注意的是，曾經有報導指出一名美國男性，由於連續2-3個月過量補充由綠茶萃取的保健食品，導致肝損傷的案例。根據歐洲食品安全局（European Food Safety Authority）的建議，兒茶素成分的每日攝取量最高為800毫克，過量會提升健康風險！

乳清蛋白

減重期間適當補充乳清蛋白，主要能夠提供兩種好處：

1. 增加飽足感：乳清蛋白具有增加消化道激素GLP-1、PYY的特性，能夠增添飽足感。相較於酪蛋白、大豆蛋白、蛋清蛋白，乳清蛋白抑制食慾的效果最佳，可以當作餐間點心來補充。
2. 保留肌肉量：減重時期的身體組成變化，最佳的情況是減少體脂肪、保留肌肉量。相關研究指出，將每週攝取100-600克乳清蛋白的方式加入減重的飲食計劃，無論是否進行阻力訓練，都能夠幫助減少肌肉流失。然而若飲食內容沒有經過調整，只是單純增加乳清蛋白的補充，那麼體重與體脂都會增加。此外，在搭配運動的情況下，補充濃縮型乳清蛋白會比水解型乳清蛋白，具有更顯著降低體脂肪的效果。

我自己曾經在很餓的時候，飲用無糖豆漿和乳清蛋白飲做比較，後者的飽足感時間確實比較長。因此如果預算允許，或許可以將乳清蛋白加入減重的飲食計畫，當作餐間點心或運動後的補充品。

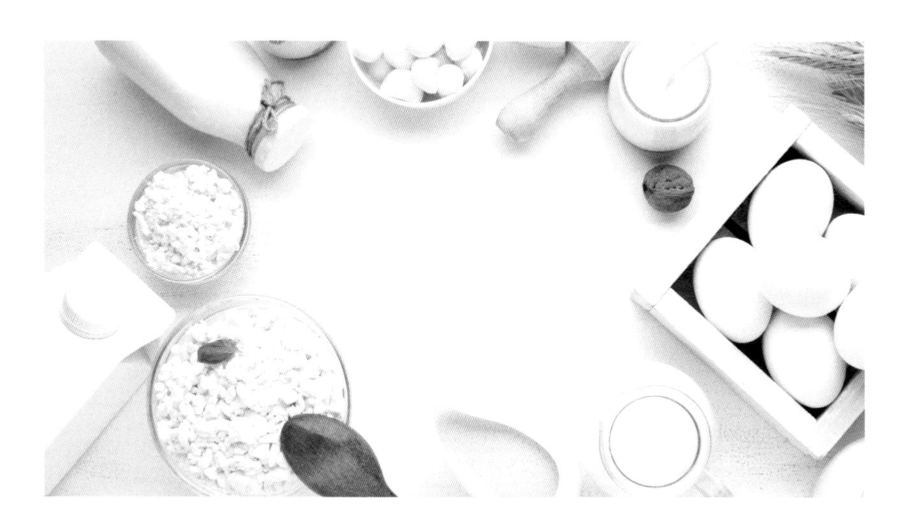

保健食品的挑選原則

- 可以優先選擇具有「健康食品標章」的產品，即為小綠人標章。獲得此標章認證的產品，在安全性與保健功效方面有經過科學實證認可，相對比較安心。
- 檢視產品是否有通過第三方安全檢驗，例如：SGS檢驗認證。首要任務為確認產品的食用安全性。
- 觀察廠商和成分資訊是否完整，包含廠商名稱、聯絡電話、地址，內容物成分、營養標示、製造日期、賞味期限、保存方式、建議食用方法等。
- 首先可以參考大廠牌，上網查看相關產品的評價或新聞資訊。
- 分散風險原則，大約每3個月到半年，可以更換保健食品的廠牌。

下方提供兩個食藥署可供查詢的食品相關違規案例，購買產品前可以再次確認，避免誤入陷阱。

違規食品、藥物、
化粧品廣告民眾查詢系統

食藥膨風廣告專區

合法減重藥物

現今國內合法用於減重的藥物只有兩種。需要經由醫師評估，依照處方指示使用，並且建議同時調整飲食與生活習慣，才能夠眞正戰勝肥胖！若是單獨使用藥物，停藥後仍然會有復胖問題。

羅氏鮮（Orlistat, Xenical®）

口服藥物：適合熱愛油炸食物的族群。

作用機制：屬於胰脂酶抑制劑（pancreaticlipase inhibitor）。可以抑制脂肪酶作用，減少飲食中大約30%油脂吸收。

副 作 用：脹氣、排氣、油便、急便、排便失禁等，亦會影響脂溶性維生素A、D、E、K與必需脂肪酸的吸收。發生率約爲15-30%。

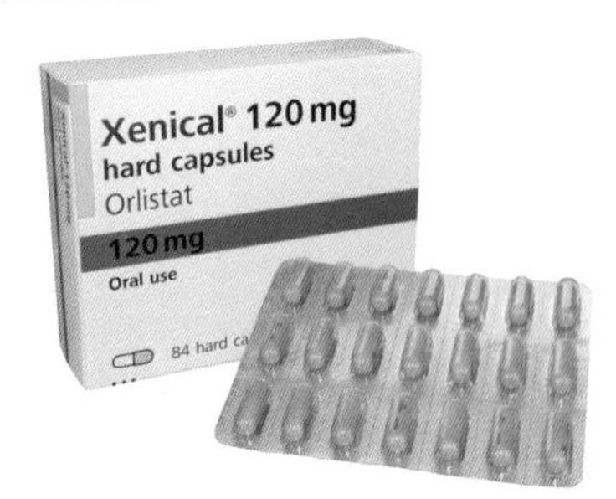

善纖達（Liraglutide, Saxenda®）

皮下注射型藥物：適合食量大、食慾旺盛，或是同時罹患糖尿病與肥胖的族群。

作用機制：屬於類升糖素胜肽-1受體促效劑（glucagon-like peptide 1 agonist, GLP-1 agonist）。可以延緩胃部的排空速度、產生飽足感、抑制食慾。

副 作 用：噁心、嘔吐、腹瀉、便秘、脹氣、頭暈、頭痛等。

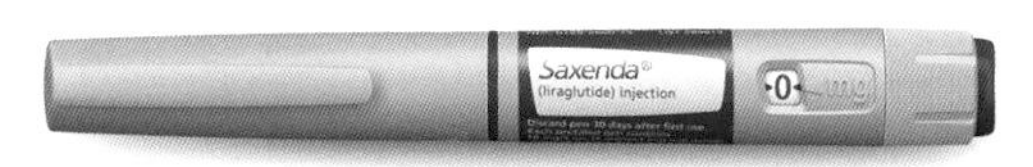

結語

爲什麼要減重？

想要減重的人，大致可以分成兩種情形：第一種是爲了好看、第二種是爲了健康。希望看了這本書，可以讓努力過的你好看又健康！

我曾經看過一篇文獻，作者將「肥胖」形容得很貼切。

「肥胖就像是各種疾病的母親」，會生出癌症、糖尿病、心血管疾病、關節炎、呼吸問題等，全身上下無一倖免。我經常走在路上會同時觀察路人的體態，有時候看到病態肥胖者，心中眞是充滿擔憂。看著便覺得，他的生活應該過得很不容易。減重班的學員裡經常有人表示，由於走路一下就喘，全身都有種無法形容的不適感，因此才想要減重。眞心建議大家可以時常觀察自己與家人的體態，互相提醒。許多人都是在不得不減重的時候，才開始反省應該早一點對自己的健康負責，現在就不用這麼辛苦。

只要願意將體重、體脂和腰圍都控制好，即可趁早斬斷疾病根源。如此一來，身體會更舒適、活動會更自在、穿衣服也會好看。然而，前提是務必要使用健康的方式執行喔！

致謝辭

感謝每一位減重班學員，讓我陪著你們一起努力。從你們的親身經歷看到各種減重時期會面臨到的困境，並且共同找出解決辦法，我才有機會能夠在書中與大家分享這些經驗，幫助更多需要的人。

同時，感謝在我人生中出現，那些無論減重成功或失敗的朋友們，包含那個曾經沒有自信、胖胖的自己，才能讓我對於肥胖的狀態感同身受，衍生出強烈的動機，研究各種能夠幫助減重的飲食與方法，匯集成此書與各位分享。

參考文獻

CHAPTER 1 建立健康減重的核心觀念

1. Obesity (Silver Spring). 2016 Aug;24 (8):1612-9. Persistent metabolic adaptation 6 years after "The Biggest Loser" competition
2. Medicine (Baltimore). 2018 Jul;97 (30):e11639. Waist-hip ratio as a predictor of myocardial infarction risk: A systematic review and meta-analysis
3. Nutr. 2001;21:323-41. Successful weight loss maintenance.
4. Nutr Hosp. 2019 Dec 26;36 (6):1424-1429. Effect of water consumption on weight loss: a systematic review
5. Obesity (Silver Spring). 2015 Dec;23 (12):2349-56. Resting metabolic rate varies by race and by sleep duration

CHAPTER 2 人氣飲食法與減重應用

地中海飲食

1. Eur J Clin Nutr. 2003;57:1079–1088. Effects of dietary intervention on IGF-I and IGF-binding proteins, and related alterations in sex steroid metabolism: the Diet and Androgens (DIANA) Randomised Trial.
2. Lancet 2019; 393: 434–45. Carbohydrate quality and human health: a series of systematic reviews and meta-analyses.
3. Circulation. 2018 Mar 13;137 (11):1103-1113. Low-Calorie Vegetarian Versus Mediterranean Diets for Reducing Body Weight and Improving Cardiovascular Risk Profile: CARDIVEG Study (Cardiovascular Prevention With Vegetarian Diet)
4. Public Health Nutr. 2011 Dec;14 (12A):2274-84. Mediterranean diet pyramid today. Science and cultural updates
5. Am J Med. 2016 Apr;129(4):407-415.e4. Systematic Review of the Mediterranean Diet for Long-Term Weight Loss
6. N. Engl. J. Med. 2003, 348, 2599–2608. Adherence to a Mediterranean diet and survival in a Greek population.
7. BMJ 2008, 336, 1348–1351. Adherence to Mediterranean diet and risk of developing diabetes: rospective cohort study.
8. PLoS Med. 2019 Jul 23;16 (7):e1002857. A Mediterranean diet with additional extra virgin olive oil and pistachios reduces the incidence of gestational diabetes mellitus (GDM): A randomized controlled trial: The St. Carlos GDM prevention study
9. PLoS One. 2017 Oct 19;12(10):e0185873. Mediterranean-style diet in pregnant women with metabolic risk factors (ESTEEM): A pragmatic multicentre randomised trial
10. Nutrients. 2019 May 1;11 (5):997.Effect of Adherence to Mediterranean Diet during Pregnancy on Children's Health: A Systematic Review
11. Sex Med Rev. 2018 Jan;6 (1):54-68. Diet and Men's Sexual Health
12. Nutrients. 2018 Aug 7;10 (8):1030. Osteoarthritis and the Mediterranean Diet: A Systematic Review
13. J Nutr Health Aging. 2017;21 (5):562-566. Effect of a Mediterranean Type Diet on Inflammatory and Cartilage Degradation Biomarkers in Patients with Osteoarthritis
14. Oncotarget. 2017 Jan 31;8 (5):8947-8979. Impact of Mediterranean diet on metabolic syndrome, cancer and longevity

15. Nutrients. 2021 Jan 30;13 (2):462. Micronutrients, Phytochemicals and Mediterranean Diet: A Potential Protective Role against COVID-19 through Modulation of PAF Actions and Metabolism
16. DASH Diet To Stop Hypertension Hima J. Challa, Muhammad Atif Ameer, Kalyan R. Uppaluri StatPearls Publishing. , Treasure Island (FL) 2021 May 19.
17. Am J Clin Nutr. 2001 Jul;74 (1):80-9. doi: 10.1093/ajcn/74.1.80. Effects on blood lipids of a blood pressure-lowering diet: the Dietary Approaches to Stop Hypertension (DASH) Trial
18. Obes Rev. 2016 May;17 (5):442-54.The effect of dietary approaches to stop hypertension (DASH) diet on weight and body composition in adults: a systematic review and meta-analysis of randomized controlled clinical trials
19. YOUR GUIDE TO Lowering Your Blood Pressure With DASH. /U.S. DEPARTMENT OF HEALTH AND HUMAN SERVICES/National Institutes of Health/National Heart, Lung, and Blood Institute

低醣飲食

1. Atherosclerosis. 2018 Dec;279:52-61. Effect of low carbohydrate high fat diet on LDL cholesterol and gene expression in normal-weight, young adults: A randomized controlled study
2. Obes Rev. 2018 Dec;19 (12):1700-1718. Low-carbohydrate diets for overweight and obesity: a systematic review of the systematic reviews
3. JAMA Intern Med. 2018 Aug 1;178 (8):1098-1103. The Carbohydrate-Insulin Model of Obesity: Beyond "Calories In, Calories Out"
4. Nutrients. 2021 Jan 6;13 (1):159. Regulation of Postabsorptive and Postprandial Glucose Metabolism by Insulin-Dependent and Insulin-Independent Mechanisms: An Integrative Approach
5. Nutr Metab Cardiovasc Dis. 2016 Jun;26 (6):476-88. The effects of a low-carbohydrate diet on appetite: A randomized controlled trial
6. BMJ. 2018 Nov 14;363:k4583. Effects of a low carbohydrate diet on energy expenditure during weight loss maintenance: randomized trial
7. Obes Rev. 2018 Dec;19 (12):1700-1718. Low-carbohydrate diets for overweight and obesity: a systematic review of the systematic reviews
8. Diabetes Res Clin Pract. 2017 Sep;131:124-131. Efficacy of low carbohydrate diet for type 2 diabetes mellitus management: A systematic review and meta-analysis of randomized controlled trials
9. Nutrients. 2020 Dec 9;12 (12):3774. The Effect of Low-Fat and Low-Carbohydrate Diets on Weight Loss and Lipid Levels: A Systematic Review and Meta-Analysis
10. Nutrients. 2019 Jul 27;11(8):1737. Low-Carbohydrate Diets for Gestational Diabetes
11. J Obes Metab Syndr. 2021 Mar 30;30 (1):20-31. Optimal Diet Strategies for Weight Loss and Weight Loss Maintenance
12. 《21天斷糖排毒法：3週252種全食物飲食規劃，減重、排毒，有效改善發炎、糖尿病、失眠、內分泌失調等病症》黛安·聖菲莉波（Diane Sanfilippo）著

彈性素食

1. Nutrition. 2015 Feb;31 (2):350-8. Comparative effectiveness of plant-based diets for weight loss: a randomized controlled trial of five different diets

2. Nutrients. 2019 Mar 13;11 (3):615. Fat Quantity and Quality, as Part of a Low-Fat, Vegan Diet, Are Associated with Changes in Body Composition, Insulin Resistance, and Insulin Secretion. A 16-Week Randomized Controlled Trial
3. J. Diabetes. 10, 357–364 (2018) High dietary intake of branched-chain amino acids is associated with an increased risk of insulin resistance in adults.
4. Nutr Diabetes. 2018 Nov 2;8 (1):58. A plant-based diet in overweight individuals in a 16-week randomized clinical trial: metabolic benefits of plant protein
5. Nutrients. 2019 Nov 8;11 (11):2712. Plant-Based Diets in the Reduction of Body Fat: Physiological Effects and Biochemical Insights
6. J Gen Intern Med. 2016 Jan;31 (1):109-16. Vegetarian Diets and Weight Reduction: a Meta-Analysis of Randomized Controlled Trials
7. Nutrients. 2019 Mar 13;11 (3):615. Fat Quantity and Quality, as Part of a Low-Fat, Vegan Diet, Are Associated with Changes in Body Composition, Insulin Resistance, and Insulin Secretion. A 16-Week Randomized Controlled Trial
8. Nutrients. 2020 Mar 28;12 (4):943. Replacing Animal-Based Proteins with Plant-Based Proteins Changes the Composition of a Whole Nordic Diet-A Randomised Clinical Trial in Healthy Finnish Adults

間歇性斷食

1. N Engl J Med 2019;381:2541-51. Effects of Intermittent Fasting on Health, Aging, and Disease
2. Nutr. Healthy Aging 2018, 4, 345–353. Effects of 8-hour time restricted feeding on body weight and metabolic disease risk factors in obese adults: A pilot study.
3. Obesity (2020) 28, S29-S37. Intermittent Fasting and Metabolic Health: From Religious Fast to Time-Restricted Feeding.
4. Obesity (Silver Spring). 2013 Dec;21 (12):2504-12. High caloric intake at breakfast vs. dinner differentially influences weight loss of overweight and obese women
5. 《週一斷食計畫》關口賢 著
6. 《800大卡間歇性斷食x低碳地中海飲食：遠離脂肪與慢性病糾纏的卡路里斷捨離天然快速減重法，130道低卡料理自由配》克萊爾・貝利、賈斯汀・帕蒂森 著
7. Canadian Family Physician Vol 66: FEBRUARY Intermittent fasting and weight loss Systematic review.
8. Int J Environ Res Public Health. 2020 Dec 15;17 (24):9379. Intermittent Fasting, Dietary Modifications, and Exercise for the Control of Gestational Diabetes and Maternal Mood Dysregulation: A Review and a Case Report.

生酮飲食

1. 哈佛公共衛生學院 (Harvard T.H. Chan School of Public Health); Diet Review: Ketogenic Diet for Weight Loss
2. Int J Mol Sci. 2019 Aug 9;20 (16):3892. Ketogenic Diet in Alzheimer's Disease.
3. Curr. Nutr. Rep. 2018, 7, 97–106. Nutritional ketosis for weight management and reversal of metabolic syndrome.
4. Curr. Nutr. Rep. 2018, 7, 97–106. Nutritional ketosis for weight management and reversal of metabolic syndrome.
5. Gastroenterology. 2017 May;152 (7):1718-1727.e3. Obesity Energetics: Body Weight Regulation and the Effects of Diet Composition

6. Nutrients. 2020 Jul 6;12 (7):2005. Impact of a Ketogenic Diet on Metabolic Parameters in Patients with Obesity or Overweight and with or without Type 2 Diabetes: A Meta-Analysis of Randomized Controlled Trials.
7. Clin Nutr. 2016 Aug;104 (2):324-33. Energy expenditure and body composition changes after an isocaloric ketogenic diet in overweight and obese men.
8. Nutrients. 2020 Jul 6;12 (7):2005. Impact of a Ketogenic Diet on Metabolic Parameters in Patients with Obesity or Overweight and with or without Type 2 Diabetes: A Meta-Analysis of Randomized Controlled Trials.
9. Med. 2019 Oct 29;17 (1):356. The management of very low-calorie ketogenic diet in obesity outpatient clinic: a practical guide.
10. Nutrients. 2019 Oct 18;11 (10):2510. Ketogenic Diet and Epilepsy.
11. Nutrients. 2019 Sep 26;11 (10):2296. Ketogenic Diets and Exercise Performance.
12. Clin Nutr Metab Care. 2019 Jul;22 (4):314-319. A ketogenic diet for reducing obesity and maintaining capacity for physical activity: hype or hope?
13. Nutrients. 2020 Jul 6;12 (7):2005. Impact of a Ketogenic Diet on Metabolic Parameters in Patients with Obesity or Overweight and with or without Type 2 Diabetes: A Meta-Analysis of Randomized Controlled Trials.
14. Indian J Med Res 151, January 2020, pp 11-21. Obesity subtypes, related biomarkers & heterogeneity
15.《30天全食療法》- 史上最強終極健康飲食計畫 作者：梅莉莎．哈特維(Melissa Hartwig)、達拉斯．哈特維(Dallas Hartwig)

211餐盤減重法

1. Nutrients. 2021 Jan 6;13 (1):159. Regulation of Postabsorptive and Postprandial Glucose Metabolism by Insulin-Dependent and Insulin-Independent Mechanisms: An Integrative Approach

低升糖指數（GI）飲食

1. 《低GI飲食聖經》力克．蓋洛普（Rick Gallop）著
2. Nutrients. 2018 Sep 22;10 (10):1361. Relevance of the Glycemic Index and Glycemic Load for Body Weight, Diabetes, and Cardiovascular Disease
3. Appetite. 2016 Oct 1;105:562-6. Glycemic increase induced by intravenous glucose infusion fails to affect hunger, appetite, or satiety following breakfast in healthy men
4. Clin. Nutr. 2008, 27, 545–551. Energy-restricted diets based on a distinct food selection affecting the glycemic index induce different weight loss and oxidative response.
5. American Journal of Clinical Dermatology (2021) 22:55–65 Efects of Diet on Acne and Its Response to Treatment
6. Cardiovasc Diabetol. 2020 Jul 4;19 (1):102. Glycemic variability: adverse clinical outcomes and how to improve it?
7. Diabetes Ther. 2019 Jun;10 (3):853-863. A View Beyond HbA1c: Role of Continuous Glucose Monitoring

激瘦食物燃脂飲食

1. 《激瘦食物燃脂飲食法》艾登 · 高金斯（Aidan Goggins)、格林 · 馬登（Glen Matten）著
2. Obes Surg. 2010 May;20 (5):633-9. SIRT1 transcription is decreased in visceral adipose tissue of morbidly obese patients with severe hepatic steatosis.
3. Int J Obes (Lond). 2008 Aug;32 (8):1250-5. Low Sirt1 expression, which is upregulated by fasting, in human adipose tissue from obese women.
4. N Engl J Med. 2013 Apr 4;368 (14):1279-90. Primary prevention of cardiovascular disease with a Mediterranean diet
5. Diabetes. 2009 Dec;58 (12):2828-34. SIRT1 genetic variation is related to BMI and risk of obesity.

綠茶咖啡減重法

1. 《綠茶咖啡減重法》工藤孝文 著
2. Crit Rev Food Sci Nutr. 2019;59 (2):336-348. Coffee consumption and disease correlations.
3. Medicines (Basel). 2019 Sep 9;6 (3):94.Functional Foods and Bioactive Compounds: A Review of Its Possible Role on Weight Management and Obesity's Metabolic Consequences
4. Nutrients. 2020 Sep 20;12 (9):2873. Current Evidence to Propose Different Food Supplements for Weight Loss: A Comprehensive Review
5. Clin Nutr. 2016 Jun;35 (3):592-9. Therapeutic effect of high-dose green tea extract on weight reduction: A randomized, double-blind, placebo-controlled clinical trial
6. Int J Mol Sci. 2017 Jun 21;18 (6):1321. Adiponectin, a Therapeutic Target for Obesity, Diabetes, and Endothelial Dysfunction
7. Int J Mol Sci. 2019 Mar 8;20 (5):1190. Beneficial Effects of Adiponectin on Glucose and Lipid Metabolism and Atherosclerotic Progression: Mechanisms and Perspectives
8. J Strength Cond Res. 2016 Oct;30 (10):2892-900. Effect of Coffee and Caffeine Ingestion on Resistance Exercise Performance

防彈飲食

1. Indian J Med Res. 2020 Jan;151 (1):11-21. Obesity subtypes, related biomarkers & heterogeneity
2. 《防彈飲食：矽谷生物駭客抗體內發炎的震撼報告》戴夫 亞斯普雷（Dave Asprey）著

CHAPTER 4 減重輔助產品與應該知道的事

1. An Increase in the Omega-6/Omega-3 Fatty Acid Ratio Increases the Risk for Obesity. Simopoulos AP. Nutrients. 2016 Mar 2;8 (3):128.
2. Impact of bacterial probiotics on obesity, diabetes and non-alcoholic fatty liver disease related variables: a systematic review and meta-analysis of randomised controlled trials. / Koutnikova H, Genser B, Monteiro-Sepulveda M, Faurie JM, Rizkalla S, Schrezenmeir J, Clément K.BMJ Open. 2019 Mar 30;9 (3):e017995.
3. Nutrients. 2020 Sep 20;12 (9):2873. Current Evidence to Propose Different Food Supplements for Weight Loss: A Comprehensive Review

世界超人氣減重飲食法究極大全

營養師深入剖析減重原理、執行方式、適用族群、減重成效、失敗原因、副作用、復胖率、餐食建議。

國家圖書館出版品預行編目 (CIP) 資料

世界超人氣減重飲食法究極大全：營養師深入剖析減重原理、執行方式、適用族群、減重成效、失敗原因、副作用、復胖率、餐食建議 / 嫚嫚 營養師著. -- 初版. -- 臺北市：常常生活文創股份有限公司, 2022.03
面； 公分
ISBN 978-986-06452-9-3（平裝）
1.CST：減重 2.CST：健康飲食
411.94 111003175

作　　者／陳嫚羚
責任編輯／趙芷渟
封面設計／林家琪
食譜攝影／黃世澤
食譜示範／趙芷渟、吳沛洋
部分圖片提供 / PIXTA、Shutterstock、iStock、Freepik.com

發 行 人／許彩雪
總 編 輯／林志恆
行銷企畫／林威志
出 版 者／常常生活文創股份有限公司
地　　址／ 106 台北市大安區信義路二段 130 號

讀者服務專線 / (02) 2325-2332
讀者服務傳真 / (02) 2325-2252
讀者服務信箱 / goodfood@taster.com.tw

法律顧問／浩宇法律事務所
總 經 銷／大和圖書有限公司
電　　話／ (02) 8990-2588
傳　　真／ (02) 2290-1628

製版印刷／龍岡數位文化股份有限公司
初版一刷／2022 年 03 月
定　　價／新台幣 450 元
ISBN ／ 978-986-06452-9-3

FB ｜常常好食　網站｜食醫行市集